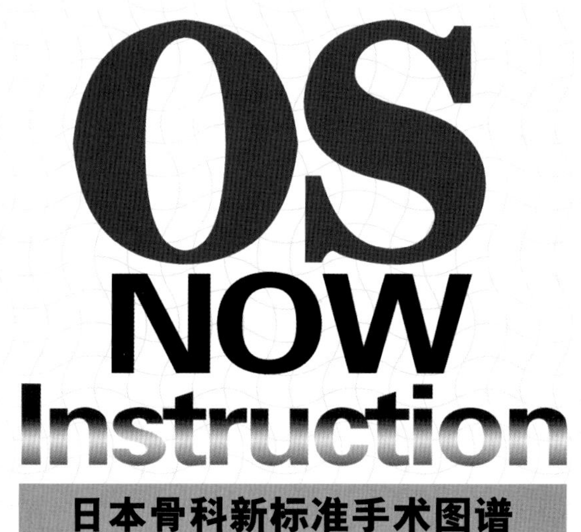
OS
NOW
Instruction
日本骨科新标准手术图谱

16
U0203560

主译
伟
北京积水潭医院

本册主译
常 非 张大光
吉林大学第二医院

膝、踝关节及足趾截骨术

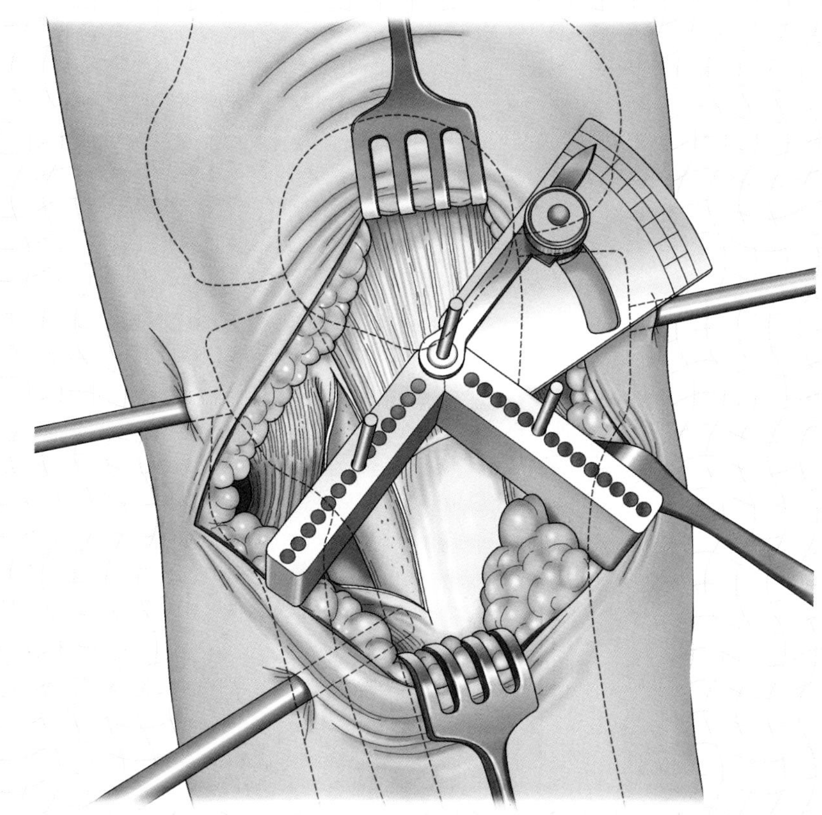

丛书主编
〔日〕岩本幸英
〔日〕安田和则
〔日〕马场久敏
〔日〕金谷文则

本册主编
〔日〕安田和则

河南科学技术出版社
•郑州•

本书虽然对药物使用说明、副作用、给药时间等做了记载，但还是有变更的可能性。关于本书所提及的药品，请仔细参照附在产品上的生产厂家的说明书后再使用。

图书在版编目(CIP)数据

膝、踝关节及足趾截骨术 /（日）安田和则主编；常非，张大光主译. — 郑州：河南科学技术出版社，2019.5
ISBN 978-7-5349-9328-2

Ⅰ.①膝… Ⅱ. ①安… ②常… ③张… Ⅲ.①膝关节–切骨术 ②踝关节–切骨术 ③趾–切骨术 Ⅳ. ①R68

中国版本图书馆CIP数据核字（2018）第238867号

出版发行：河南科学技术出版社
地址：郑州市郑东新区祥盛街27号　邮编：450016
电话：（0371）65788634　65788625
网址：www.hnstp.cn
策划编辑：李喜婷　仝广娜
责任编辑：任燕利
责任校对：王晓红
封面设计：宋贺峰
责任印制：朱　飞
印　刷：河南新达彩印有限公司
经　销：全国新华书店
开　本：890 mm×1240 mm　1/16　印张：10　字数：310千字
版　次：2019年 5月第1版　2019年 5月第1次印刷
定　价：128.00元

参译人员名单

◆**主译**

常　非　吉林大学第二医院

张大光　吉林大学第一医院骨关节外科副教授

◆**参译人员（按姓氏笔画排序）**

于　婧　吉林大学第一医院

马春生　内蒙古兴安盟蒙医院

刘　彬　吉林大学第一医院

刘志刚　吉林大学第一医院

刘建国　吉林大学第一医院

李瑞军　吉林大学第一医院

李秋菊　吉林大学第二医院

张汉阳　吉林大学第二医院

陈　雷　吉林大学第一医院

杨　晨　吉林大学第一医院

郑　爽　吉林大学第二医院

钟　专　吉林大学第二医院

姜振德　吉林大学第二医院

宣昭鹏　吉林大学第一医院

宫宇宝　吉林大学第一医院

黄炳哲　吉林大学第二医院

梁海军　大连医科大学第二医院

董全宇　吉林大学第二医院

童致红　大连医科大学第二医院

潘　昕　吉林大学第二医院

执笔者一览

◆主编

安田和则　北海道大学医学院运动机能再建医学科教授

◆执笔者

王寺享弘　福冈骨科医院院长
龙泽　勉　长野松代综合医院诊疗部主任
秋月　章　长野松代综合医院院长
青木喜满　骨科北新医院副董事长
安田和则　北海道大学医学院运动机能再建医学科教授
真岛任史　北海道大学医学院人工关节再生医学科教授
田代泰隆　九州大学医院骨科
三浦裕正　爱媛大学医学院运动医学（骨科）教授
熊谷　研　横滨市立大学医学院运动病态学（骨科）
齐藤知行　横滨市立大学医学院运动病态学（骨科）教授
中村英一　熊本大学医学部运动骨骼病态科讲师
水田博志　熊本大学医学部运动骨骼病态科教授
安达伸生　广岛大学医院骨科副教授
石桥恭之　弘前大学医学院骨科副教授
津田英一　弘前大学医学院骨科讲师
井上雅之　NTT 东日本札幌医院骨科主任
辻野　淳　手稻溪仁会医院骨科主任
谷口　晃　奈良县立医科大学骨科
田中康仁　奈良县立医科大学骨科教授
北田　力　奈良县综合康复中心所长
大关　觉　独协医科大学越谷医院骨科主任教授
寺本　司　长崎友爱医院副院长
香取庸一　东京医科大学骨科
山本谦吾　东京医科大学骨科主任教授
山崎修司　三草会医院骨科副主任
门司顺一　三草会医院院长
山本晴康　爱媛大学名誉教授

中文版序言

日本的古代医学主要从中国学习。到了近代，西方国家的产业革命带动了科学的巨大进步。明治维新后，日本迅速调整医学学习方向，转为向西方国家学习，取得了很大成功。在骨科领域，日本一直紧跟西方现代医学的脚步，同时发挥日本民族细致严谨的作风，在现代骨科领域独树一帜，取得了辉煌成就。

本套丛书由日本骨科学会理事长、九州大学研究生院医学研究院临床医学部骨科学教授岩本幸英等担任主编，图文并茂，全面描述骨科各领域手术的最新技术，适合我国广大骨科医生阅读参考，特别是对于缺少高水平骨科正规培训的医生，本套丛书有助于补充相关知识。

本套丛书具有两大特点：

专业划分细致：目前引进的有28个品种，涉及脊柱、手术导航、关节镜、关节置换、关节重建、骨折、运动损伤等多个专业。本套丛书在日本还在不断推出新的分册。

简明易学：介绍某项具体手术时，手术步骤明确，并在醒目位置写明“手术技巧及注意事项”“难点”“术后并发症及处理”等，便于读者快速掌握手术技巧。

为保证翻译质量，我们遴选了国内优秀的日语专业骨科医生承担翻译，这些译者来自北京积水潭医院、中日医院、北京医院、吉林大学中日联谊医院、吉林大学第一医院、中国医科大学附属盛京医院、苏州大学附属第二医院、大连医科大学附属第一医院等。对翻译过程中发现的问题，他们辗转与日本原作者联系，力求准确地传达专业知识。

在此，要感谢岩本教授及日本MEDICAL VIEW出版社的帮助，也要感谢参与翻译的各位骨科教授、医生及其他工作人员，以及河南科学技术出版社的努力。相信本套丛书能够成为广大骨科医生的好朋友。

书中翻译可能存在不妥之处，恳请读者予以指正。

田伟

北京积水潭医院

2013 年 4 月

序　言

感谢让我担任「OS NOW Instruction No.16：《膝、踝关节及足趾截骨术》的主编工作。膝、踝关节及足趾截骨术具有很长的改良历史，是骨科代表性手术之一。这种治疗的适合年龄可以是任何年龄，有多种疾病的治疗只能选择这种手术。所以对于骨科专科医生，拥有准确设计手术程序、避免并发症、获得长期良好效果的知识和技能是必须的。例如近年，在关节成形术领域，人工关节置换获得了迅猛发展，但它的手术年龄和术后活动性受到限制。相对而言，保留与生俱来的关节手术没有年龄限制，术后活动性高。所以，拥有膝关节及其附近截骨术的治疗选择技术是膝关节专科医院必备的条件。另外，膝、踝关节及足趾截骨术绝不是一个容易的手术。绝对不能忘记，拙劣的手术技术一定会带来非常严重的并发症。为了获得截骨术长期良好的效果，每一个截骨术的理论、局部解剖、陷阱及其避免方法都要考虑，并且要考虑如何将侵入性最小化及术后康复，需要学习很多的基础知识，并且必须考虑如何掌握和提高实践的技能。

本书是由活跃在本领域一线的专家，以多年磨炼出来的手技概要和精华，以及万一发生术中失误如何解决为核心内容编写而成的。本书利用丰富的插图对于更好地理解手术要点和术中失误非常有帮助。希望本书可以对每天奋斗在临床一线的读者们有所帮助。

安田和则

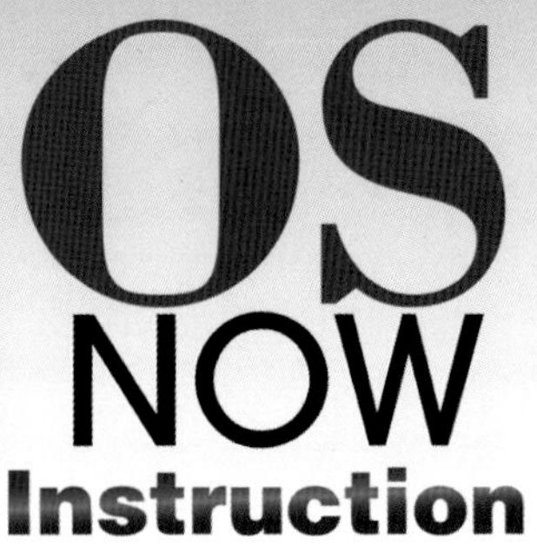

膝、踝关节及足趾截骨术

膝关节

目录

踝关节

足趾

膝关节

外侧间室膝关节骨关节炎股骨髁上内翻截骨术

福冈骨科医院院长　王寺享弘

本术式的特点

手术目标是通过股骨髁上截骨减小股骨外翻角（股骨解剖轴与关节面的夹角），使位于膝关节外侧间室的负荷转移到内侧间室（正常情况）。同时矫正内旋，通过胫骨内侧的倾斜使胫骨关节面与地面平行，改善负重时外翻膝的不稳定性，获得稳定的膝关节。

手术通常采用闭合截骨法，如果下肢肢体长度相差较大，也可以采取外侧开放截骨法，必要时植骨，但骨愈合需要时间。

手术适应证

◆ 与胫骨内翻截骨的比较

胫骨平台外侧骨折导致的膝关节外侧间室骨关节炎（以下简称膝OA）主要病变位于胫骨侧，通常做胫骨侧内翻截骨。

但是，原发的外侧膝关节骨关节炎病变主要位于股骨侧，股骨轴倾斜角减小，如果做胫骨截骨，虽然胫骨内侧倾斜改善，股骨的内旋也会随之改善，股骨外翻角减小，股骨关节面相对于地面向内下方倾斜；但是截骨后胫骨平台向内侧倾斜导致内侧副韧带（MCL）松弛，术后关节面会逐渐向内下方倾斜（**图1**）[1]，这样会导致术后效果不佳。因此，主要病变位于股骨侧者应采取股骨髁上截骨术进行矫正。

如果原发的外侧膝骨关节炎术前外翻畸形非常轻微，术后关节面倾斜在10°以内的，也可以考虑胫骨侧截骨。

◆ 膝关节的条件[2]

病变必须局限于外侧间室，但胫骨外侧关节面塌陷，膝关节不稳定者不适合截骨。Berruto等[3]认为本截骨术式适用于膝外翻角（以下简称FTA）在165°以上者。Johnson等[4]探讨了术前FTA和术后效果的关系，发现膝外翻越严重术后效果越差，界限是150°。因此，如果FTA在160°以下，则外翻膝严重不稳定，MCL松弛，骨关节炎病变严重，手术难以达到满意的效果。

图 1　胫骨内翻截骨术

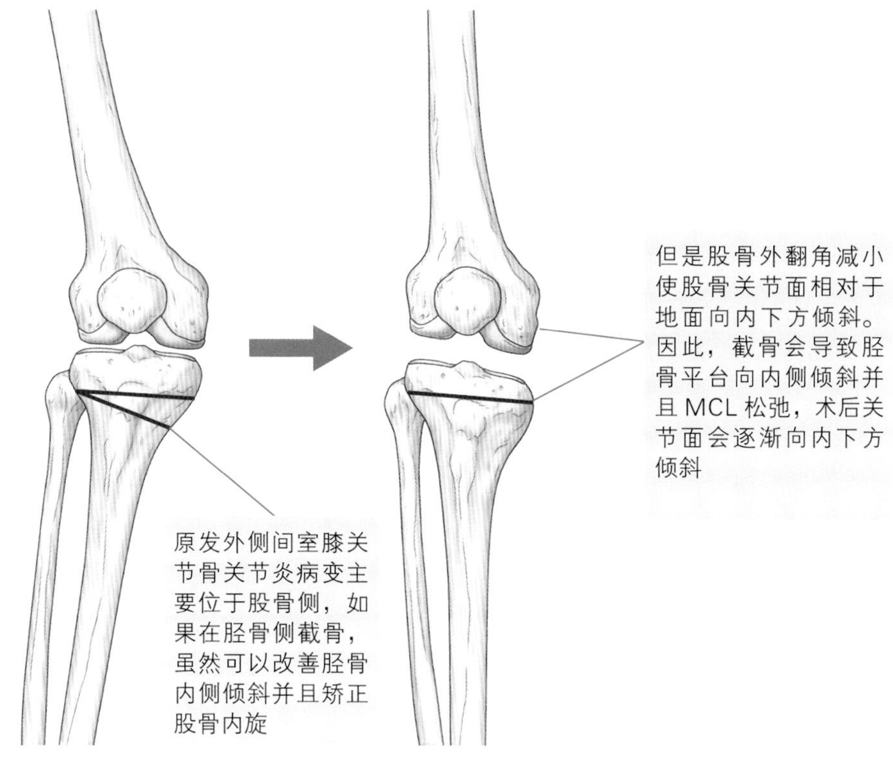
但是股骨外翻角减小使股骨关节面相对于地面向内下方倾斜。因此，截骨会导致胫骨平台向内侧倾斜并且MCL松弛，术后关节面会逐渐向内下方倾斜
原发外侧间室膝关节骨关节炎病变主要位于股骨侧，如果在胫骨侧截骨，虽然可以改善胫骨内侧倾斜并且矫正股骨内旋

本术式的原理是将外侧间室的负重转移，因此，术前内侧间室的评估就非常重要。允许内侧骨刺形成和轻度关节间隙狭窄，如有其他变化，应慎重考虑适应证。髌股关节X线检查如有轻度变化，可以接受，但是对于有严重髌股关节症状的患者，本术式改善效果不明显，尽量不考虑。

另外，继发于髋关节病变的外侧间室膝关节骨关节炎，如果同侧髋关节的内收挛缩不矫正，术后畸形容易复发。因此，术前处理髋关节内收挛缩非常必要，也要注意邻近的关节病变。

◆ 患者的条件

年轻患者和体力劳动者也可以考虑使用本术式进行治疗，但是后期的康复训练非常重要。如果不能保证后期康复训练，那么很难获得良好的治疗效果。因此，本术式最好用于术后可以顺利进行康复训练的65岁以下患者。另外，为了避免术后膝关节活动度受限，术前关节活动度较差（30° 以上屈曲挛缩或者90° 以下屈曲受限）的患者不适合本术式治疗。另外，类风湿关节炎等炎症性疾病导致的外翻膝是本术式的禁忌证。

术前准备

◆ 影像学评估

膝关节正侧位、髌骨轴位X线片，单脚站立正位X线片，Rosenberg 位X线片和站立双下肢全长X线片。前后或左右不稳定的患者需要检查应力位X线片。MRI对于评价外侧和内侧关节间室的关节软骨和半月板有作用。

◆ 术前设计

建议以术后FTA178°~180°为目标进行设计。也有建议股骨解剖轴和关节面成90°的报道[4]，这种情况FTA有4°~6°的内翻。因此，有人担心这种情况可能导致畸形复发，超过180°术后会发生内侧骨关节炎。

另外，外翻不稳定性较强的患者，站立位和卧位的FTA相差很大。按照站立位设计时要注意防止术后过度内翻的情况。为了防止这种情况，建议采用双下肢全长片进行设计，利用下肢机械轴寻找负重线[5]。

◆ 麻醉和体位

仰卧位，使用止血带，腰椎管麻醉，术后疼痛管理采用硬膜外阻滞。术中使用X线透视可以缩短手术时间。可以先将透视机放好位置，术中离开手术台，只在必要的时候使用，以减少X线照射。

手术技术

一般采取闭合截骨法，在内侧放置钢板及螺钉[6,7]。内固定采用95°胫骨平台钢板，必须要正确地拧入螺钉才能使钢板和螺钉成为一体，获得较强的固定力。如果髁部动力螺钉和钢板事先组合在一起，则技术上就会变得比较简单。

1 切开皮肤

在髌旁内侧正中做切口。从关节间隙开始向近端切开皮肤约15cm（**图2**）。如果损伤皮下神经，可能会在术后产生膝关节以下的小腿外侧感觉麻木。

图 2　切开皮肤

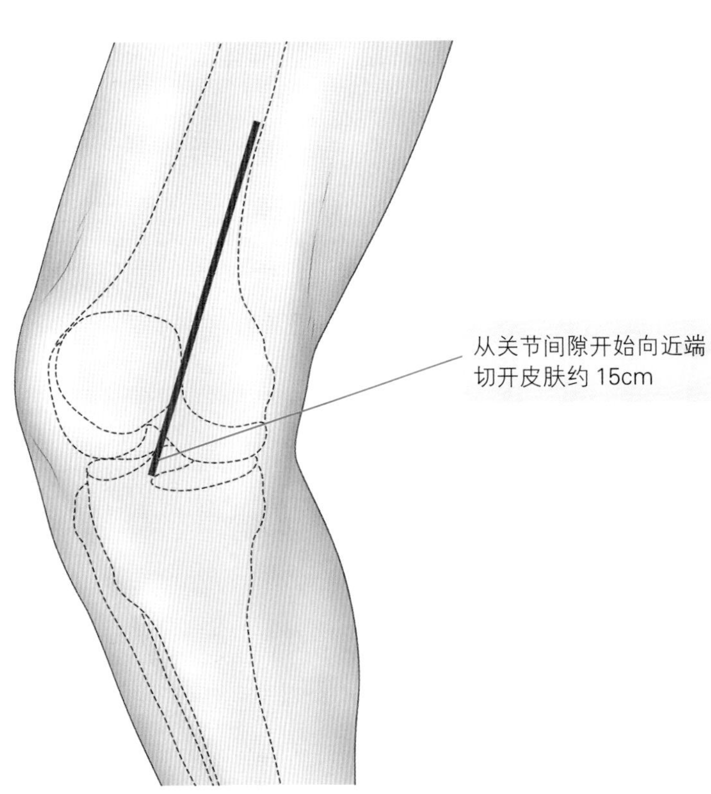
从关节间隙开始向近端
切开皮肤约 15cm

2 术野显露

沿内侧肌间隙将股内侧肌向前外侧牵开，显露股骨远端和股骨内侧髁。此时结扎内侧膝上动脉和膝下动脉，不需要显露内收肌裂孔内的神经血管束，在股骨内侧远端骨膜下剥离显露术野（**图3**）。有时为了做关节腔内探查，需要切开关节囊，但是由于术后可能会发生关节挛缩，所以应尽量避免切开关节囊，需要行关节腔探查的可在术前行关节镜检查。

3 截骨线的设定

膝关节轻度屈曲外旋，平行于股骨关节面插入克氏针，在距离此针近端2cm处再平行插入一枚克氏针，利用X线透视确定（**图4**）。也可以在透视下，在距离膝关节腔近端2cm处平行插入克氏针。

图 3　术野显露

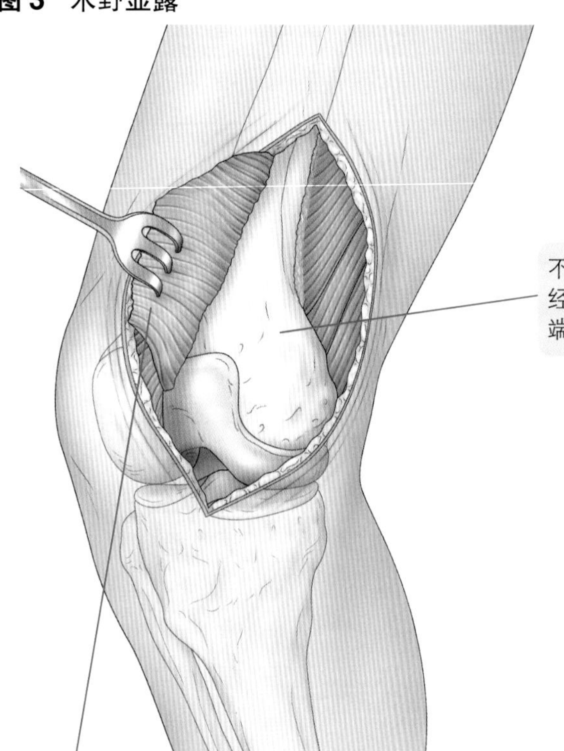
不显露内收肌裂孔内的神经血管束，在股骨内侧远端骨膜下剥离显露术野
沿股内侧肌间隙将股内侧肌向前外侧牵开，显露股骨远端和股骨内侧髁部

图 4　克氏针插入

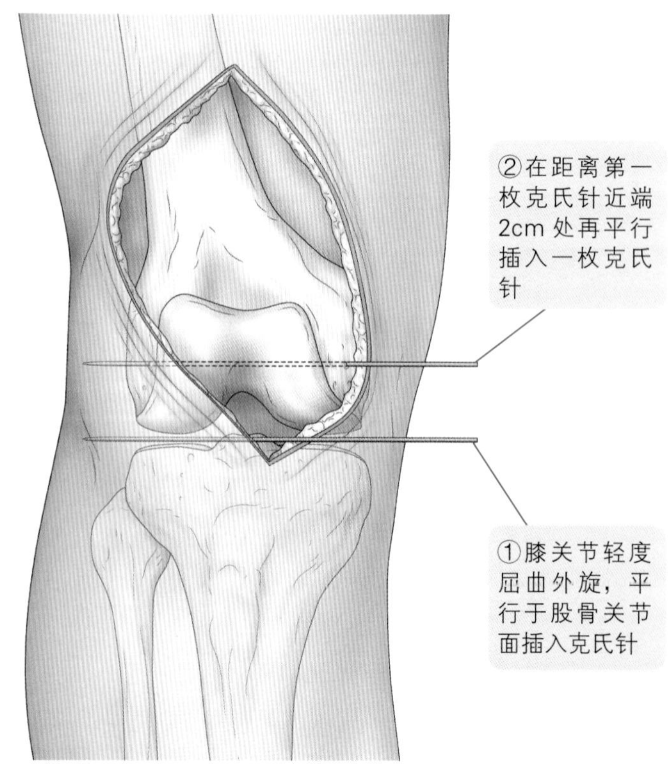
②在距离第一枚克氏针近端2cm处再平行插入一枚克氏针
①膝关节轻度屈曲外旋，平行于股骨关节面插入克氏针

参考第二枚克氏针，在股骨内收肌结节近端髌股关节面下方，平行于股骨关节面插入一枚克氏针，确定楔形截骨远端截骨线（**图5**）。如果使用术中透视，这个截骨线也可以一开始就在透视下决定。

这里通过作图决定近端截骨线的位置。截骨线从股骨内侧面向前面做标记，但后面只能部分标记。另外，需要在截骨之前标记股骨长轴，以避免截骨后产生旋转畸形，这点非常重要（**图6**）。

图 5　确定远端截骨线

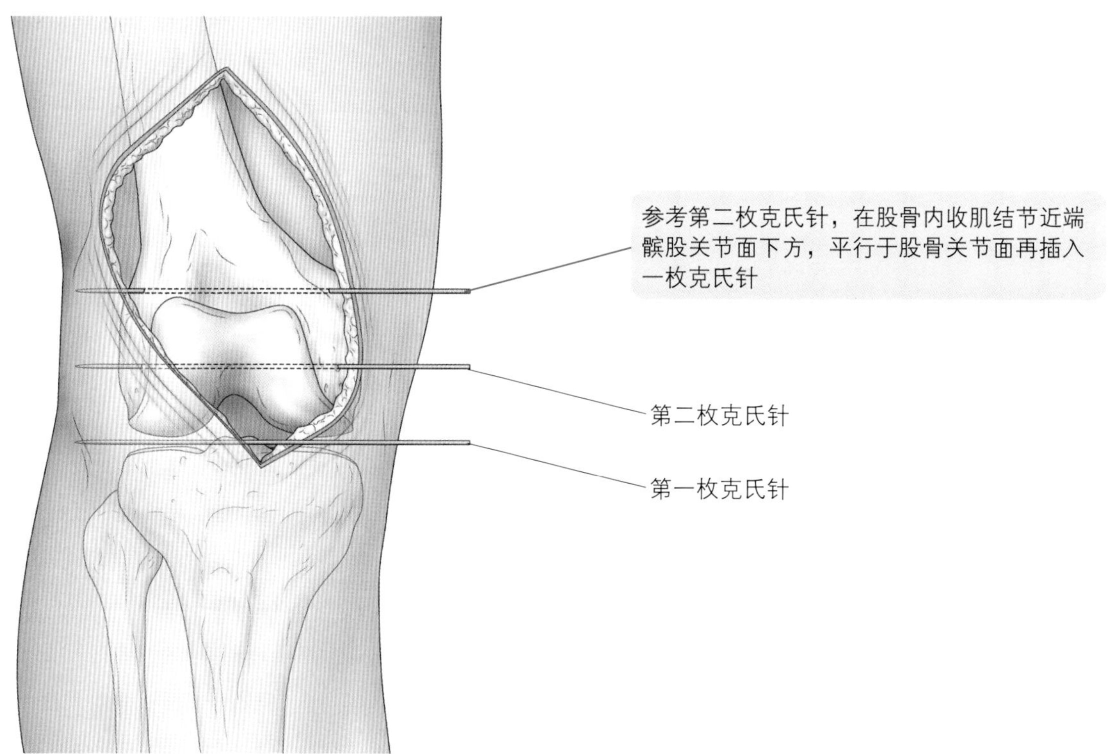
参考第二枚克氏针，在股骨内收肌结节近端髌股关节面下方，平行于股骨关节面再插入一枚克氏针
第二枚克氏针
第一枚克氏针

图 6　确定近端截骨线

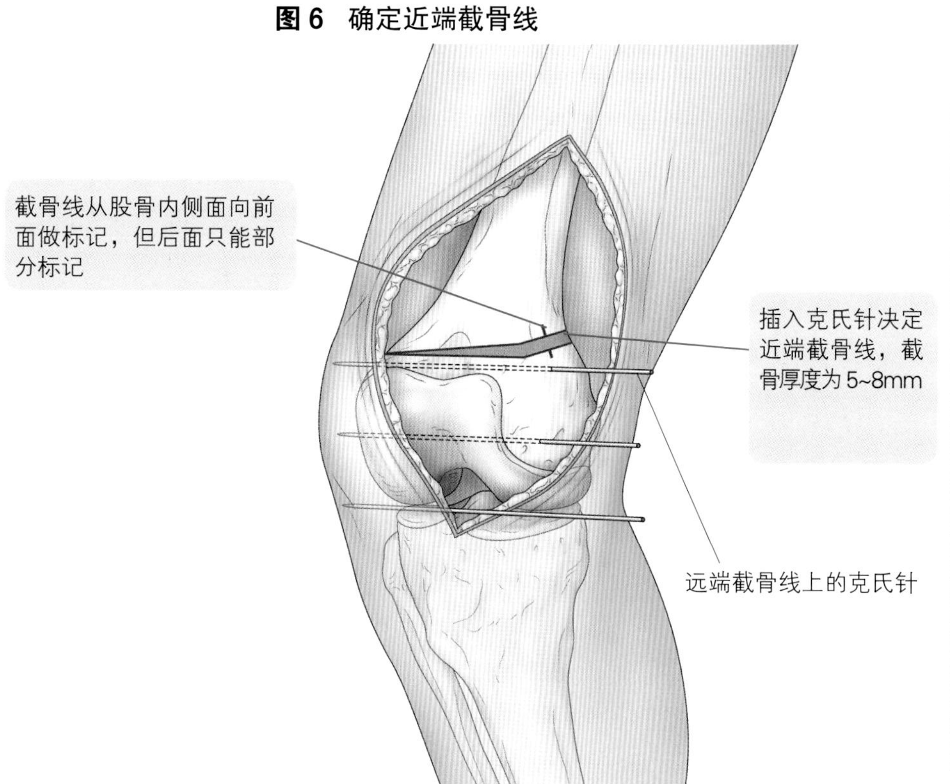
截骨线从股骨内侧面向前面做标记，但后面只能部分标记
插入克氏针决定近端截骨线，截骨厚度为5~8mm
远端截骨线上的克氏针

图 7　钢板插入口的制作

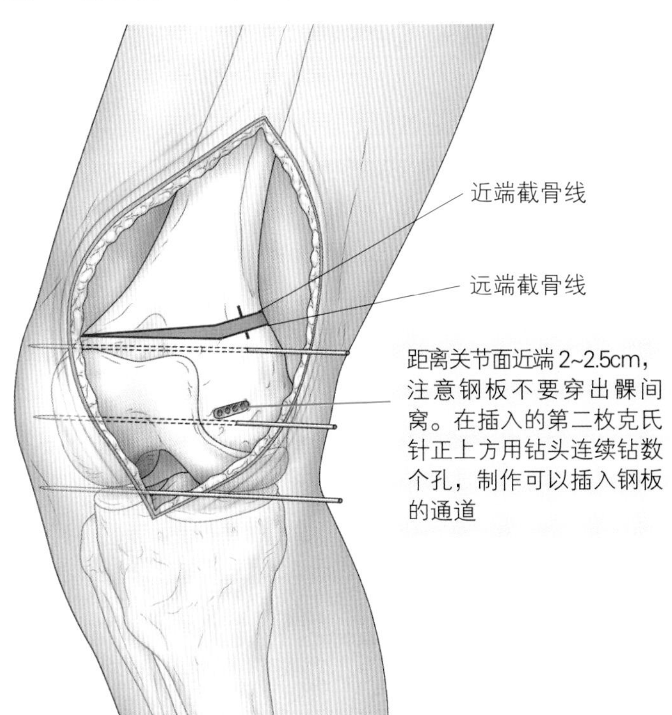
近端截骨线
远端截骨线
距离关节面近端 2~2.5cm，注意钢板不要穿出髁间窝。在插入的第二枚克氏针正上方用钻头连续钻数个孔，制作可以插入钢板的通道

图 7-1　钢板的插入方向

为了钢板能够插入足够的长度，根据股骨髁部形态，插入口的方向不是从内侧向外侧，而是从股骨内侧髁的前方中点向外侧髁的后方中点方向

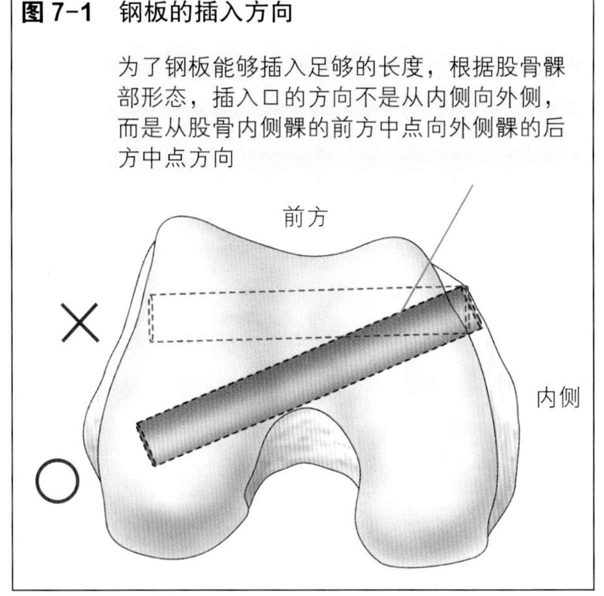
前方
×
○
内侧

4 钢板插入口的制作

距离关节面近端2~2.5cm，在插入的第二枚克氏针正上方用钻头连续钻数个孔（**图7**），制作可以插入钢板的通道，一定要注意钢板不能穿出髁间窝。另外，为了钢板能够插入足够的长度，根据股骨髁部形态，插入口不是从内侧向外侧，而是从股骨内侧髁的前方中点向外侧髁的后方中点方向，深50~60mm。

手术技巧及注意事项

注意钢板插入口的高度，一定不能让钢板穿出髁间窝，方向是从股骨内侧髁的前方中点向外侧髁的后方中点（**图 7-1**）。

5 截骨和畸形矫正（难点）

一般楔形截骨开口距离为5~8mm。虽然要在股骨后方用骨膜剥离子充分保护，但是还要保证能够从前面观察。远端截骨线垂直于股骨中轴，近端截骨线和远端截骨线的外侧端重合。

不要将外侧骨皮质截断。从内侧用钻头打孔并且像折弯一样缓慢矫正，避免折断外侧骨皮质（**图8**）。由于在截骨部位内侧近端左右径小于远端，因此，近端要尽量插入远端截骨部以获得稳定。将切除的楔形截骨块用于截骨间隙植骨。

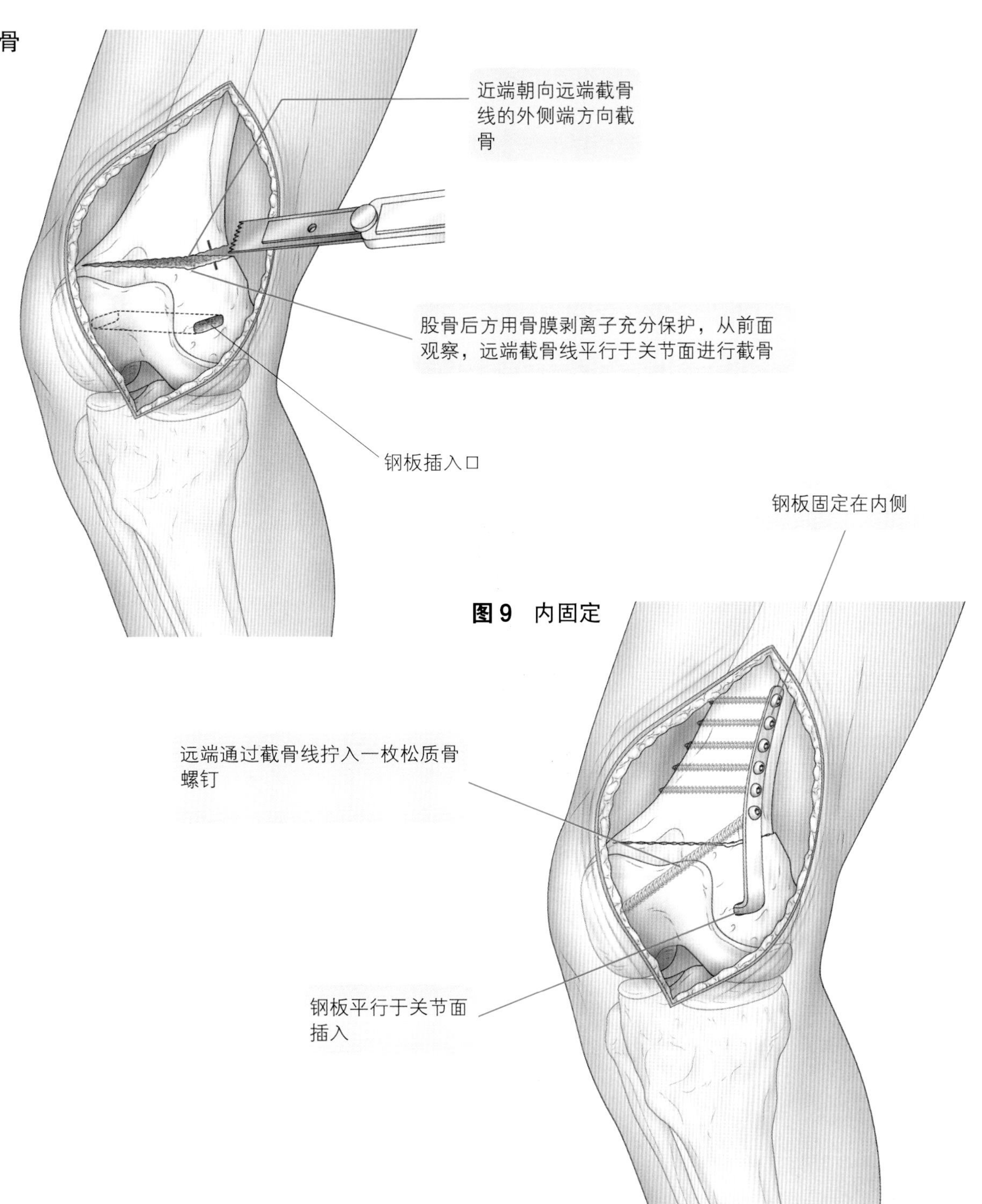
近端朝向远端截骨线的外侧端方向截骨
股骨后方用骨膜剥离子充分保护，从前面观察，远端截骨线平行于关节面进行截骨
钢板插入口
钢板固定在内侧
远端通过截骨线拧入一枚松质骨螺钉
钢板平行于关节面插入

图 8　截骨

图 9　内固定

6 内固定

钢板平行于关节面插入，钢板固定在内侧，在截骨线的远端通过截骨线拧入一枚松质骨螺钉（**图9**）。

手术技巧及注意事项

使用 95° 角钢板时，要将 95° 弯曲成 90° ，防止过度内翻。

7 闭合切口

松止血带，止血，冲洗术野，留置引流管，将牵拉到前外侧的股内侧肌复位，内侧肌间隔缝合数针，闭合切口。

术后康复

根据内固定的强度、骨质的强度不同，术后康复方法多少有些区别。通常在一周之内用CPM机进行关节活动度的训练，5~6周后开始部分负重。在骨折完全愈合之前，带着保护支具进行康复训练最为安全；定期复查X线片，防止发生假关节和畸形复发。

并发症

本术式的问题在于：

（1）延迟愈合或者形成假关节。

（2）术后康复训练困难和关节活动度低下。

◆ 延迟愈合，假关节

如果延迟愈合或者形成假关节，用钢板螺钉坚强内固定一般都可以解决，但外侧开放楔形截骨骨折愈合需要时间较长。由于张力侧在外侧，有报道采取正中切口，在外侧安装钢板符合力学原理。Miniaci等[8]报道35例中有4例发生假关节，这4例手术都是把钢板固定在内侧，有力地说明了钢板安装在外侧的重要性（**图10**）。Cameron[9]等报道49例中有6例发生延迟愈合，改用外侧钢板固定和追加植骨治愈。本术式延迟愈合和假关节的发生率为10%~20%。

图 10　外侧内固定

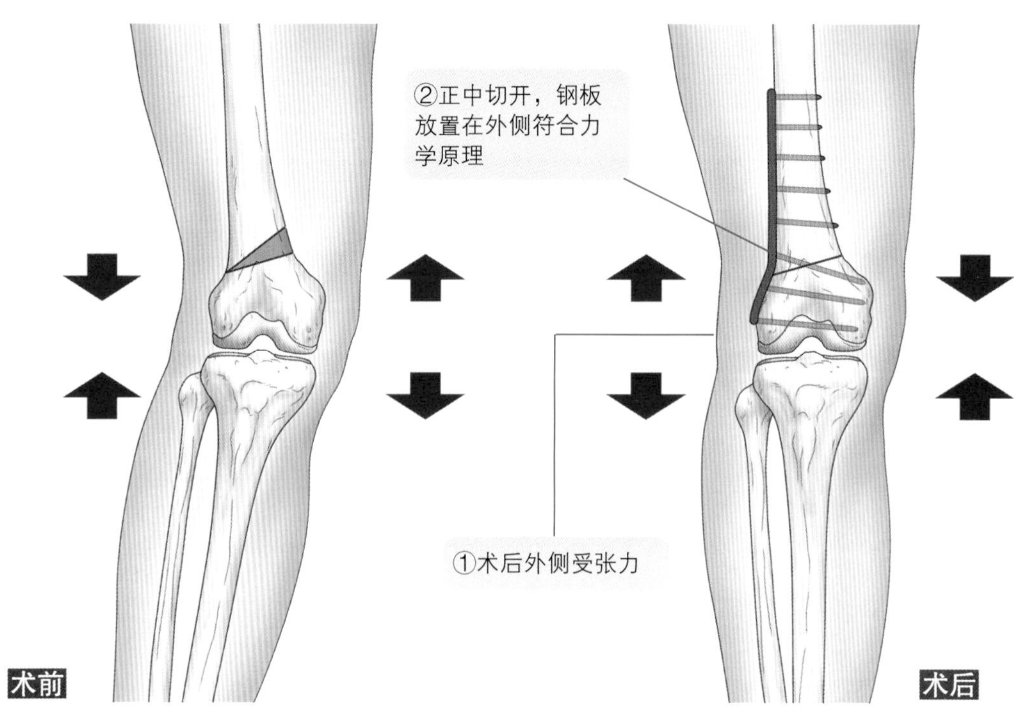
②正中切开，钢板放置在外侧符合力学原理
①术后外侧受张力
术前
术后

◆ 术后康复困难和活动度低下

患者自身的术后康复意识不强是导致术后关节活动度低下的一个原因。由于这个原因术后行增加关节活动度手术的患者，McDermott等[10]报道24例中有1例，Healy等[11]报道23例中有3例。因此，一定要给予患者坚强内固定，并且在术前就要制订康复计划，术后尽早开始康复训练。

Cameron等[9]报道术后平均3.5年满意度达81%，有10%进行了人工关节置换手术，本术式起到了推迟人工关节置换的作用。Berruto等[3]比较了外翻膝本术式和人工关节置换的术后效果，在功能方面两者没有统计学差异，在自我感受方面截骨术只有50%无痛，说明外翻膝股骨髁上内翻截骨作用还是有限的。

综上所述，本术式患者的选择、正确的手术操作和进行严密的术后康复训练是非常必要的，尤其是相对于人工关节置换手术而言，本术式是一个比较温和的选择。

●文献

[1] 王寺享弘．外側型変形性膝関節症に対する大腿骨顆上部骨切り術．関節外科，1999，18：414-421.

[2] 王寺享弘．大腿骨遠位骨切り術の限界．関節外科，1998，17：1478-1484.

[3] BERRUTO M, et al. Surgical treatment of arthritic valgus knee. Ital J Orthop Traumatol, 1993, 19：33-41.

[4] JOHNSON E W, et al. Corrective supracondylar osteotomy for painful genu valgum. Mayo Clin Proc, 1981, 56：87-92.

[5] 佐伯和彦，ほか．外側型変形整関節症に対する内反骨切り術の検討．日整会誌，1998，72：495.

[6] WANG J W, et al. Distal femoral varus osteotomy for osteoarthritis of the knee. J Bone Joint Surg, 2005, 87-A：127-133.

[7] WANG J W, et al. Distal femoral varus osteotomy for osteoarthritis of the knee. J Bone Joint Surg, 2006, 88-A：100-108.

[8] MINIACI A, et al. Supracondylar femoral varus osteotomy in the treatment of valgus knee deformity. Am J Knee Surg, 1990, 3：65-73.

[9] CAMERON H U, et al. Prognostic factors in the outcome of supracondylar femoral osteotomy for lateral compartment osteoarthritis of the knee. Can J Surg, 1997, 40：114-118.

[10] MCDERMOTT A G, et al. Distal femoral varus osteotomy for valgus deformity of the knee. J Bone Joint Surg, 1988, 70-A：110-116.

[11] HEALY W L, et al. Distal femoral varus osteotomy. J Bone Joint Surg, 1988, 70-A：102-109.

内侧间室膝关节骨关节炎高位胫骨截骨术

外侧闭合楔形截骨术和内侧开放楔形截骨术

长野松代综合医院诊疗部主任 龙泽 勉
长野松代综合医院院长 秋月 章

手术适应证

内侧间室膝关节骨关节炎外侧关节面正常是非常重要的，髌股关节骨关节炎中等程度为宜。

外侧闭合楔形（以下简称外侧型）截骨术适用于内翻变形190°，屈曲挛缩20°左右者；内侧开放楔形（以下简称内侧型）截骨术适用于内翻变形185°，屈曲挛缩15°左右者[1]。笔者等根据病变程度和年龄，按照**图1**所示来选择高位胫骨截骨术或者人工关节置换术。

图 1　根据年龄和病变程度选择人工关节置换术或者高位胫骨截骨术

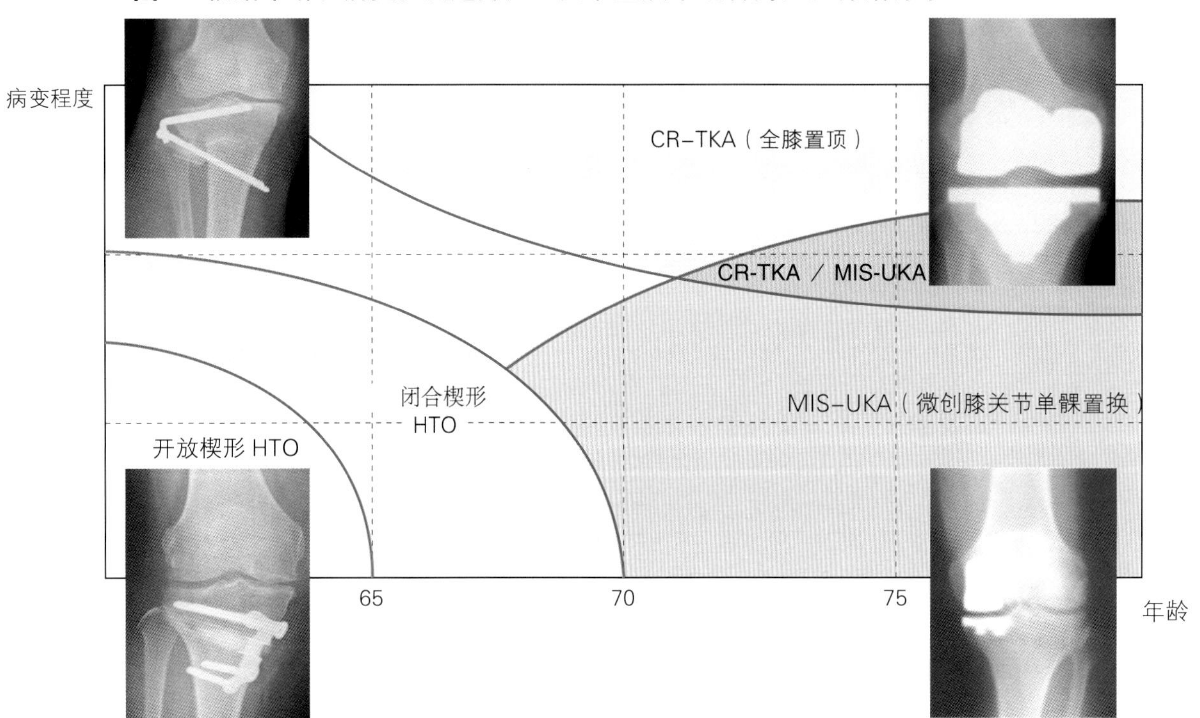
病变程度
CR-TKA（全膝置顶）
CR-TKA / MIS-UKA
闭合楔形
HTO
MIS-UKA（微创膝关节单髁置换）
开放楔形 HTO
65
70
75
年龄

禁忌证

类风湿关节炎等炎症性疾病为本术式禁忌证。患者自身不能充分理解手术目的、不能进行术后康复、由于高龄不能控制术后限制性负重的也为禁忌。肥胖（BMI ＞27.5kg/m²）、术后关节活动度100° 以内为危险因素[2]。

术前计划

术前设计矫正角度

术前需要检查双下肢全长片、单脚站立负重膝关节正位片、卧位膝关节正位片及侧位片、髌骨轴位片、内外翻应力位X线片。术后力线（Mikulicz线）要从胫骨中央通过胫骨髁间外侧。术后膝关节外翻角（FTA）设计为170° ~180° 。

体位及麻醉

仰卧位，全身麻醉。由于需要在手术中透视，因此要在术前确认患者在手术台上的位置。

手术流程

外侧闭合楔形截骨术

1 腓骨截骨

2 胫骨截骨手术入路

3 胫骨截骨导针的设置

4 胫骨截骨和钢板安放

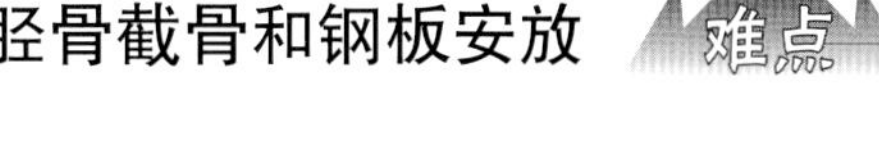
难点

5 胫骨外翻力线矫正

6 螺钉固定

7 切口闭合

内侧开放楔形截骨术

1 胫骨截骨手术入路和胫骨截骨导针设置

2 胫骨截骨

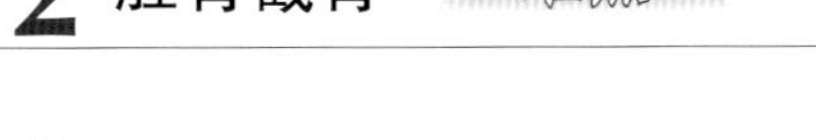
难点

3 胫骨外翻力线矫正

4 钢板固定，β－三磷酸钙填充

5 切口闭合

典型病例图解

【病例 1】**手术适应证（术前）**

61 岁，女性，内侧间室膝关节骨关节炎

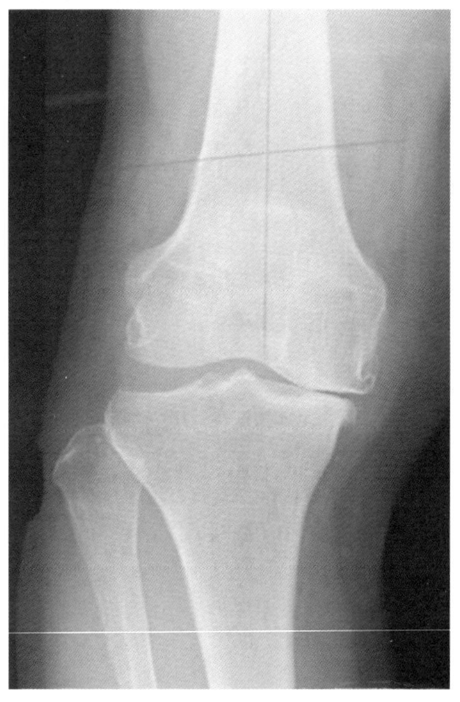

【病例 2】**手术适应证（术前）**

73 岁，女性，膝关节骨坏死和骨关节炎

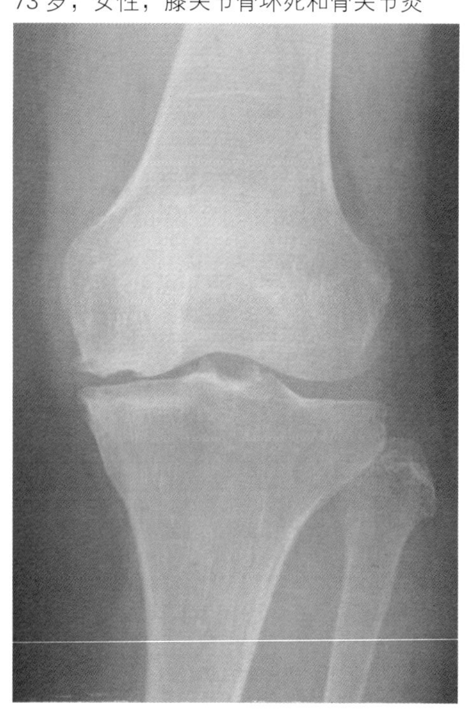

手术技术

外侧闭合楔形截骨术

1 腓骨截骨

首先进行腓骨截骨。为了避免腓总神经损伤，要在腓骨近端4~7cm处截骨，大约截取2cm[3]（**图2**）。取外侧皮肤切口，从比目鱼肌和腓骨肌之间进入，暴露腓骨。骨膜下剥离，保护周围软组织，腓骨截骨。切除后放置引流，缝合切口。

2 胫骨截骨手术入路

从Gerdy结节和腓骨小头连线中点开始弧形切开皮肤至胫骨结节大约8cm处（**图2**）。保留胫骨前肌2mm从胫骨向后方剥离。胫骨后面充分剥离非常重要，这样可以在后方截骨的时候避免损伤软组织。髂胫束在胫骨近端附着部剥离翻转，在髌韧带后方插入拉钩保护之后，在髌韧带的下方剥离截骨部位的骨膜。

图 2　外侧闭合楔形截骨术的皮肤切口

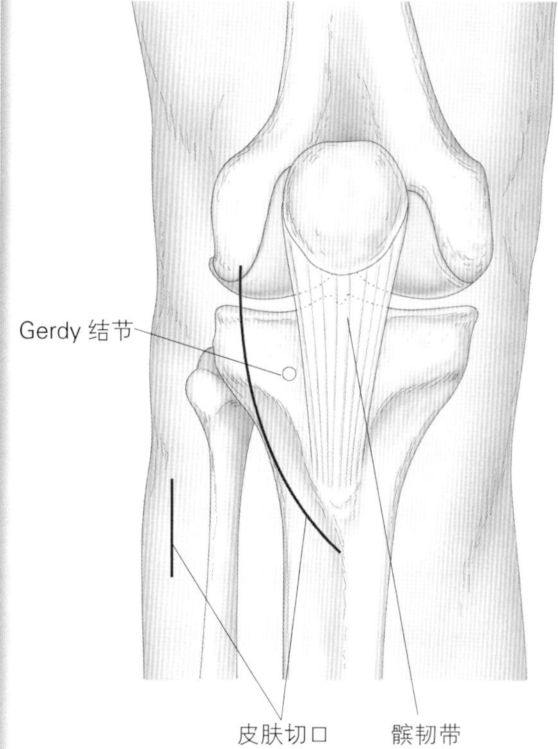
Gerdy 结节
皮肤切口
髌韧带

图 3　截骨导针插入

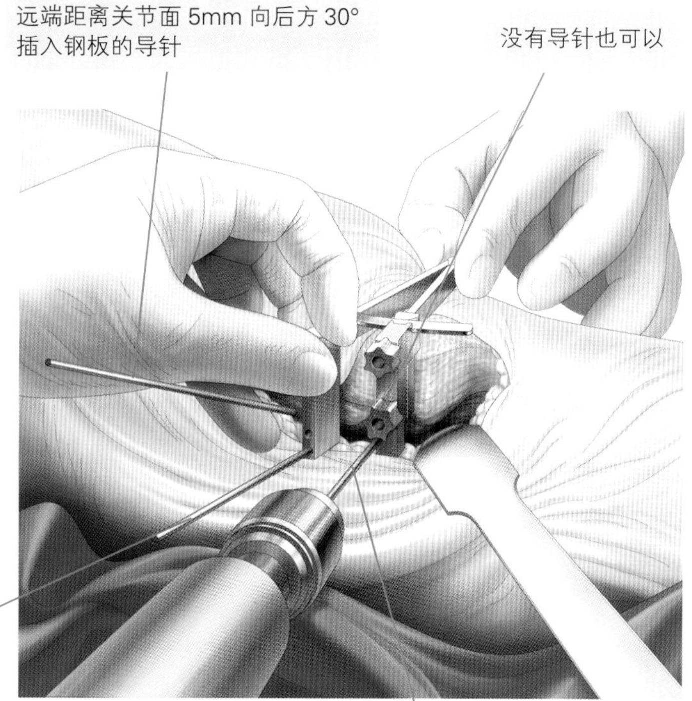
远端距离关节面 5mm 向后方 30°
插入钢板的导针
没有导针也可以
距近端导针大约 20mm
处水平插入
按照目标截骨角度插入

图 4　截骨导针的插入（透视像）

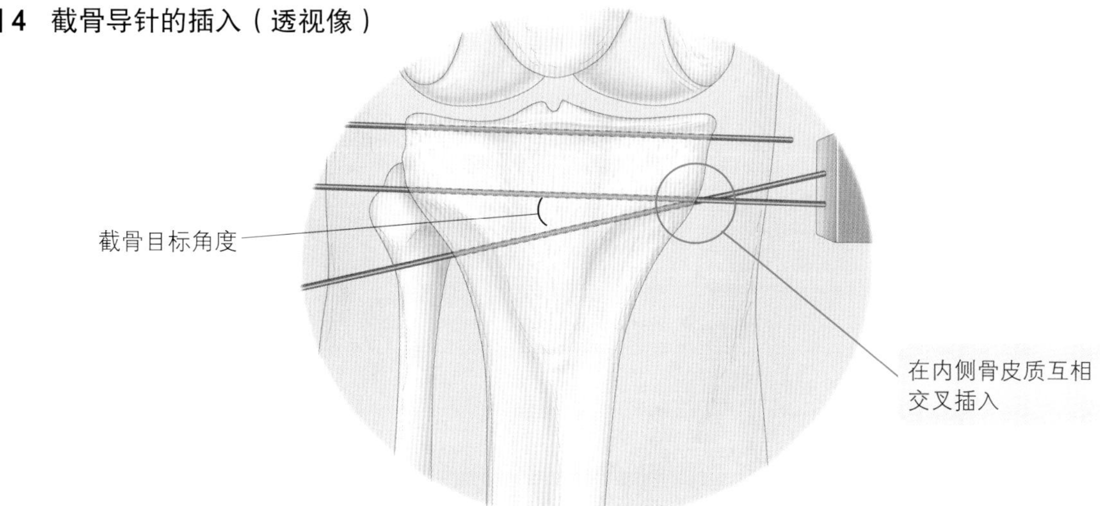
截骨目标角度
在内侧骨皮质互相
交叉插入

3 胫骨截骨导针的设置

首先准备好透视设备，放置在透视膝关节面和胫骨近端的位置之后，和胫骨后倾角一致后倾。放置好之后，在透视下距离远端关节面5mm，向后方与关节面成30° 角插入钢板的导针。然后在截骨部位插入2枚导针，首先在距近端钢针大约20mm处水平插入一枚导针，然后在小腿膝盖骨前方位置水平插入另一枚导针（**图3**）。按照术前设计的角度插入截骨导针，使其在胫骨内侧缘交叉（**图4**）。

4 胫骨截骨和钢板安放 

沿着导针用摆锯或者骨刀截骨（**图5**）。首先，只去除外侧骨皮质，然后在截骨远端插入骨刀使松质骨压缩。在截骨近端只截胫骨前方骨皮质，在截骨远端用骨刀一直截到后方骨皮质。在胫骨结节后方插入骨刀做岛状截骨（**图6**）。因为在截骨完成之后截骨断端会变得不稳定，所以要在截骨完成之前插入固定用钢板。钢板的螺钉孔平面和胫骨前面一致后，从尖端向后方拧入螺钉。一定要注意使拧入的螺钉和螺钉孔保持水平，否则钉尾会顶着闭合的皮肤。

图5　截骨

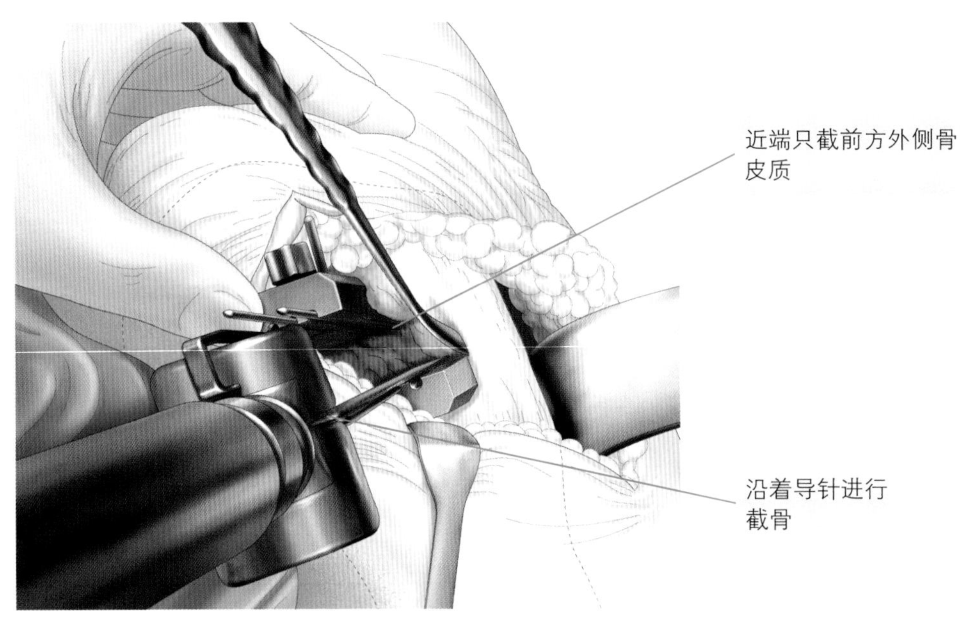
近端只截前方外侧骨皮质
沿着导针进行截骨

图6　截骨部位

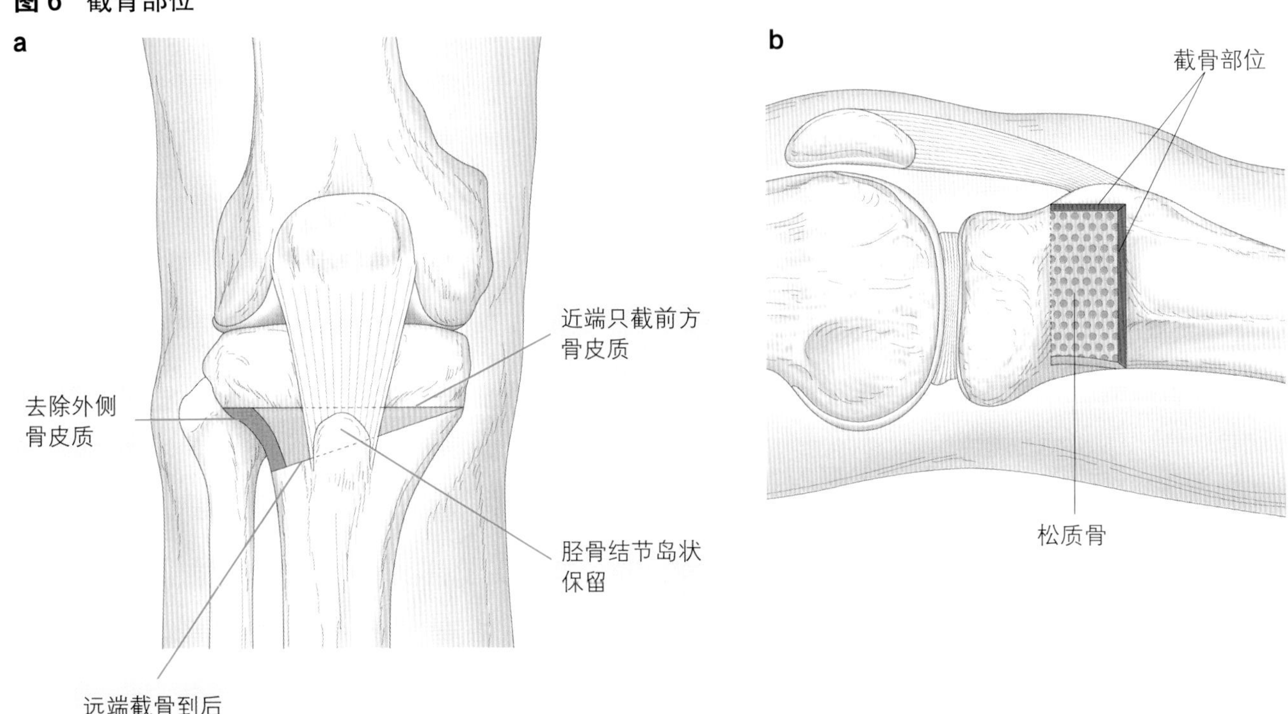
a
近端只截前方骨皮质
去除外侧骨皮质
胫骨结节岛状保留
远端截骨到后方骨皮质
b
截骨部位
松质骨

其次，使松质骨从远端压缩，直到近端胫骨截骨面和关节面平行，在透视下进行确认（**图7**）。

5 胫骨外翻矫正力线

截骨完成后要用点时间缓慢地弯曲内侧的骨皮质，保护骨膜和骨的周围组织，让胫骨远端外翻矫正力线。这是因为如果截骨不充分，截骨以外的部分就会骨折，所以要非常注意。如果外翻矫正力线不容易进行，一定不要强行矫正，可以再追加一次截骨。矫正外翻角度需要在透视下确认和力线一致。另外，尽量不要使内侧骨皮质在截骨部位发生移位，这样可以防止术后截骨面下沉。

6 螺钉固定

固定用Giebel钢板采用张力带法进行。在透视下确认FTA和力线，力线要通过外侧面中央附近（Fujisawa点）。矫正不足的时候，利用螺钉固定，压迫外侧来纠正，这时候要注意内侧骨皮质不能移位。螺钉固定后，腓骨切除的骨块可用于胫骨外侧骨移植。

7 切口闭合

充分冲洗后留置引流管，缝合胫骨前肌和髂胫束，内侧骨皮质和髌韧带与周围的软组织缝合，缝合软组织后闭合皮肤。

图7 远端截骨面压缩

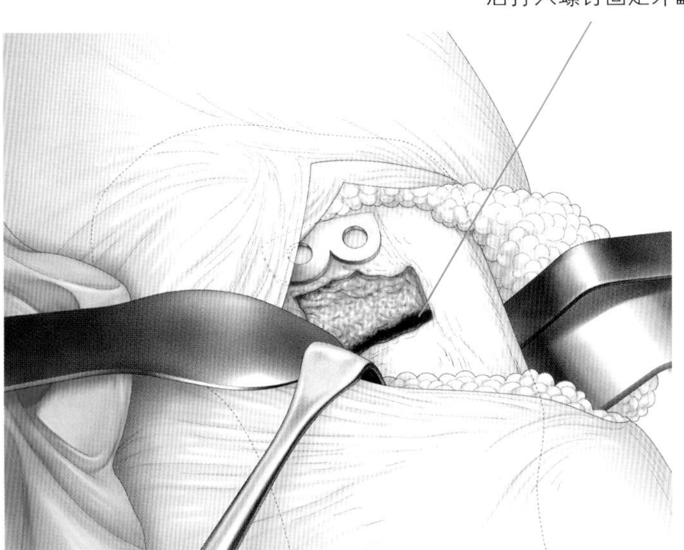
用骨刀从远端向近端压缩松质骨，然后拧入螺钉固定外翻

内侧开放楔形截骨术

笔者采用DYNAFIX®VS™OSTEOTOMY SYSTEM举例说明手术技术。

1 胫骨截骨手术入路和胫骨截骨导针设置

胫骨近端内侧皮肤切口，长约5cm（**图8**）。在髌韧带内侧缘和鹅足股薄肌附着部之间插入手术刀，沿着股薄肌上缘向下方剥离软组织，插入拉钩保护内侧副韧带，在胫骨后方骨膜下充分剥离软组织（**图9**）。摆放透视装置，放置在可以透视膝关节面和胫骨近端的位置，并且倾斜角度要与胫骨后倾角度一致。

图 8　内侧楔形开放截骨的皮肤切口

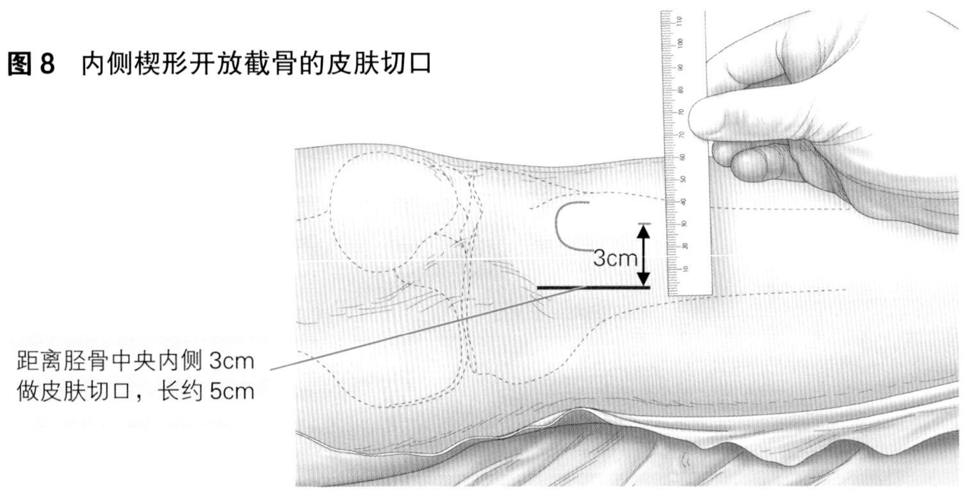
3cm
距离胫骨中央内侧 3cm
做皮肤切口，长约 5cm

图 9　截骨部位的显露

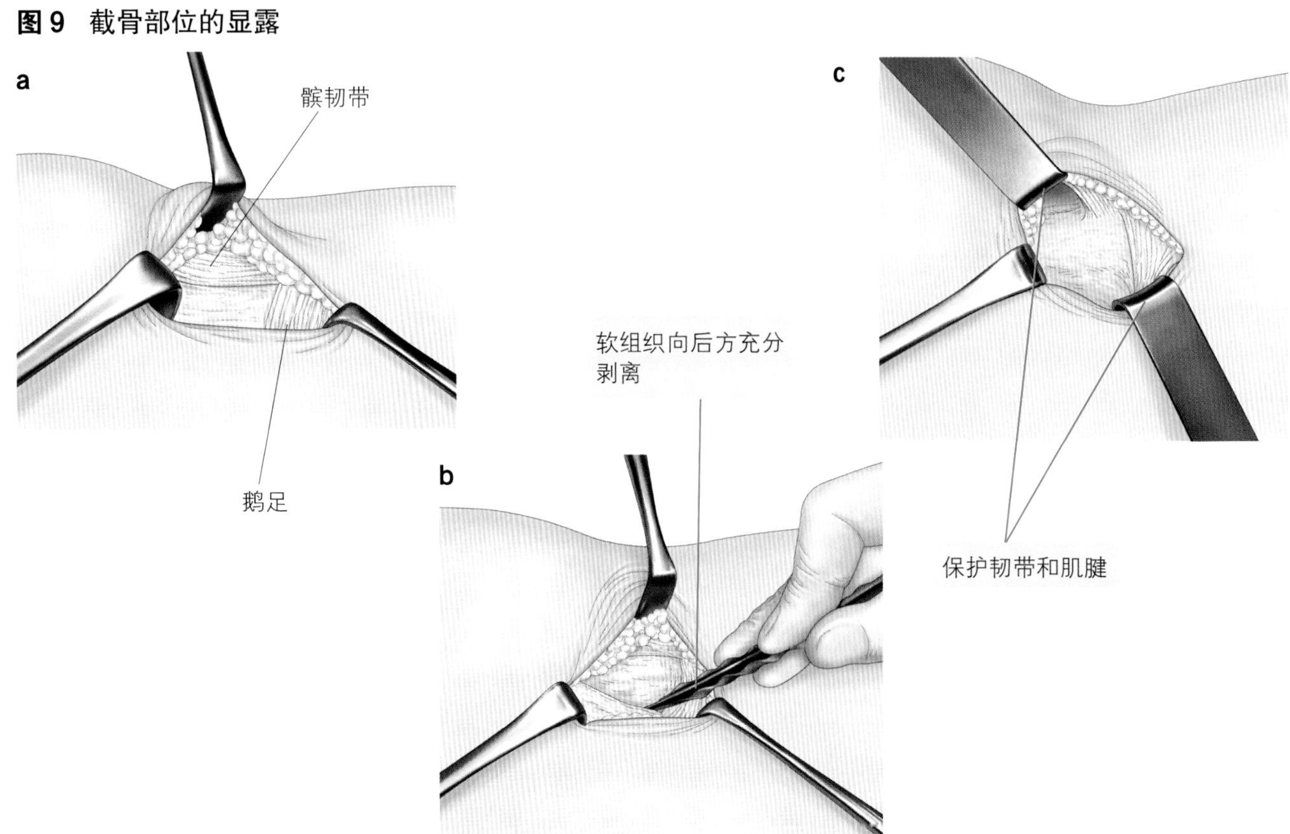
a
髌韧带
鹅足
b
软组织向后方充分
剥离
c
保护韧带和肌腱

透视下距离前方骨皮质3cm、距离胫骨内侧关节面远端4cm插入导针，距离关节面远端2cm外侧穿出。在平行于第一枚导针的后方插入第二枚导针（**图10**）。

2 胫骨截骨 难点

通过导针安装截骨器，用摆锯截骨（**图11**）。胫骨截骨从内侧至外侧2/3，注意外侧骨皮质不能截断。用骨刀在同一平面上截断前后骨皮质。从胫骨结节后方插入骨刀（**图12**）。

图 10 插入导针

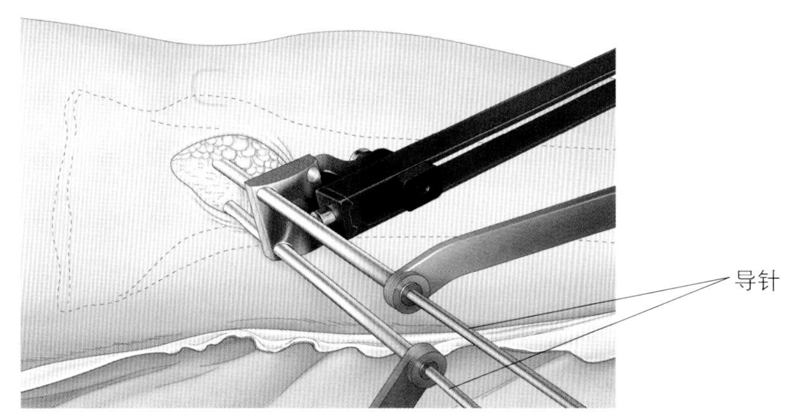
导针

图 11 安装截骨器和截骨

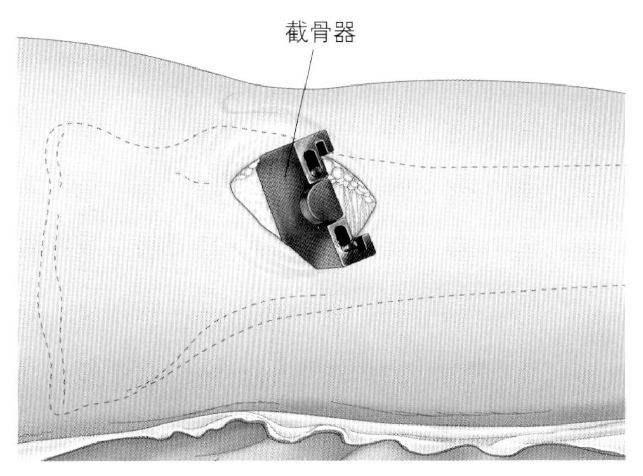
截骨器

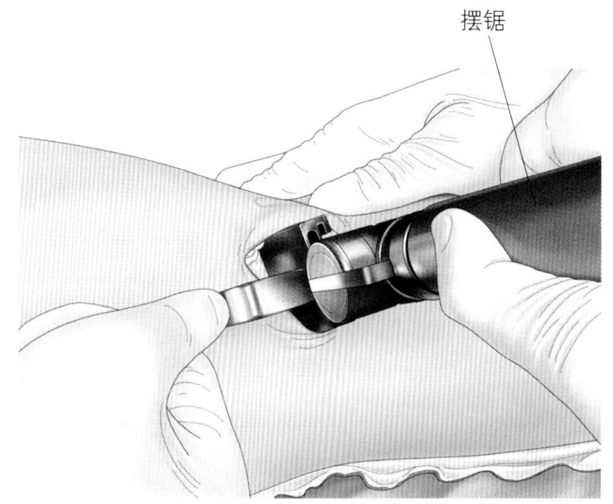
摆锯

图 12 胫骨结节后方截骨

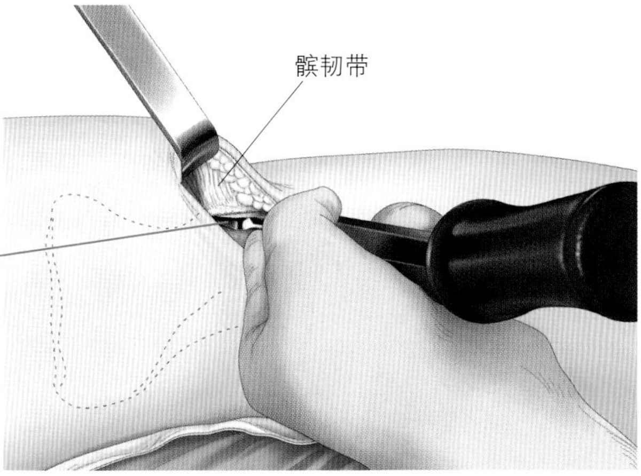

髌韧带

插入骨刀水平截骨

3 胫骨外翻矫正力线

保留外侧骨皮质，确认前方、后方的骨皮质完全截断之后，我们在截骨部位进一步向远端重叠插入两枚板状骨刀，在两枚骨刀之间再插入骨刀矫正外翻（**图13**）。截骨部位变得很容易外翻之后，插入截骨撑开器（**图14**），确实插入深部后撑开。如果强行插入撑开器撑开，撑开器可能会陷入骨皮质内，这样按照计划插入钢板的时候会出现困难。因此，要首先进行外翻矫正力线。在透视下确认力线和FTA后再安装合适的钢板（**图15**）。

图 13 矫正外翻

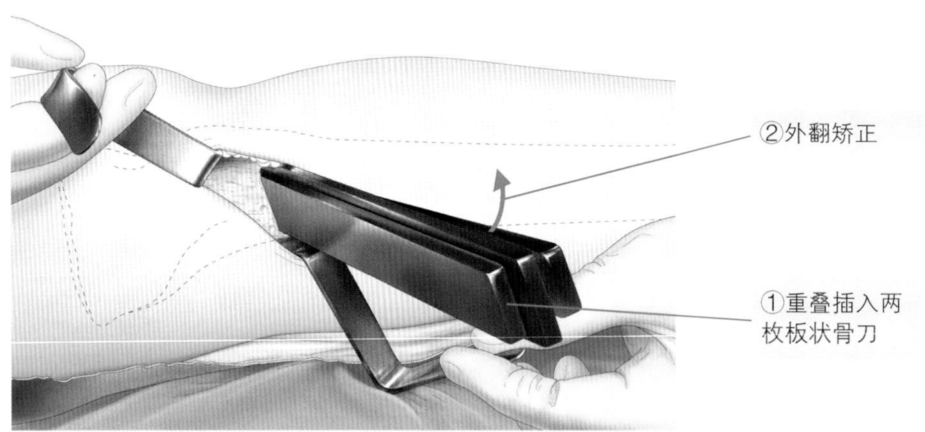
②外翻矫正
①重叠插入两
枚板状骨刀

图 14 截骨部位撑开

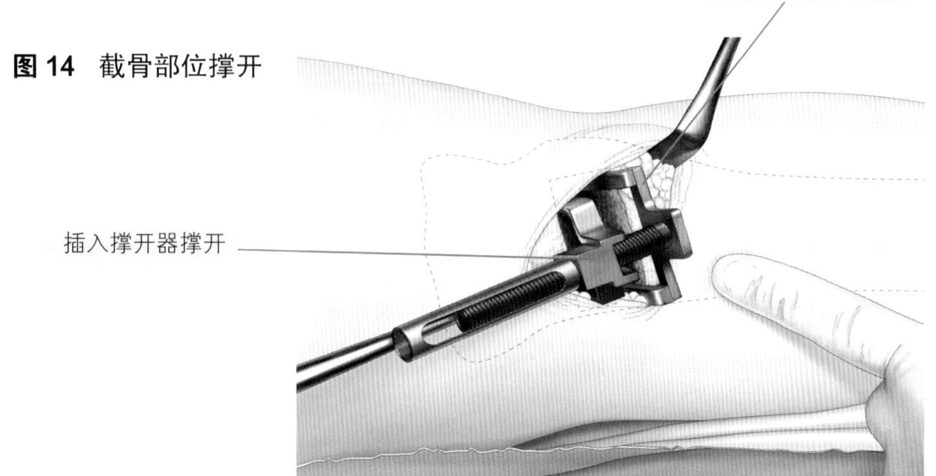
撑开时注意撑开器
不要陷入骨皮质内
插入撑开器撑开

图 15 钢板固定

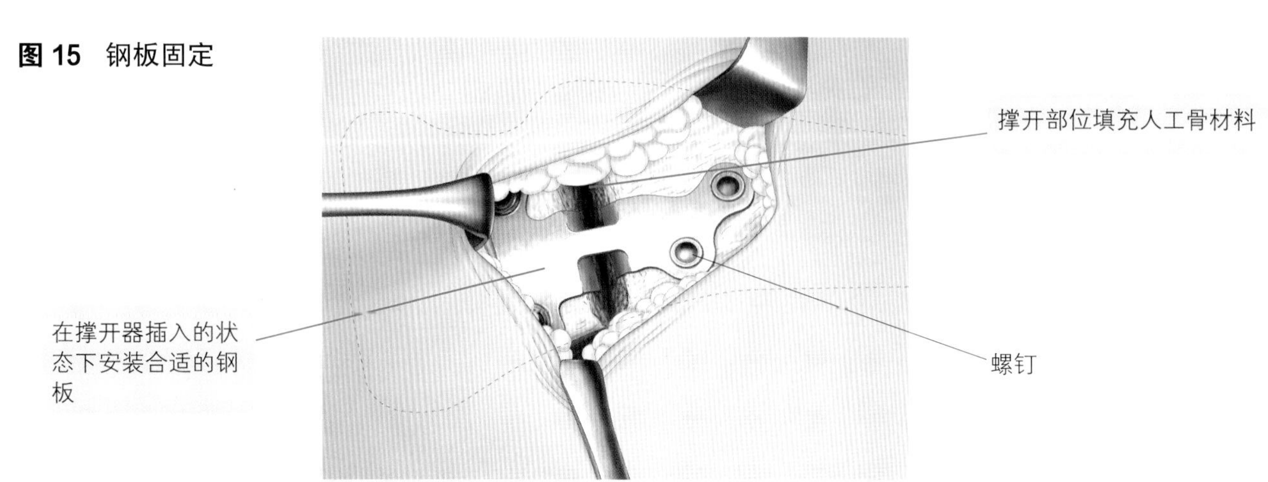
撑开部位填充人工骨材料
在撑开器插入的状
态下安装合适的钢
板
螺钉

4 钢板固定，β－三磷酸钙填充

如果钢板服帖，得到足够的外翻后，首先拧入远端前方的螺钉。用钻头钻孔，拧入不穿透外侧骨皮质的长螺钉进行固定。螺钉拧入时，要注意不要穿破外侧骨皮质。

然后拧入近端前方螺钉。沿关节面和截骨部的方向拧入螺钉，但螺钉长度不能贯通外侧骨皮质。2枚螺钉确实固定后闭合撑开器并拔出。同样固定远端后方和近端后方螺钉。另外，前方螺钉拧入时不要朝向腘窝动静脉方向（**图14**）。

截骨撑开部位也可以植骨，我们用β－三磷酸钙进行填充。术后绝大多数被吸收成为自体骨，因此不需要做自体骨移植。β－三磷酸钙一定要将撑开部位的缝隙全部填充，填充的时候其粉末不要进入皮下软组织，边保护边填充。如果进入皮下组织，有的患者术后切口会发红。

5 切口闭合

充分填充之后插入引流管缝合皮肤，不必外固定。术后透视如果发现外侧骨皮质骨折，有时候也要考虑外侧钢板固定。

典型病例图解

【病例 1】**手术适应证（术后）**

内侧间室骨关节炎，外侧闭合楔形截骨术

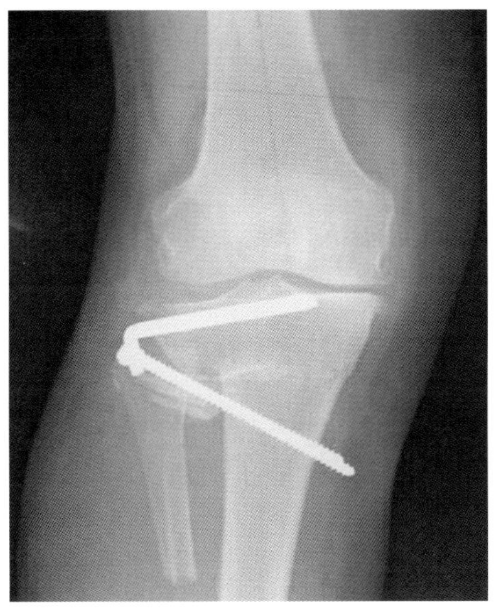

【病例 2】**手术适应证（术后）**

膝关节骨坏死和关节炎，内侧开放楔形截骨术

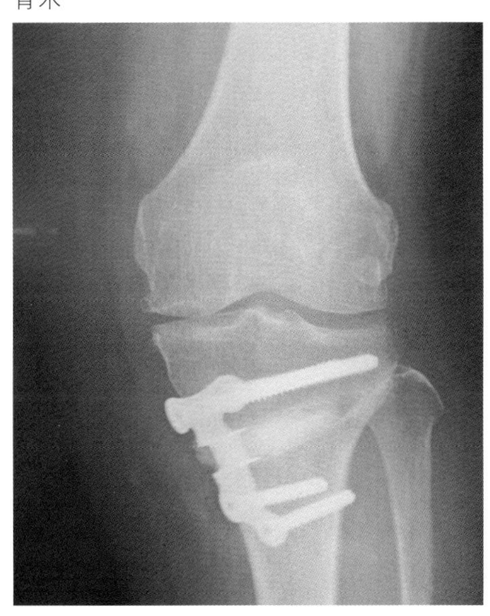

术后并发症及处理

◆ 外侧闭合楔形截骨术

常见的术后早期并发症有切口血肿、腓总神经麻痹、深静脉血栓等。预防术后深静脉血栓可采取足部间歇压迫的方法，术后立即开始尽可能的踝关节自主运动。

◆ 内侧开放楔形截骨术

除了上述外侧型同样的并发症之外，术后切口发红也时有发生。我们考虑可能是由于异物反应导致的，但消炎镇痛药有效，一定要和深部感染相鉴别。

术后康复

◆ 外侧闭合楔形截骨术

术后开始持续使用被动运动装置。引流管拔出后下肢给予着地程度的负重。为了避免发生矫正角度丢失，要非常慎重地进行术后康复训练。根据内侧骨皮质的情况，有时候会合并使用外固定架。术后6周开始允许完全负重。另外，术前、术后股四头肌训练也非常重要[4, 5]。

◆ 内侧开放楔形截骨术

术后开始持续使用被动运动装置，引流管拔出后下肢给予部分负重。术后4周完全负重。如同前述，术后也要进行股四头肌训练[6]。

●文献

[1] 秋月　章．骨切り術．最新整形外科学体系 17 膝関節・大腿．中山書店，2006：152-160.

[2] AKIZUKI S, SHIBAKAWA A, et al. The long-term outcome of high tibial osteotomy A ten-to 20 year follow-up. J Bone Joint S, 2008, 90-B：592-596.

[3] KIRGIS A, ALBRECHT S. Palsy of the deep peroneal nerve after proximal tibial osteotomy. An anatomical study. J Bone Joint Surg, 1992, 74-A：1180-1185.

[4] 瀧澤　勉，秋月　章，ほか．変形性膝関節症に対し骨切り部圧迫法を用い早期後療法を可能とした高位脛骨骨切り術．日整会誌，2005，79：S 508.

[5] TAKIZAWA T, AKIZUKI S, et al. Effects on improvement in clinical evaluation, muscle strength and centre of gravity after change of alignment by high tibial osteotomy. Knee, 1995, 2：19-26.

[6] 瀧澤　勉，秋月　章，ほか．内側型膝関節症および膝骨壊死に対する Medial Opening Wedge High Tibial Osteotomy の治療成績．膝，2007, 32：217-220.

内侧间室膝关节骨关节炎高位胫骨截骨术

逆V字截骨术

骨科北新医院副董事长 青木喜满
北海道大学医学院运动机能再建医学科教授 安田和则
北海道大学医学院人工关节再生医学科教授 真岛任史

手术适应证

基本上和高位胫骨截骨术（HTO）手术适应证相同。

◆ 适应证

◉ 绝对适应证

65岁以下，活动度较好的内侧间室骨关节炎（以下简称OA），X线OA分期北大分期Ⅱ、Ⅲ期，或者Kellgren-Lawrence（K-L）分级2、3级中等程度的骨关节炎为本术式的适应证。另外，活动度良好且比较年轻的股骨内侧髁骨坏死也是本术式的适应证。

◉ 相对适应证

55岁以下，有工作，活动度良好的内侧间室骨关节炎，X线OA分期北大分期Ⅳ期，或者K-L分级3、4级；疼痛强烈，将本手术作为"挽救时间"的手术。另外，前交叉韧带（以下简称ACL）损伤合并内侧间室骨关节炎并且希望运动的患者，也可以在ACL重建的同时行逆V字HTO。

◉ 有条件的适应证

外伤导致膝关节内侧软骨损伤继发膝内翻的年轻患者，可以采取培养软骨细胞移植或者骨软骨移植等软骨修复术进行治疗，同时行逆V字HTO。佝偻病或者骨软骨系统疾病导致变形强烈膝内翻的年轻患者，也可以从骨关节炎预防或者美容的角度进行逆V字HTO。

◆ 选择本术式的益处

逆V字截骨是在胫骨中央部逆V字的顶点进行矫正，由于没有完全截断骨皮质，骨愈合容易[1-8]。和其他的HTO术式（楔形截骨或者开放截骨）相比较，髌骨和胫骨结节之间的距离没有变化，不容易形成低位或者高位髌骨[1-3]。另外，由于外翻矫正的支点在胫骨中央，同其他术式比较，胫骨近端变形最小。还有，胫骨近端骨量没有变化，将来行人工关节置换术（TKA）时也不容易引起负重偏位[1-3, 8]。和开放截骨相比较，可以矫正更大度数[2]。

◆ 禁忌证

对于神经病性骨关节炎（夏科氏关节），截骨术是禁忌证。除了非常特殊的情况，截骨术也是类风湿关节炎（RA）的禁忌证。

◆ 因全身状态等不能选择手术的情况

因全身状态等不能手术的情况，给予足底板、膝关节支具、肌力训练、玻璃酸钠关节腔注射、减少活动量等保守方法进行治疗。

术前再检查

◆ 手术时机和适应证再检查

检查全身状态和下肢肌力。如果有麻痹等肌力低下的情况，术后有可能肌力更加低下。另外，还要检查手术侧的下肢血运状况和是否有深部知觉障碍导致的神经病性关节病。

◆ 体位和麻醉再检查

体位为仰卧位，腓骨截骨时膝关节轻度屈曲，髋关节内旋，检查膝关节和髋关节的活动度。

麻醉选择全身麻醉、硬膜外麻醉、腰椎麻醉等。

◆ 手术器械再检查

Hoffman拉钩、骨刀、摆锯等截骨器械，逆V字截骨用导向器（**图1**），量角器（**图2**），外固定器械和内固定器械。

图1 逆V字截骨用导向器

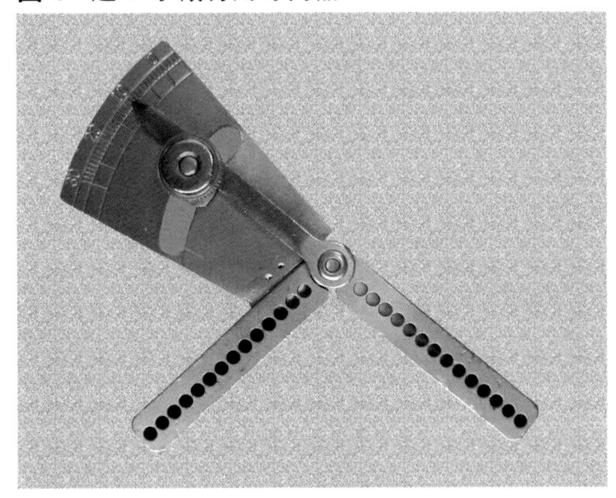

图2 截骨用的量角器

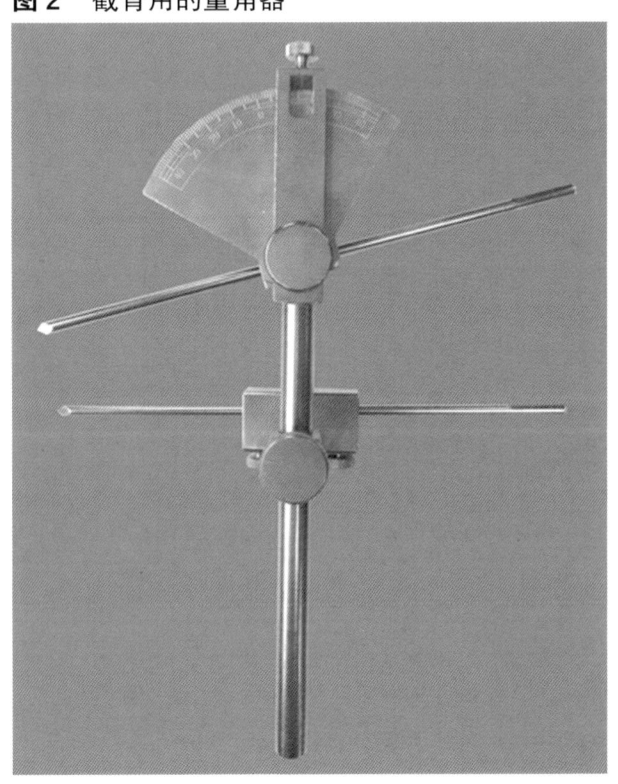

◆截骨角度再检查

根据术前单脚站立下肢全长正位X线片决定截骨角度。截骨后的下肢力线，正位X线片股骨头中点和踝穴中点的连线，应位于通过膝关节外侧关节面的中央。那时的膝外翻角（FTA）大约为168°。

手术流程

1 腓骨显露与腓骨截骨

2 胫骨结节和髌韧带的剥离

3 胫骨近端显露

4 外固定装置固定针的插入（使用外固定架的情况下）

5 逆V字截骨 
难点

6 外翻力线矫正

7 外固定架、内固定装置的安装和固定

8 冲洗、闭合切口

典型病例图解

【病例】**手术选择（术前）**

64岁，女性，膝OA，北大X线分期III期，K–L分级3级。
ⓐ单纯X线正位片。
ⓑ单纯X线侧位片。

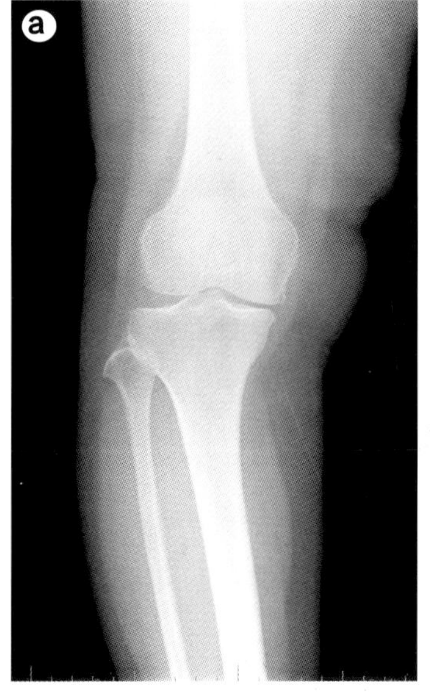
a

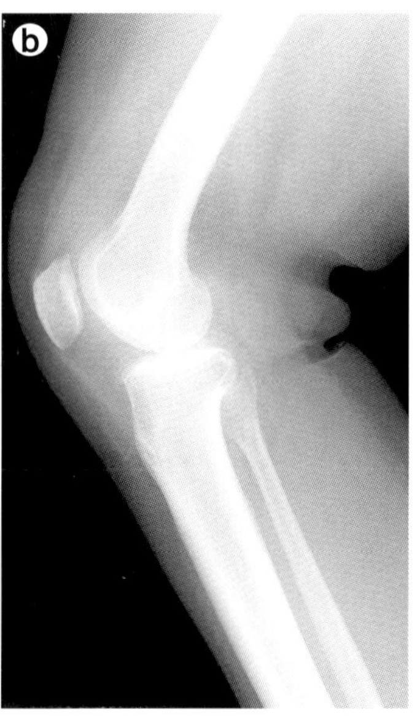
b

手术技术

1 腓骨显露与腓骨截骨

首先进行腓骨截骨。沿着小腿外侧腓骨中央部做大约5cm的纵行皮肤切口（**图3**），切开筋膜后在腓骨肌和比目鱼肌之间剥离到达腓骨（**图4**）。剥离腓骨骨膜，在腓骨的前后插入拉钩保护神经和血管，用细的摆锯切除1~1.5cm腓骨。

手术技巧及注意事项

静脉非常接近腓骨中央部的内侧，如果这条静脉损伤，术后在这个部位会大量出血。一定要在腓骨骨膜下剥离并且用拉钩保护骨膜和静脉。

难点解析

出血

腓骨内侧的静脉一旦损伤，立即用双极电凝止血或者用纱布填塞压迫止血。

图3 腓骨截骨的皮肤切口

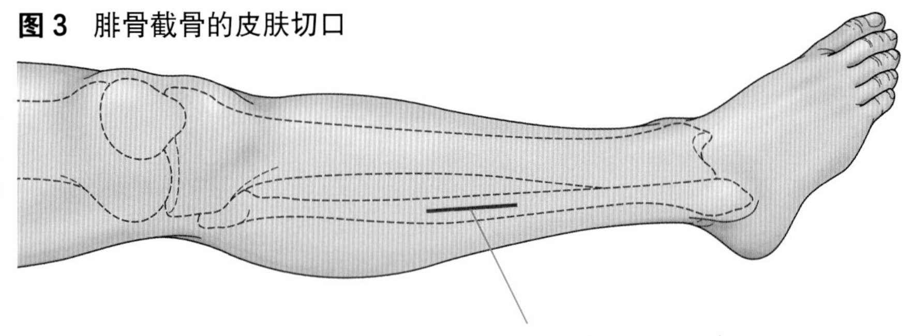
沿着小腿外侧中央部做纵行皮肤切口

图4 腓骨截骨

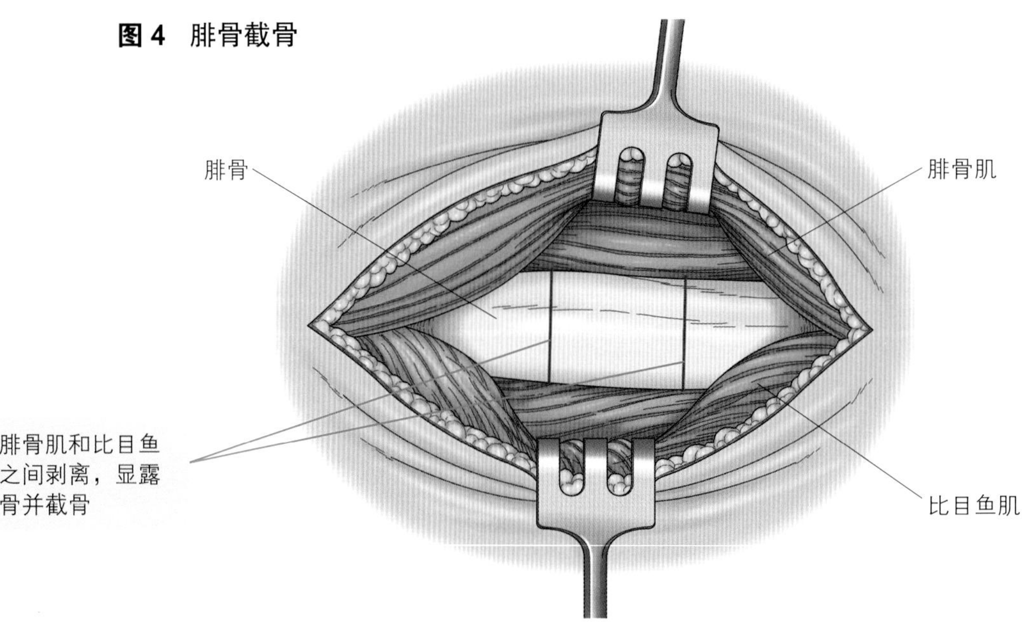
腓骨
腓骨肌
在腓骨肌和比目鱼肌之间剥离，显露腓骨并截骨
比目鱼肌

2 胫骨结节和髌韧带的剥离

在胫骨结节上方横行切口长7~10cm（**图5**）。剥离皮下组织，显露胫骨结节。从胫骨结节近端髌韧带内外侧边缘纵行切开大约5cm，剥离骨膜。

3 胫骨近端显露

进一步向远端剥离髌韧带内侧缘的骨膜直到胫骨的后方。从外侧胫前肌附着部向外侧进一步骨膜下剥离直到胫骨后方（**图6**）。进一步向上提起髌韧带，显露胫骨近端。

图 5 胫骨截骨

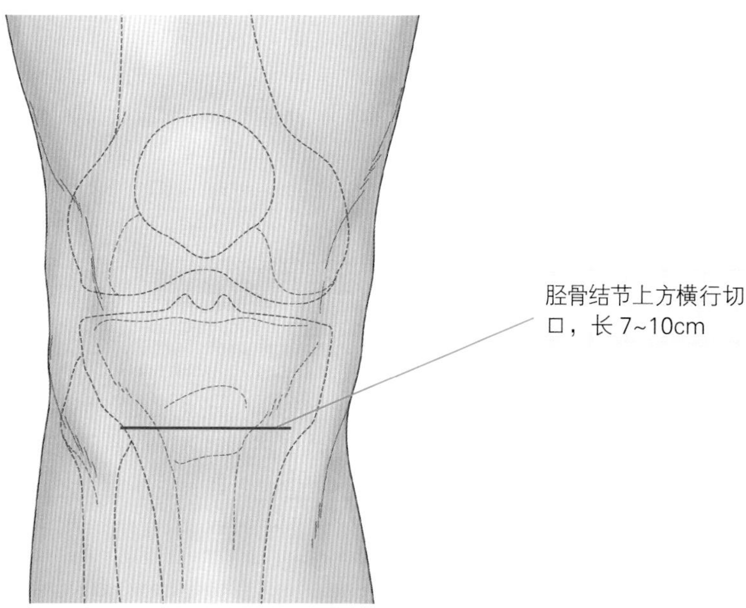
胫骨结节上方横行切
口，长 7~10cm

图 6 胫骨近端显露

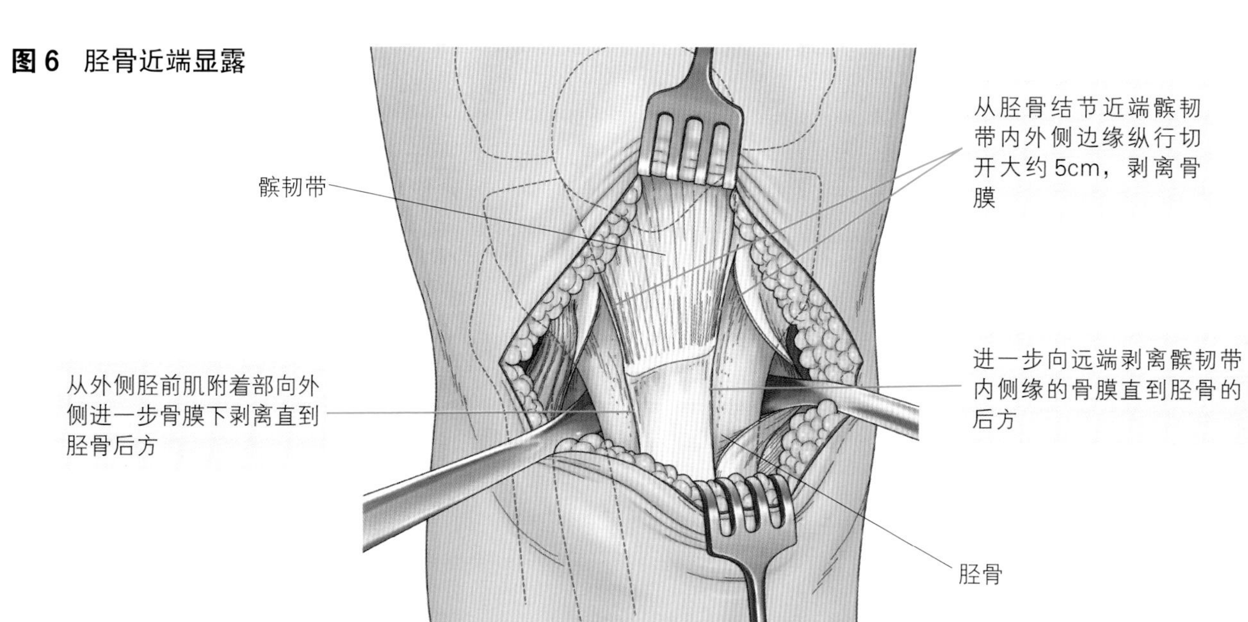
髌韧带
从胫骨结节近端髌韧
带内外侧边缘纵行切
开大约 5cm，剥离骨
膜
从外侧胫前肌附着部向外
侧进一步骨膜下剥离直到
胫骨后方
进一步向远端剥离髌韧带
内侧缘的骨膜直到胫骨的
后方
胫骨

图 7 外固定架固定针的插入

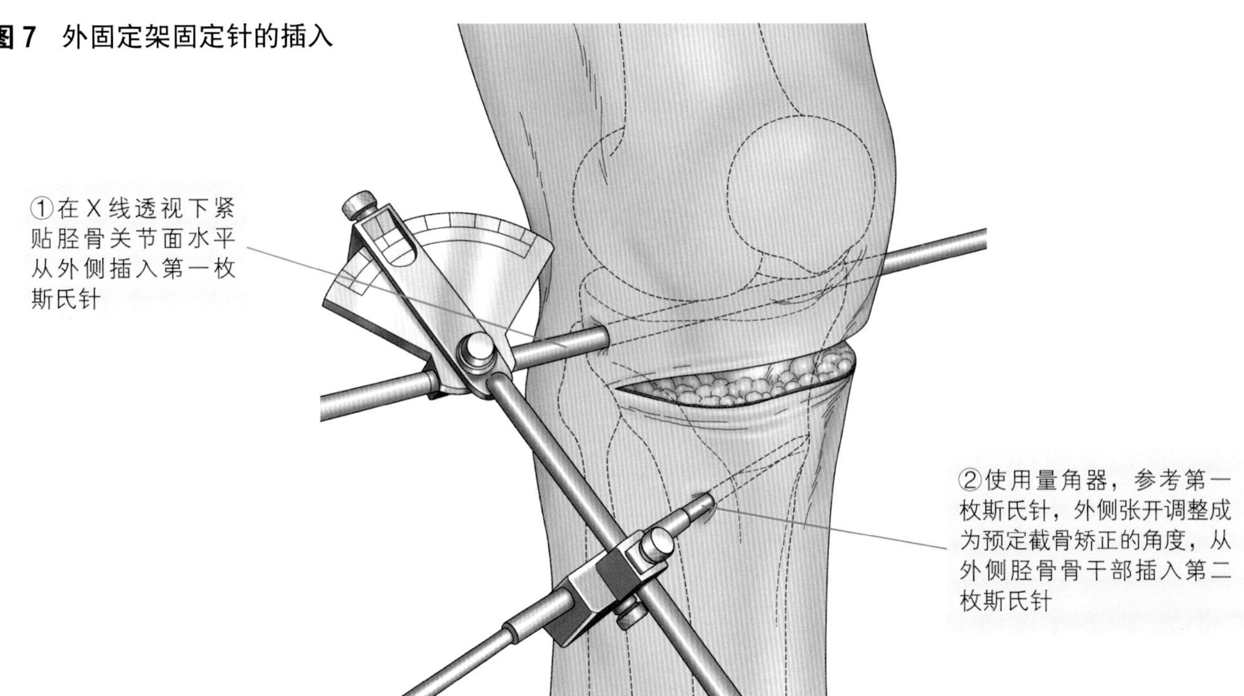
①在X线透视下紧贴胫骨关节面水平从外侧插入第一枚斯氏针
②使用量角器，参考第一枚斯氏针，外侧张开调整成为预定截骨矫正的角度，从外侧胫骨骨干部插入第二枚斯氏针

4 外固定装置固定针的插入（使用外固定架的情况下）

笔者一直在截骨之后采取外固定架来固定。在使用外固定的情况下，在X线透视下紧贴胫骨关节面水平从外侧插入第一枚斯氏针。使用量角器（**图2**），参考第一枚斯氏针，外侧张开调整为预定截骨矫正的角度，从外侧胫骨骨干部插入第二枚斯氏针（**图7**）。插入的时候，要特别注意在胫骨外侧走行的神经和血管。

手术技巧及注意事项

两枚斯氏针，特别是远端的固定针，为了避免损伤血管，要从胫骨的前外侧插入。另外，在远端的斯氏针穿透胫骨的内侧骨皮质时，注意不要穿透内侧的软组织或者皮肤。胫骨截骨外翻矫正后，再进一步插入固定针穿透内侧的软组织和皮肤。

5 逆V字截骨

难点

胫骨逆V字截骨需要使用导向器（**图1**）。胫骨中央胫骨结节近端为逆V字截骨的顶点。首先安装导向器，逆V字的顶点和胫骨的内侧缘、外侧缘通过导向器的针孔插入克氏针固定（**图8**）。然后按照导向器上的针孔逆V字打孔，导向器的外侧部按照预定角度楔形排列，通过针孔插入克氏针（**图9**）。移除导向器，将连续排列的骨孔作为外侧逆V字楔形截骨的标记（**图10**）。去除外侧楔形骨块，逆V字截骨的顶点不完全截断，保留一点连续性（**图11**、**图12**）。

图 8 截骨导向器的固定和打孔

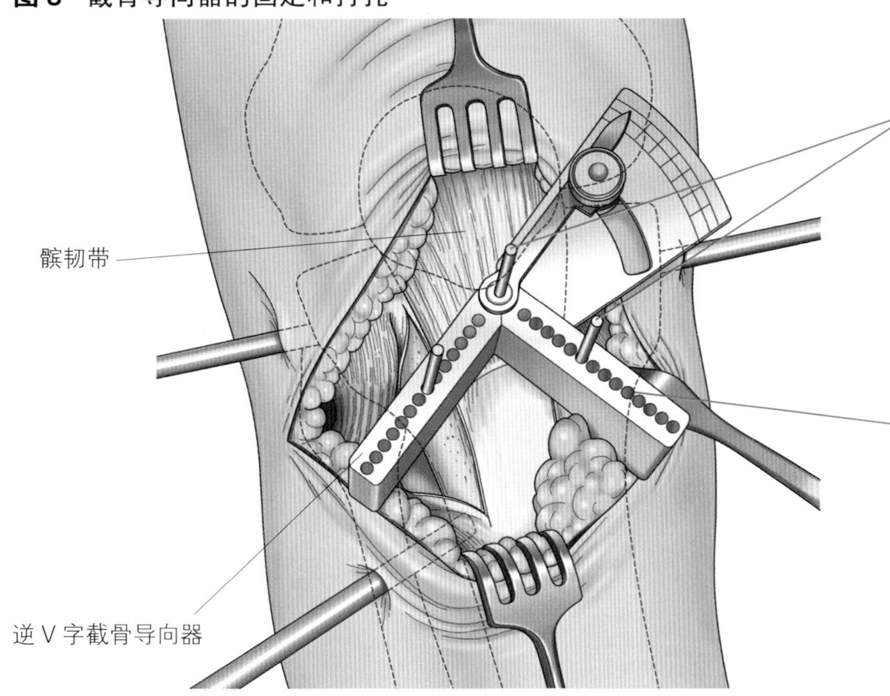

①胫骨结节中点近端为逆 V 字截骨的顶点，安装导向器，分别在逆 V 字的顶点和胫骨的内侧缘、外侧缘通过导向器的针孔插入克氏针固定
髌韧带
②然后按照导向器上的针孔逆 V 字打孔，插入克氏针
逆 V 字截骨导向器

图 9 外侧楔形截骨打孔

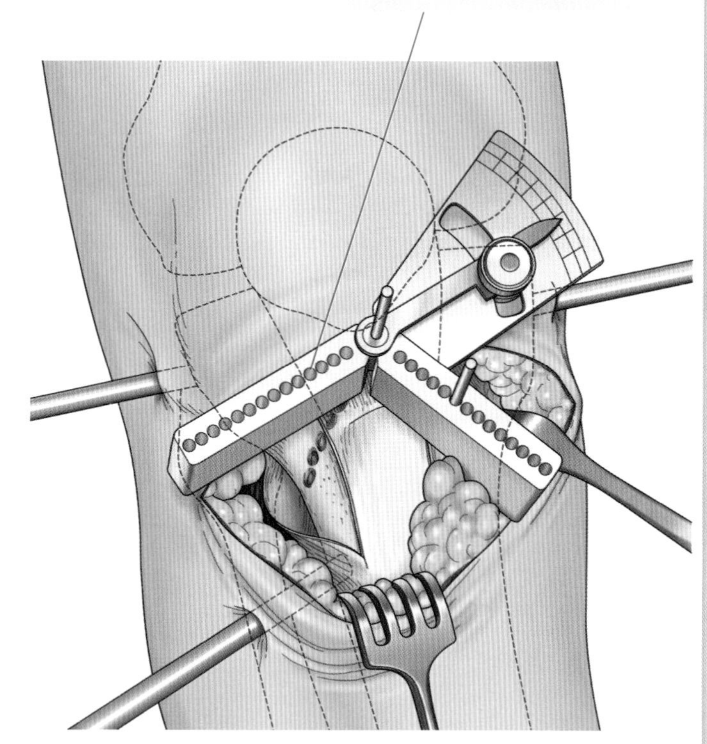

导向器的外侧部按照预定角度分开，楔形打孔

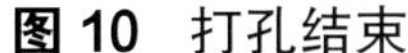

图 10 打孔结束

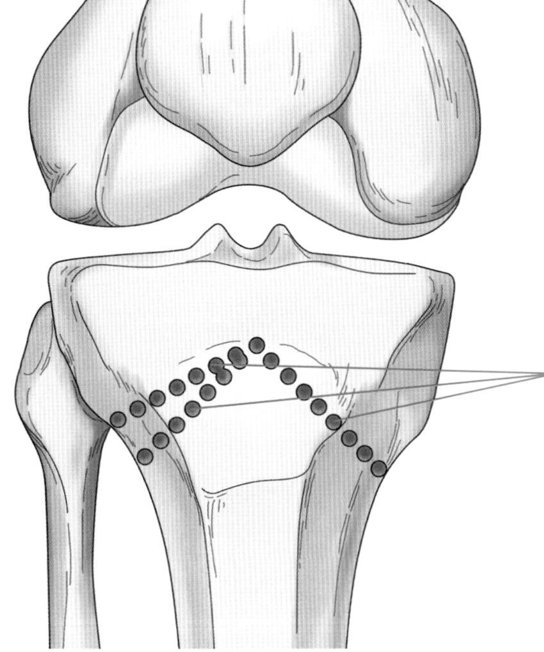

移除导向器，将连续排列的骨孔作为外侧逆 V 字楔形截骨的标记

手术技巧及注意事项

首先行外侧楔形截骨。截骨的时候尽可能使用宽骨刀在同一平面截骨。截骨后的断面间隙要尽可能狭窄，避免截骨近端不稳定，通过截骨面微调整（骨刀追加截骨）使矫正后的两截骨面接触（前后截骨的宽度尽可能没有差距）就比较容易。切除后的骨片全部用于植骨。外侧截骨完成后再进行内侧截骨。在进行逆 V 字的顶点后方骨皮质截骨的时候，使用窄骨刀尽可能地保留松质骨。

图 11　外侧截骨

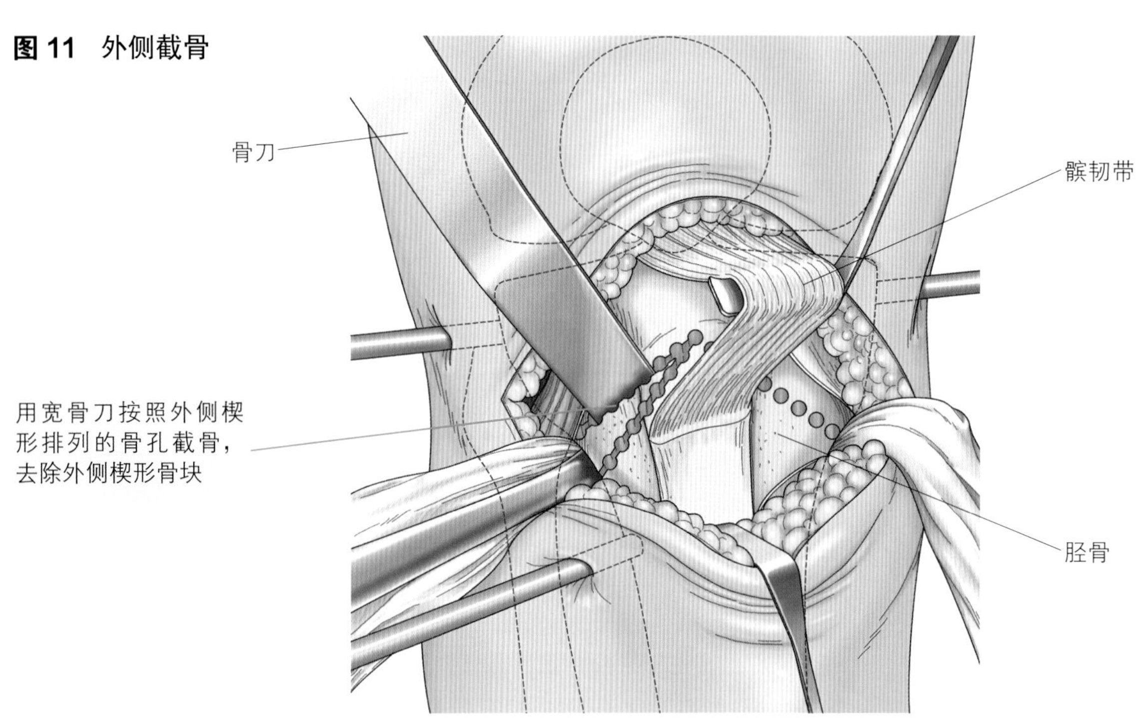
骨刀
髌韧带
用宽骨刀按照外侧楔形排列的骨孔截骨，去除外侧楔形骨块
胫骨

图 12　内侧截骨

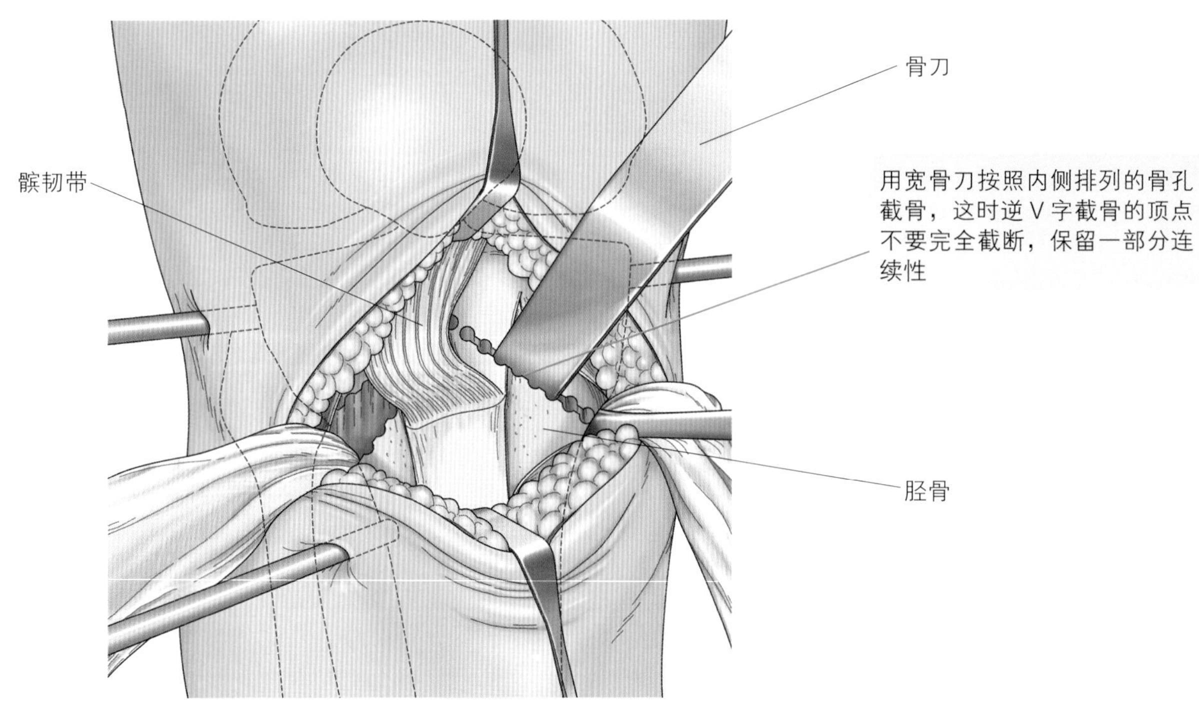
骨刀
髌韧带
用宽骨刀按照内侧排列的骨孔截骨，这时逆 V 字截骨的顶点不要完全截断，保留一部分连续性
胫骨

6 外翻矫正力线

逆V字截骨顶点不完全截断，稍微保留一点皮质骨和松质骨。然后在这个部位外翻胫骨，造成一个不完全骨折，用2枚平行斯氏针参照外侧截骨面进行外翻矫正力线。

7 外固定架、内固定装置的安装和固定

用2枚平行的斯氏针外翻矫正力线之后，将胫骨远端内侧骨皮质的斯氏针贯穿皮肤插入，最后借助斯氏针固定外固定架。切除的外侧骨块用于生成的内侧间隙植骨，外固定架再次加压固定（**图13**）。

在内固定的情况下，外翻矫正之后在内侧骨皮质放置HTO专用钢板螺钉固定，切除的外侧骨块用于内侧间隙植骨。

难点解析

即使逆V字截骨外翻矫正力线，内侧也不能有太大的楔形间隙！

这种情形，一般来说是由于逆V字的顶点被完全截断，胫骨远端和近端的顶点移位引起的，应将顶点正确对合，尽可能减少内侧间隙的产生。

图13 外固定架设置

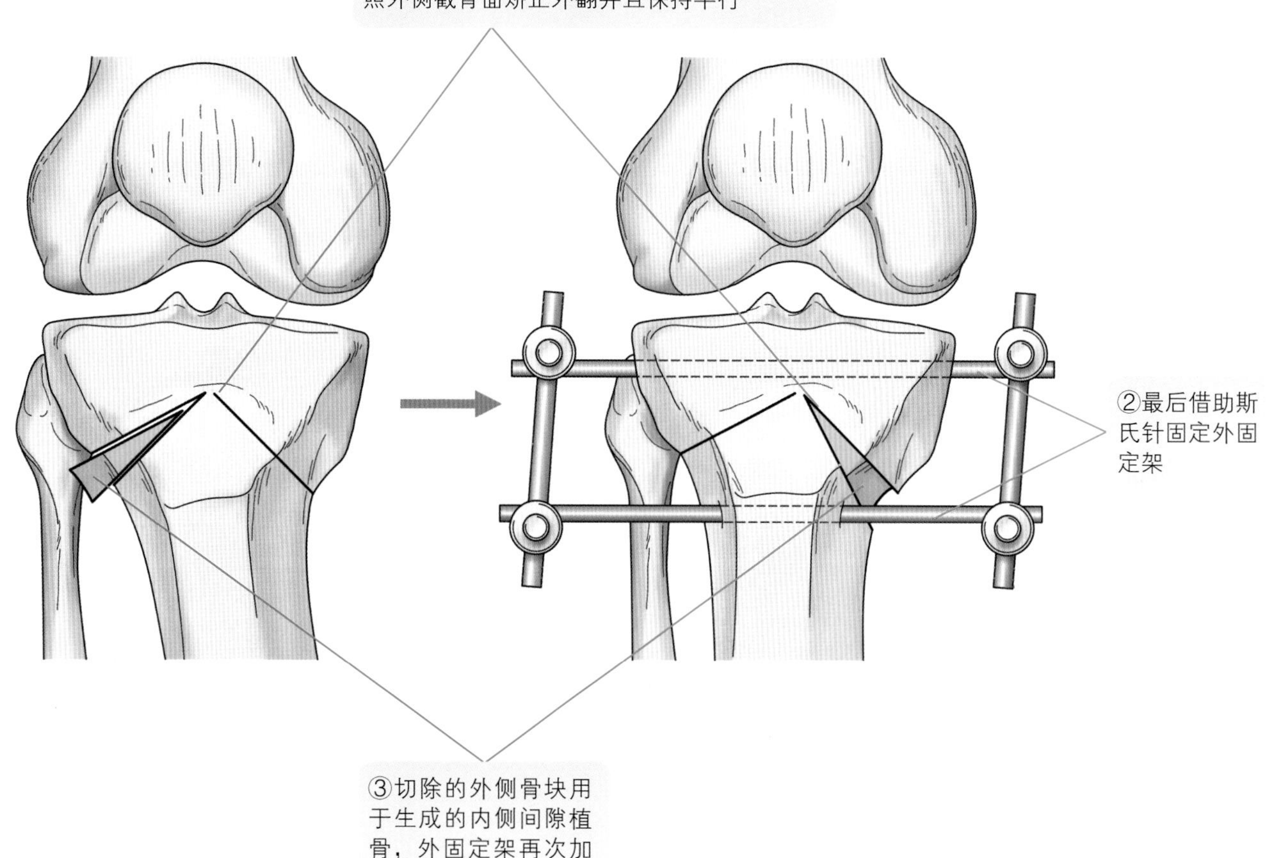
①逆V字截骨顶点不完全截断，这个部位胫骨外翻造成一处不完全骨折，2枚斯氏针参照外侧截骨面矫正外翻并且保持平行
②最后借助斯氏针固定外固定架
③切除的外侧骨块用于生成的内侧间隙植骨，外固定架再次加压固定

8 冲洗、闭合切口

胫骨截骨部位和腓骨截骨部位充分冲洗。腓骨截骨部位留置引流管缝合筋膜之后，缝合皮下和皮肤。胫骨截骨部位留置引流管后，缝合外侧剥离的胫前肌起始部筋膜，内侧的骨膜尽可能地缝合，分层缝合皮下和皮肤。

典型病例图解

【病例】手术适应证（术后）

ⓐ术后即刻单纯 X 线正位片。
ⓑ术后即刻单纯 X 线侧位片。
ⓒ术后 1 年单纯 X 线正位片。
ⓓ术后 1 年单纯 X 线侧位片。

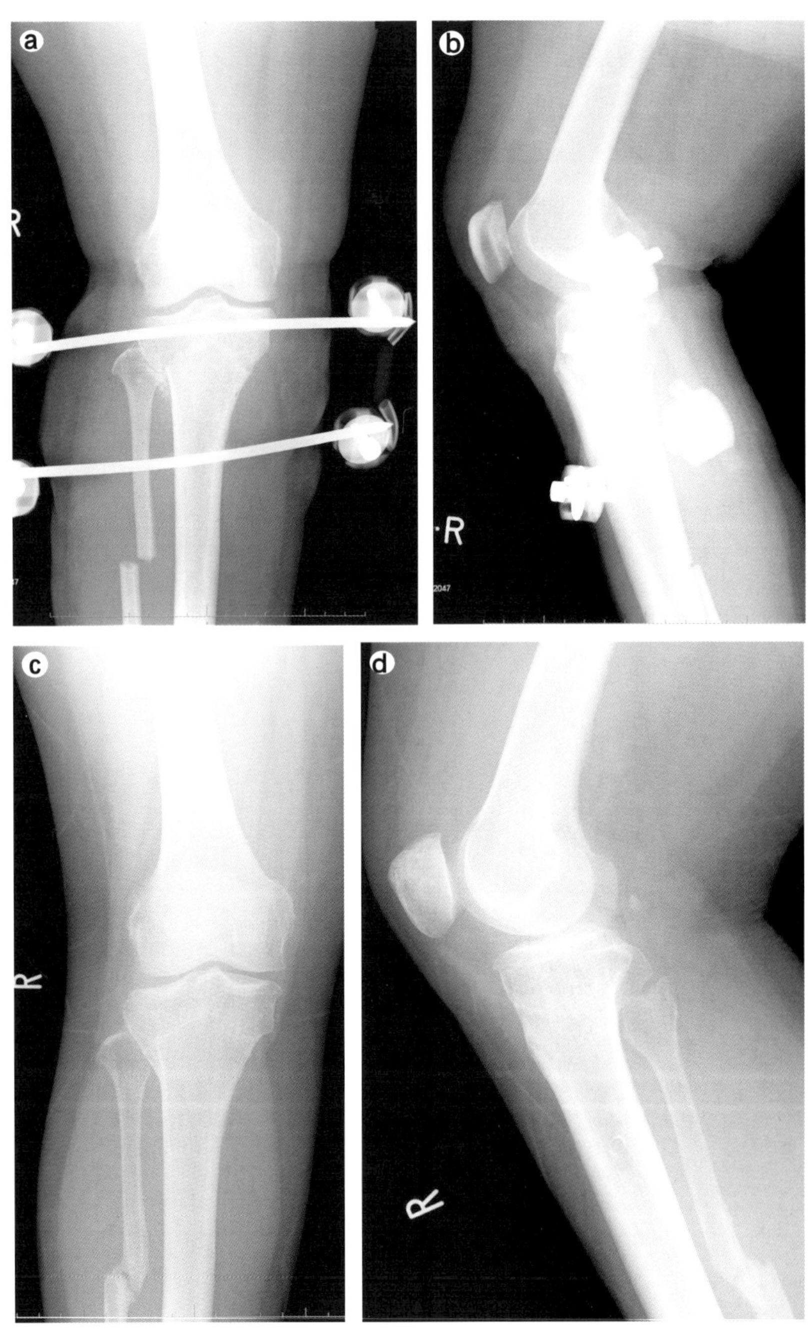

a
R
b
R
c
R
d
R

术后并发症及处理

在腓骨截骨部位的腓浅神经有损伤的危险性。腓骨截骨时，完整地剥离骨膜，在骨膜下拉钩操作，对于保护神经和血管是非常重要的。另外，多数腓骨截骨部位在外翻矫正力线之后断端没有间隙，得到了骨性愈合。但是，腓骨近端和远端的截骨面严重不匹配的时候也有的形成了假关节[9]。外翻矫正后，如果截骨面严重不匹配，可以考虑从腓骨远端插入克氏针辅助对位来解决。使用外固定架，固定针插入部位的皮肤有浅表感染的可能性。为了预防，消毒皮肤的时候不仅要消毒固定针，还要将外固定架周围充分消毒。一旦发生感染，用含有抗生素的纱布包扎、碘伏湿敷等处理。

术后处理（康复治疗）

术后2~3天膝关节开始主动屈伸，术后7~10天屈曲90° 为目标。同时，开始非负重状态下伸直、屈曲膝关节或者髋关节周围的肌力训练。定期进行X线检查，如果没有特殊问题，从术后3~4周开始部分负重，5~8周开始完全负重行走。有外固定者，完全负重开始时去除外固定装置。

●文献

[1] AOKI Y, et al. Inverted V-shaped high tibial osteotomy compared with closing-wedge high tibial osteotomy for osteoarthritis of the knee. J Bone Joint Surg, 2006, 88-B：1336-1340.

[2] 青木喜満，ほか．高位脛骨骨切り術の術式と問題点．楔状骨切り術(Coventry)と逆Ｖ字形骨切り術．整·災外，2010, 53：785-792.

[3] 眞島任史，ほか．内側型変形性関節症に対する逆Ｖ字形高位脛骨骨切り術の長期成績．日関外誌，2005, 24：3-8.

[4] 安田和則，ほか．内側型変形性関節症に対する高位脛骨骨切り術の長期成績．臨整外，1990, 25：3-10.

[5] YASUDA K, et al. A ten to fifteen year follow-up observation of high tibial osteotomy in medial compartment osteoarthritis. Clin Orthop, 1992, 282：186-195.

[6] LEVY M, et al. High tibial osteotomy：A follow-up study and disruption of a modified technic. Clin Orthop, 1973, 93：274-277.

[7] 三上　将，ほか．内側型変形性膝関節症に対する逆Ｖ形高位脛骨骨切り術の検討．臨整外，2000, 35：33-38.

[8] 青木喜満，ほか．高位脛骨骨切り術後の人工膝関節置換術の問題点．日関外誌，2001, 20S：137.

[9] 葛城良成，ほか．変形性膝関節症に対する高位脛骨骨切り術後の腓骨骨切り部痛の検討．膝，2003, 28：45-49.

内侧间室膝关节骨关节炎高位胫骨截骨术

自锁（interlocking）截骨术

九州大学医院骨科 田代泰隆
爱媛大学医学院运动医学（骨科）教授 三浦裕正

手术适应证

自锁（interlocking）截骨术[1]的适应证是膝关节骨关节炎（膝OA）和特发性膝关节骨坏死。

◆ 膝OA

外侧的股胫关节和髌股关节良好，交叉韧带没有明确损伤的内侧间室骨关节炎是本术式的适应证。年龄方面，50~60岁是最佳的手术年龄。70岁以上的病例通常选择人工全膝关节置换术（以下简称TKA）和人工单髁置换术（以下简称UKA）等人工关节置换手术。农民或者运动员等活动量大的患者选择高位胫骨截骨术。

◆ 特发性膝关节骨坏死

50~60岁比较严重的O型腿，腰野分期[2]主要是3、4期的进行性病例，病变大小一般在内侧髁部的横径50%以上或5cm以上，骨关节炎的病变局限在关节内侧间室，选择高位胫骨截骨术。同样，70岁以上的病例通常选择UKA。

禁忌证

感染或者类风湿关节炎（RA）等炎症性病变，或者肿瘤性疾病，原则上是禁忌。

另外，矫正角度25°以上的重度畸形病例，侧方不稳定的可能性较大，原则上不适用。

术前再检查

◆ X线评价再检查

膝OA最基本的评价是X线片，膝关节的正位、侧位、轴位及站立正位片必不可少。另外，为了精准确定手术矫正角度，我们在手术时进行仰卧位下肢全长摄影，这是因为由站立位双下肢全长来决定矫正角度的时候，患者在术后站立负重时，内侧关节面可能会开大角度，发生过度矫正的危险性。Ogata等[3]报道术前仰卧位和术后站立位关节开大角度一致。术后要使下肢力线轴通过外侧关节面中央，即%MA（机械轴比例）在外侧75%的位置来作图设计，决定矫正角度。也有采取股骨胫骨角（FTA）来决定矫正角度的。但是由于FTA在确定股骨和胫骨的长轴时的方法不同，容易产生误差，并且采用这种方式决定截骨角度的可重复性比较差，因此，本术式关于术后%MA的确定，采用外侧75%的位置，这是术后最佳位置[4]。

◆ 软骨变性程度再检查

对于外侧间室的软骨变性程度，笔者等采取在手术室截骨之前用关节镜进行评价。如果明确有软骨下骨外露，则放弃截骨手术。

◆ 手术器械再检查

除了一般膝关节的手术器械之外，还需量角器、各种骨刀、刮勺、钢丝的穿入器材、钢丝剪刀、关节镜器械等。内固定材料我科使用Surfix Lock Plate®（泉工医科工业）钢板。

手术流程

1 皮肤切口和胫骨前外侧显露

2 用量角器插入克氏针

3 胫骨截骨 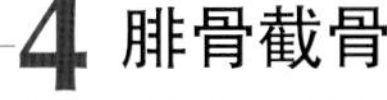
难点

4 腓骨截骨

5 矫正、内固定

6 冲洗、植骨、闭合、固定

典型病例图解

【病例】手术适应证（术前）

64岁，女性，右内侧间室膝OA，Kellgren-Lawrence分级[5]4级。
ⓐ 正位片。
ⓑ 侧位片。

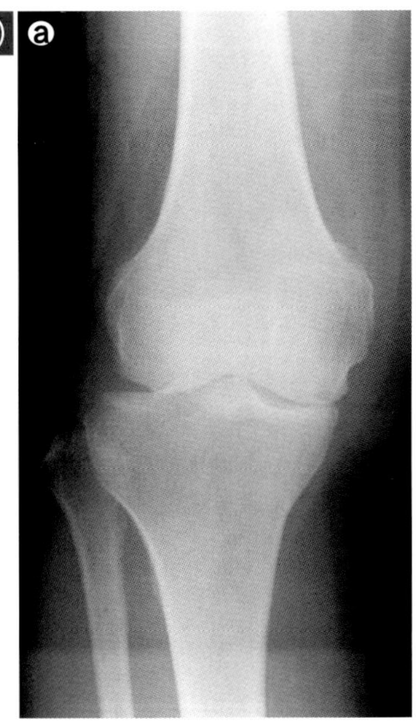
a

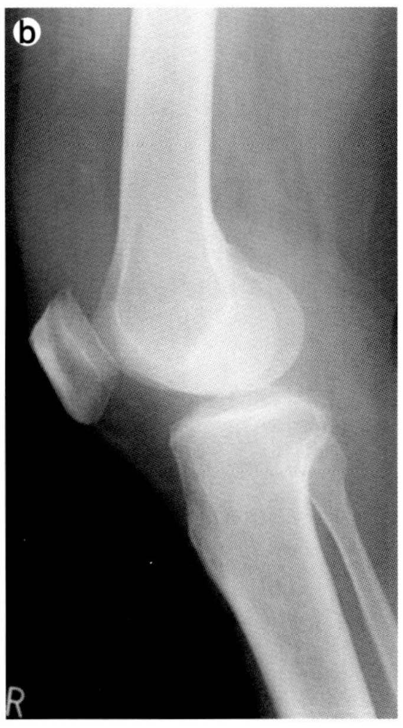
b
R

手术技术

1 皮肤切口和胫骨前外侧显露

皮肤切口从腓骨小头开始，通过胫骨结节，凸向内上方远端弧形延伸大约10cm（**图1**）。切开筋膜，用刀和骨膜剥离子在骨膜下剥离深部肌群，显露胫骨近端外侧面（**图2**）。沿着髌韧带外缘纵行切开髌韧带支持带大约2cm，翻转近端皮瓣。在髌韧带下方、胫骨前方插入拉钩以适当显露。为防止术后粘连，不要过度剥离。尽可能防止手术瘢痕，皮肤切口从胫骨结节外侧横行切开也可以。

图 1　皮肤切口

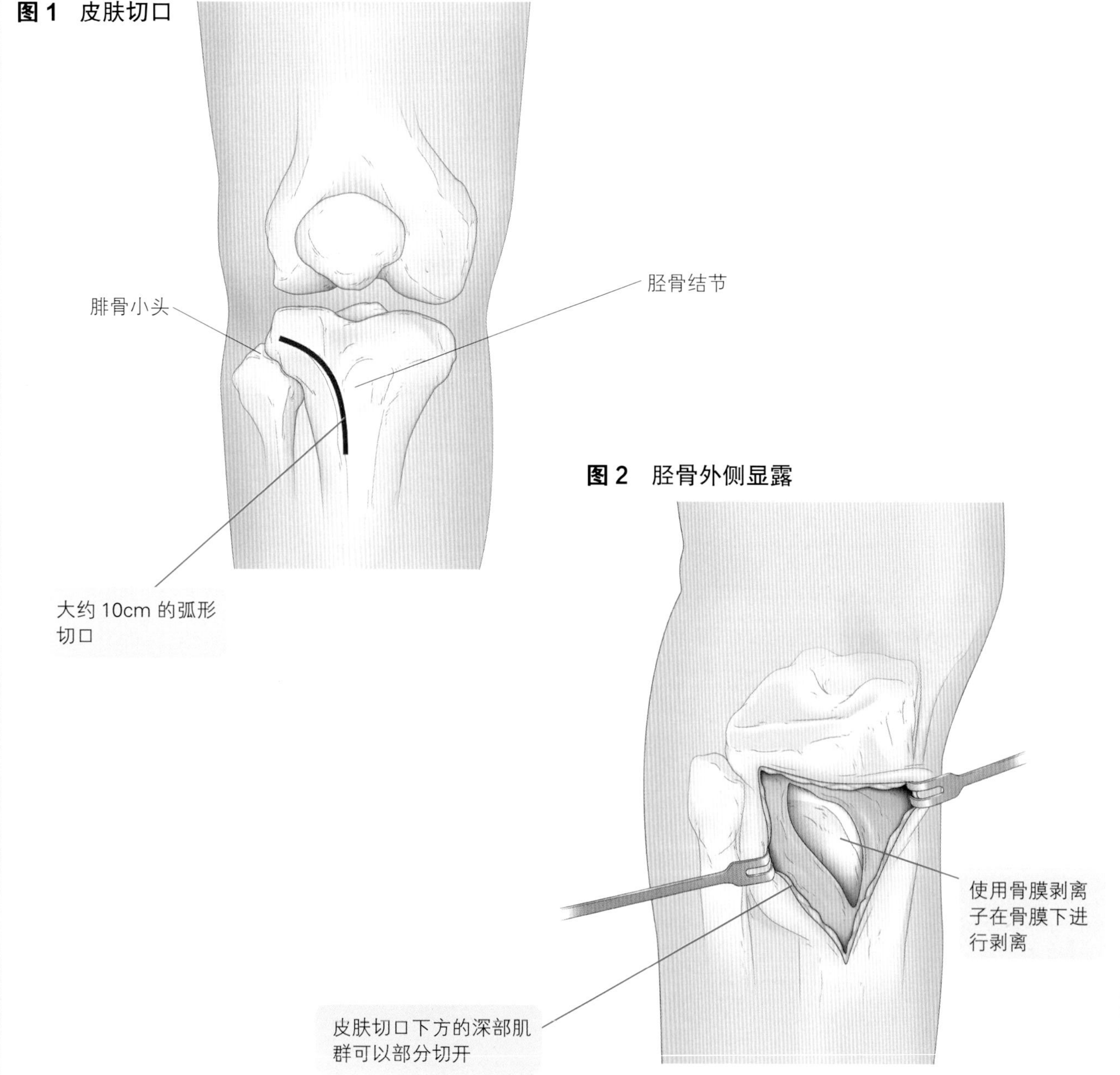

腓骨小头
胫骨结节
大约 10cm 的弧形切口
使用骨膜剥离子在骨膜下进行剥离
皮肤切口下方的深部肌群可以部分切开

图 2　胫骨外侧显露

2 用量角器插入克氏针

在距离关节面大约2cm处，正位透视下确认胫骨外缘和胫骨平台移行的位置，将一枚直径2.4mm的克氏针平行于关节面插入。安装量角器（**图3**），按照预定的角度插入一枚直径2.0mm的克氏针（**图4**）。透视下确认和术前设计的截骨线一致后，沿下肢长轴在皮肤上画出标记线，然后开始胫骨截骨。

手术技巧及注意事项

这种依靠胫骨外侧皮质的长度决定截骨角度的方法，容易因为角度不正确而产生矫正不足或者矫正过度。

图 3 量角器

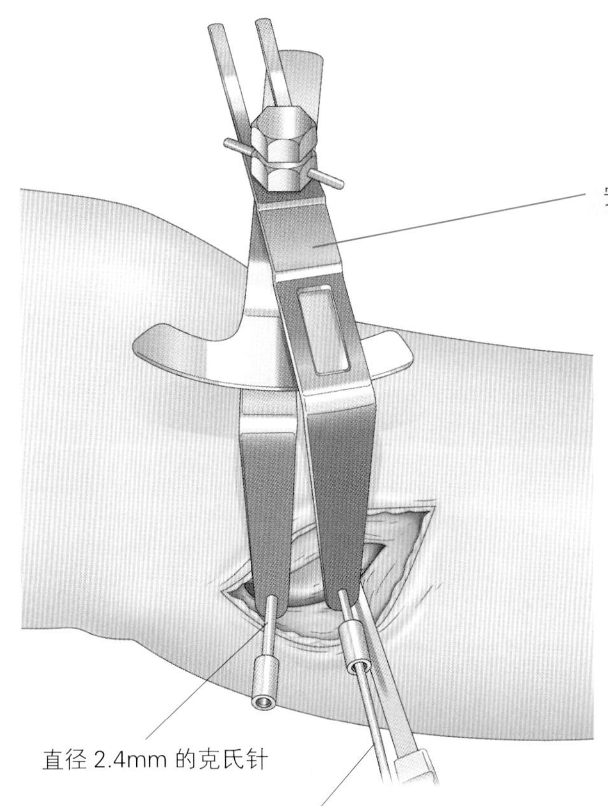
安装 HTO 量角器
直径 2.4mm 的克氏针
直径 2.0mm 的克氏针

图 4 克氏针的插入

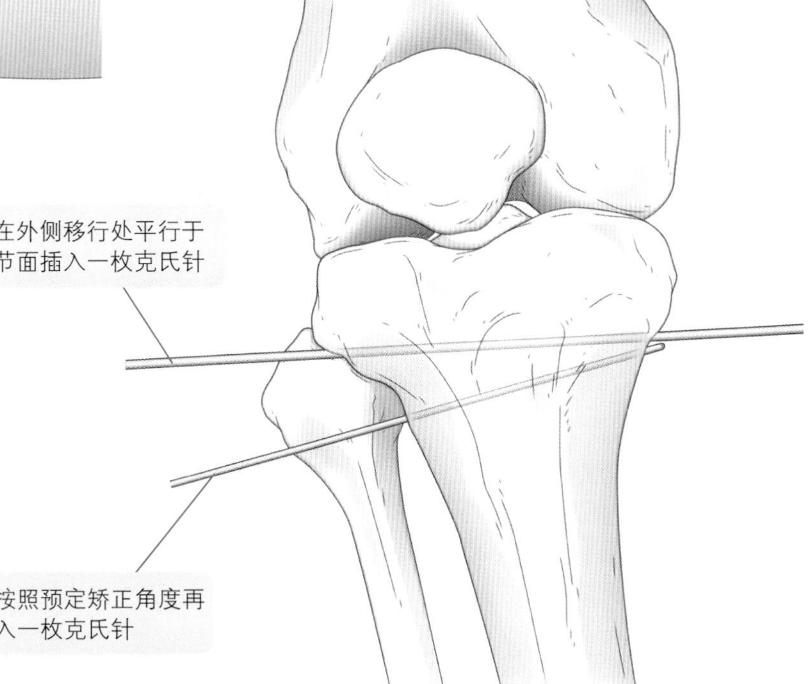
①在外侧移行处平行于
关节面插入一枚克氏针
②按照预定矫正角度再
插入一枚克氏针

图 5　胫骨截骨

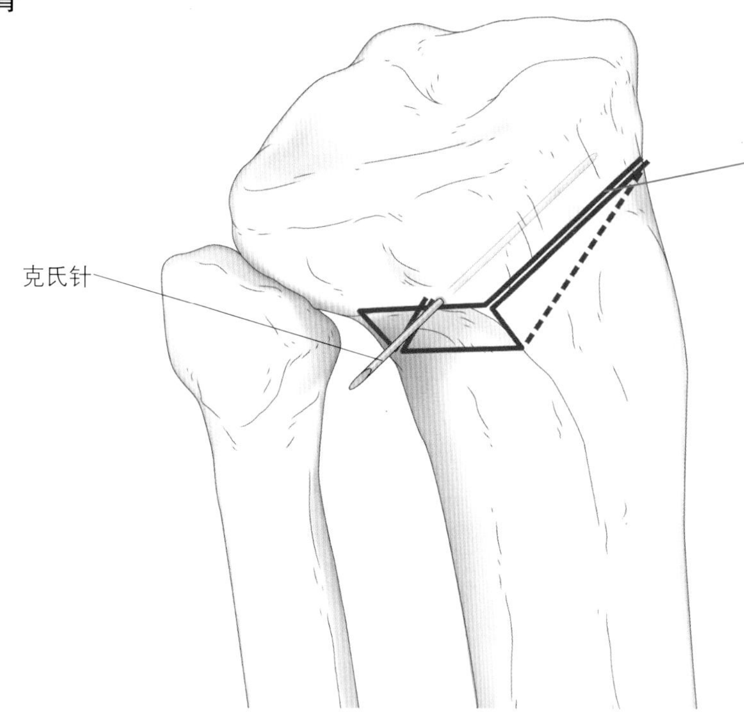
沿着克氏针楔形去除松质骨后，为了截骨断端能够“自锁”（interlock），前方近端、后方远端的骨皮质用摆锯截骨
克氏针

3 胫骨截骨 

难点

首先在胫骨外侧面开窗，用10mm或者15mm宽的直骨刀在两枚克氏针之间的外侧骨皮质上长方形开窗，然后直骨刀沿着克氏针向内侧骨皮质稍前方方向截骨，去除楔形骨块。用直骨刀截骨的时候，注意骨刀不要前倾或者后倾。由于近端的克氏针是术中确定矫正角度的标尺，因此要保留一部分外侧骨皮质，以刚好可以固定克氏针为限。为了让截骨断端密切接触，用小刮勺将残留的松质骨刮除，使四边形的各角成直角。为了截骨断端能够“自锁”（interlock），前方近端、后方远端的骨皮质用摆锯截骨（**图5**）。为了避免截骨远端内侧移位，内侧骨皮质不要完全截断，用直径2.0mm的克氏针钻孔，个数以使矫正容易为宜。

4 腓骨截骨

腓骨中段纵行切开大约5cm，切开筋膜，用拉钩将腓骨肌拉向前方，通过肌间隙到达腓骨。前方两把骨膜剥离子沿着腓骨插入后方，防止截骨的时候出现合并损伤。使用摆锯切除长1cm左右的腓骨。腓骨截骨也可以在胫骨截骨之前完成。

手术技巧及注意事项

处理腓骨近端，1/3 的患者会有损伤腓总神经引起麻痹的危险。因此，皮肤切口不要偏向近端[6]。不要撕裂肌腹，在腓骨肌后缘的肌间隙插入拉钩，将整个肌腹全部拉向前方是非常重要的。

5 矫正、内固定

确认截骨断端能够活动，截骨远端轻度“自锁”（interlock）后，增加外翻使截骨面密切接触（**图6**）。保留的近端克氏针再次安装量角器，和下肢预先标

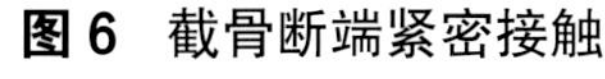

图 6　截骨断端紧密接触

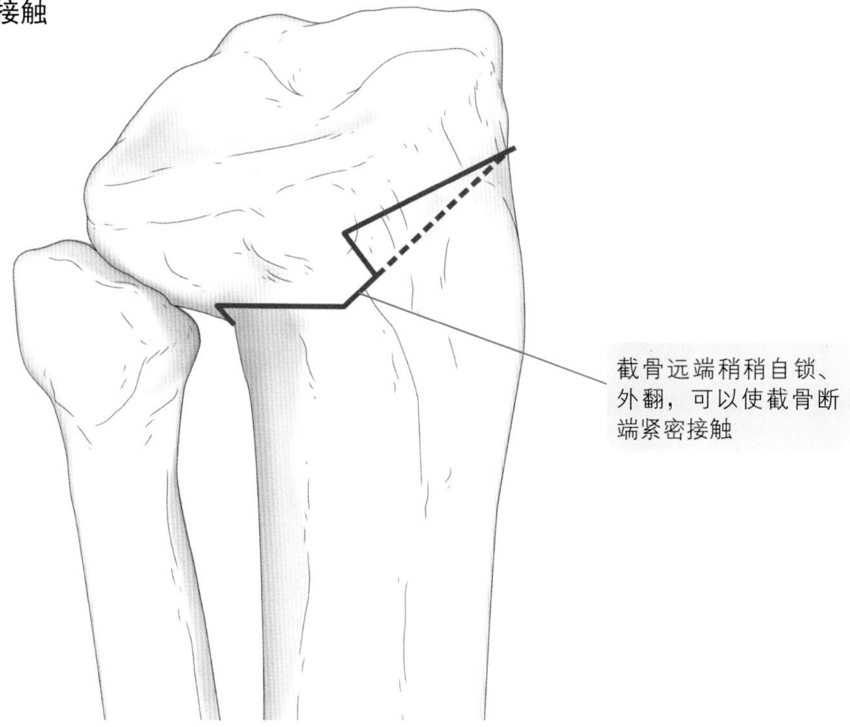
截骨远端稍稍自锁、
外翻，可以使截骨断
端紧密接触

记好的标记线一致，确认达到预定矫正角度后行内固定。

固定材料以前采用绪方式（传统方式）内固定材料[7]。2006年之后因为增强固定性，使用了锁定接骨板（Surfix Lock Plate®）。从生物力学方面考虑，固定的时候注意不要前倾。

手术技巧及注意事项

如果内侧骨皮质完全截断，截骨远端会向内侧移位。这样即使矫正角度非常好也会产生下肢力线轴内侧移动的可能，导致术后效果不佳。截骨断端必须紧密接触，如果截骨远端向内侧移位数毫米，那么在固定横行锁钉的时候，截骨远端就会被锁钉向外侧牵拉复位，可以得到良好的复位。

难点解析

过度矫正的时候

用非常细小的颗粒状松质骨填充截骨断端间隙，使截骨断端再次紧密接触。因为是依靠断端“自锁”（interlock）的方法，前后保留有皮质骨，植骨块不容易脱落。

6 冲洗、植骨、闭合、固定

充分冲洗切口，将松质骨加工成细小的颗粒状，在截骨断端和钢板间隙中植骨。胫骨和腓骨分别留置引流管，缝合筋膜、皮下和皮肤，石膏外固定后结束手术。

典型病例图解

【病例】手术适应证（术后）

右内侧型 OA 病例术后。

ⓐ 正位片。

ⓑ 侧位片。

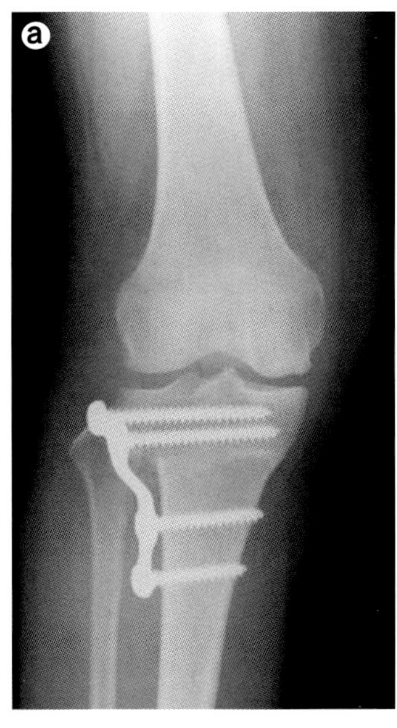

a

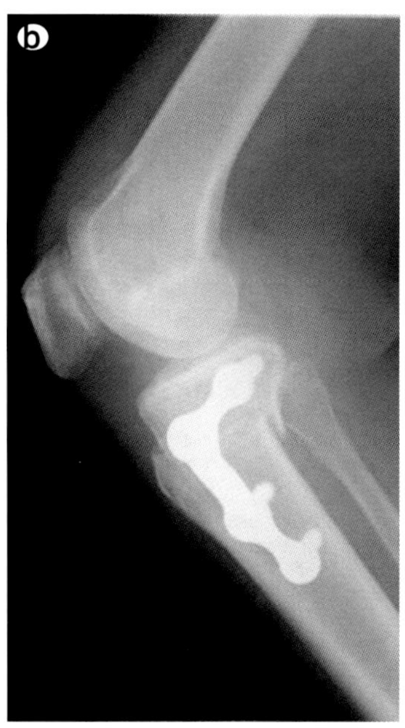

b

术后并发症及处理

◆ 骨愈合延迟

据报道，术后数日开始早期负重或者过度负重的病例大约有15%发生骨愈合延迟[8]。因为在我科术后3日开始负重，骨愈合延迟4个月以上，采用超声波治疗和部分负重后治愈的患者有2例，因此我们变更为术后2~3周开始负重，骨愈合延迟没有再发生。

为了防止骨愈合延迟，良好的截骨和足够的内固定是必须具备的条件。但手术后开始负重行走的时间还需要探讨。

◆ 腓总神经麻痹

术后由于肢体外旋或者石膏压迫都会导致神经麻痹，要十分注意。麻醉苏醒后需要确认有无足趾背伸障碍或者足背的感觉障碍。

◆ 深部静脉血栓

为了预防深静脉血栓，术后使用足底泵、穿弹力袜进行预防。患者麻醉苏醒后，鼓励其做足趾、踝关节主动背伸运动。

术后康复

术后石膏固定1周，然后开始关节活动范围训练。使用锁定接骨板（Surfix Lock Plate®）固定，根据截骨部位的疼痛和患者的体重，术后2~3周开始部分负重，术后6~8周开始完全负重。

●文献

[1] OGATA K. Interlocking wedge osteotomy of the proximal tibia for gonarthrosis. Clin Orthop, 1984, 186：129-134.

[2] 腰野富久 . 膝の特発性骨壊死の臨床所見と X 線学的所見 . 日整会誌 , 1975, 49：189-201.

[3] OGATA K, YOSHII I, et al. Standing radiographs cannot determine the correction in high tibial osteotomy. J Bone Joint Surg, 1991, 73-B (6)：927-931.

[4] MIURA H, NAKASHIMA S, et al. Minimum 10-year follow-up of interlocking wedge osteotomy for osteoarthritis of the knee. Read in the 67th annual meeting of American Academy of Orthopaedic Surgeons, March 15-19, 2000, Anaheim, USA.

[5] KELLGREN J H, Lawrence J S. Radiological assessment of osteo-arthrosis. Ann Rheum Dis, 1957, 16：494-502.

[6] 緒方公介 . 変形性膝関節症に対する高位脛骨骨切り術の落とし穴. 臨整外 , 1988, 23：1285-1293.

[7] 三浦裕正 , 有馬準一 , ほか . 高位脛骨骨切り術固定材料の力学的検討 . 整外と災外 , 1991, 39 (3)：982-984.

[8] 川村秀哉 , 山口智太郎 , ほか .Surfix Lock Plate を用いた HTO の合併症とその対策 . 膝 , 2007, 31：58-62.

内侧间室膝关节骨关节炎高位胫骨截骨术

内侧开放楔形截骨术

横滨市立大学医学院运动病态学（骨科）教授 熊谷 研
横滨市立大学医学院运动病态学（骨科）教授 齐藤知行

手术适应证

本术式在年龄、体重、身体活动性等全身条件上没有限制。局部条件包括内侧间室骨关节炎，站立位X线片膝外翻角（FTA）小于185°，膝关节活动制限小于15°是本术式比较好的适应证。术前通过检查前方抽屉试验或者做MRI检查确认前交叉韧带功能是否正常无损伤。X线检查关节间隙狭窄程度2级是最好的手术适应证，如果是3级（关节间隙消失）、内外侧韧带可以维持关节稳定，也是相对较好的手术适应证。

术前计划

术前计划采用膝关节正位X线片，从胫骨内侧关节面35mm下方的内侧骨皮质向近端胫腓关节画线作图。因为最佳力线是10°外翻[1,2]，因此按照术后站立位FTA 170°进行设计（术前FTA170°）。通常以外侧胫骨皮质截骨为顶点做一个三角形，根据胫骨内侧骨皮质截骨线之间的距离测量矫正角度。将矫正角度换算成皮质间距离，手术中作为矫正目标参考。

手术技巧及注意事项

力线影响术后长期效果[3,4]，注意矫正不足。

手术流程

1 皮肤切口

2 骨膜下剥离

3 截骨 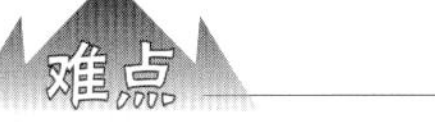
难点

4 截骨部撑开和畸形矫正 难点

5 楔形人工骨植入 
难点

6 钢板固定

7 切口闭合

典型病例图解

【病例】手术适应证（术前）

70 岁，男性。内侧型间室 OA（2 级），站立位 FTA 181° 。

ⓐ单纯 X 线正位片。

ⓑ单纯 X 线侧位片。

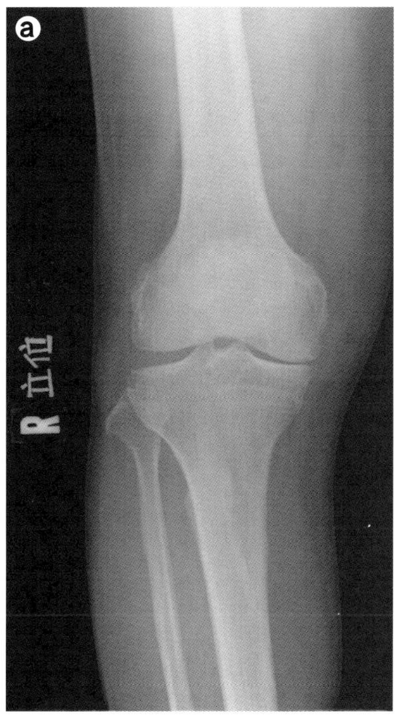
a
R 立位

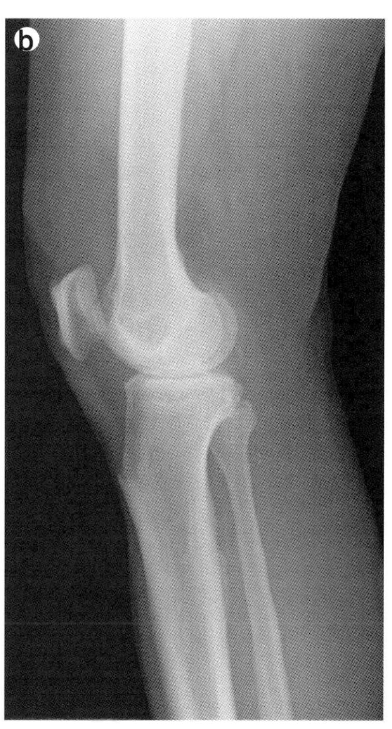
b

手术技术

1 皮肤切口

考虑到将来TKA翻修的可能性，皮肤切口在髌骨的内侧1/3开始平缓地弧形延伸至关节面的下方。关节显露困难的时候，切口可以向下方延长7~8cm，关节显露的时候可以延长皮肤切口（**图1**）。

2 骨膜下剥离

切开关节囊，显露关节支持带，在髌韧带的两侧分离关节支持带（**图2**）。如果需要显露关节腔，采用Subvastus入路显露（**图3**）。内侧从胫骨结节远端包

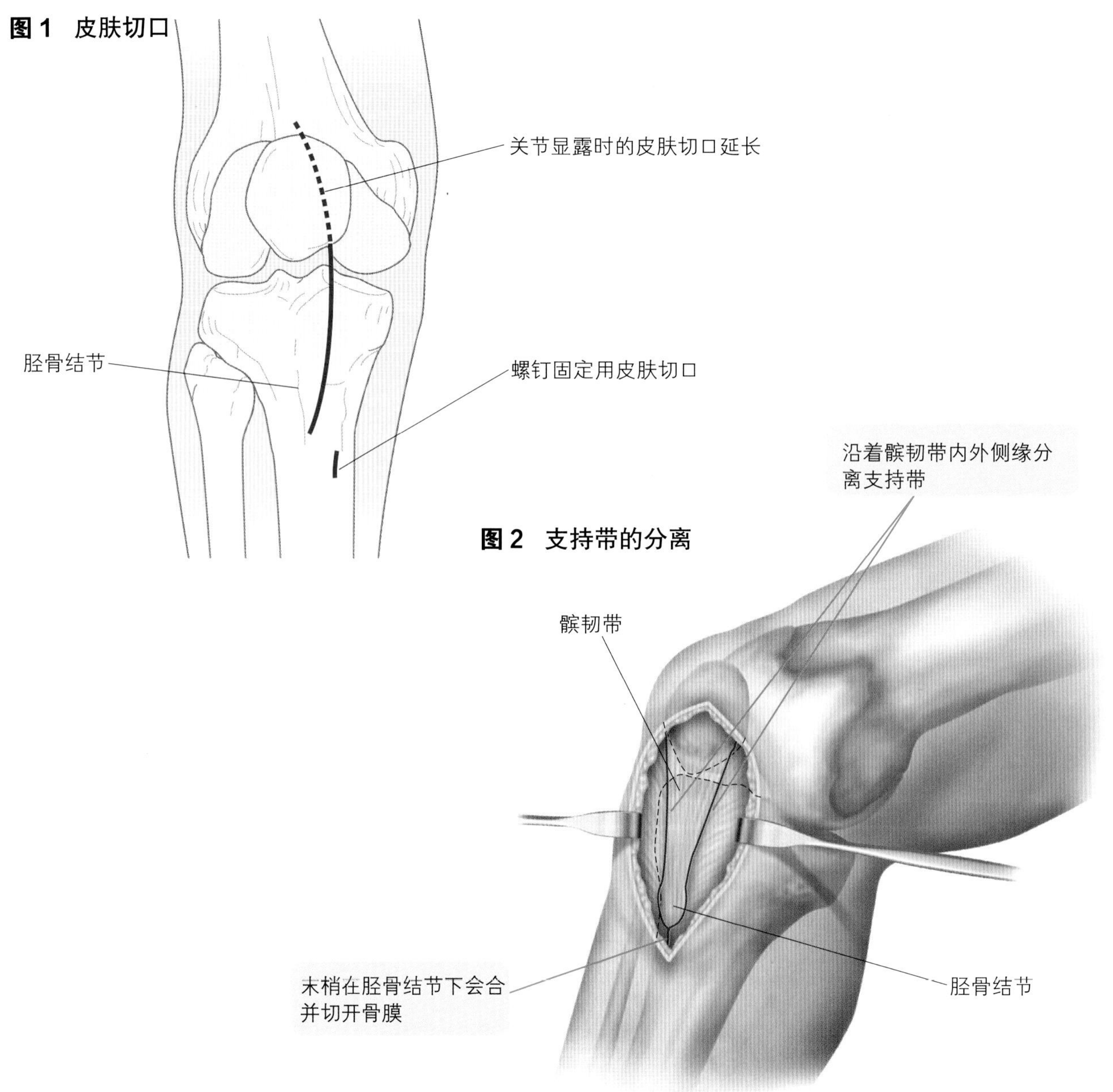
关节显露时的皮肤切口延长
胫骨结节
螺钉固定用皮肤切口
沿着髌韧带内外侧缘分离支持带
髌韧带
末梢在胫骨结节下会合并切开骨膜
胫骨结节

图1　皮肤切口

图2　支持带的分离

括鹅足内侧副韧带（MCL）的深层和浅层，以及胫骨后方的骨膜进行充分剥离（**图4**）。外侧只在胫骨前面行骨膜下剥离，保护胫骨前肌附着部。胫骨前面骨膜下剥离包括髌韧带下方的脂肪等软组织，充分显露髌韧带的止点和胫骨前面。

手术技巧及注意事项

胫骨后方的骨膜剥离对于防止截骨前方张开过大有重要的意义。

图3　关节内显露

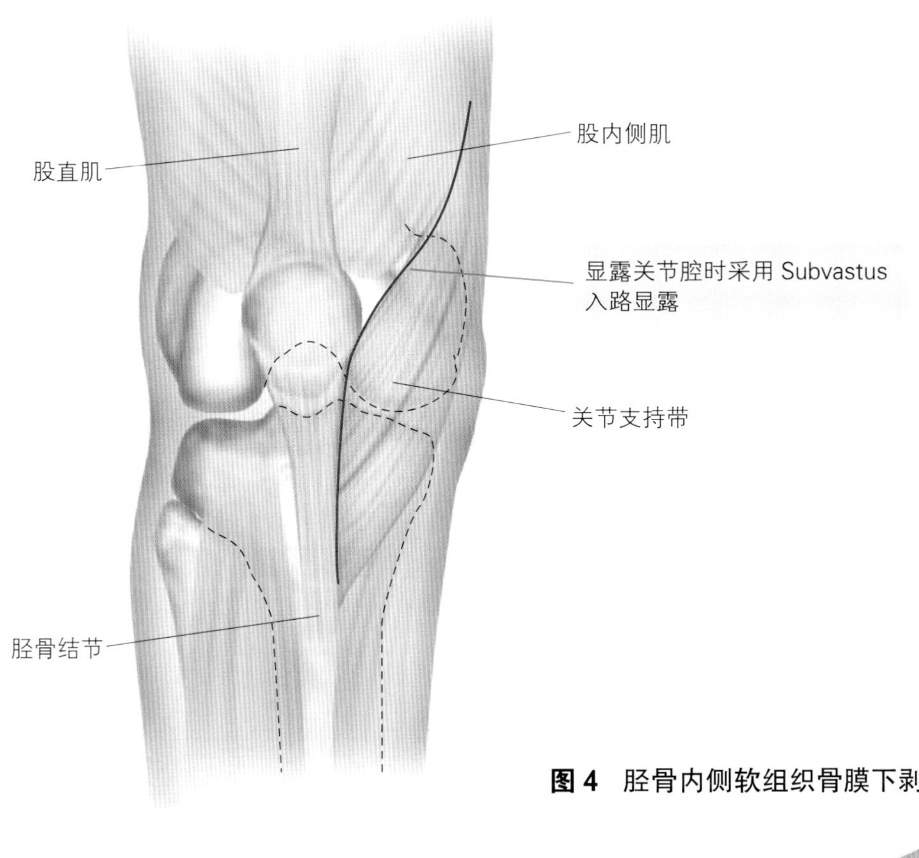
股内侧肌
股直肌
显露关节腔时采用 Subvastus
入路显露
关节支持带
胫骨结节

图4　胫骨内侧软组织骨膜下剥离

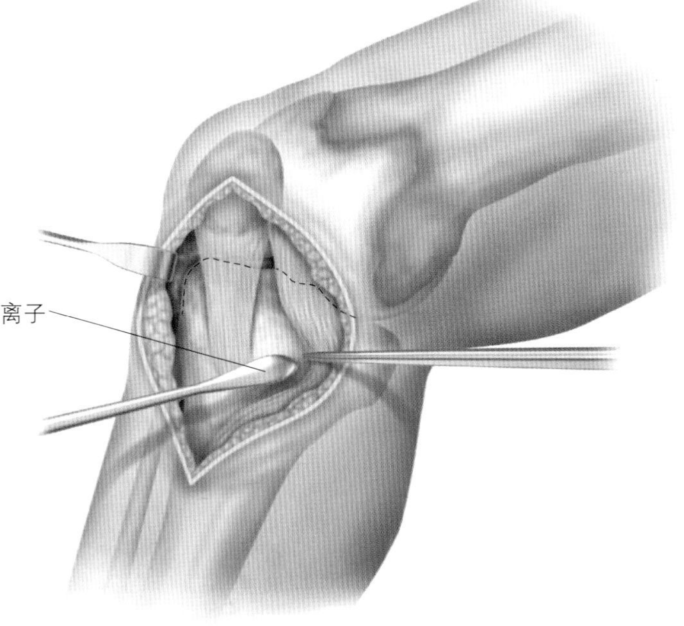
骨膜剥离子

3 截骨 

在胫骨关节面内侧由内向外依次插入2枚克氏针，以决定关节面高度。在内侧关节面下方35mm处，在透视下从胫骨内侧面向近端胫腓关节平行插入2枚克氏针（**图5**）。摆锯紧贴着2枚克氏针，沿着克氏针方向到达胫骨内侧，行胫骨内侧、前方和内后方截骨。胫骨的前外侧骨皮质最后用骨刀截骨（**图6**）。截骨线跨过胫骨结节部分制作成冂形（**图7**），冂形截骨线的上端位于髌韧带附着部上方15~20mm处。用骨刀截骨时要一点一点地进行，慢慢分开截骨线，做不完全截骨。

手术技巧及注意事项

（1）截骨面由插入的2枚克氏针决定，透视下2枚克氏针形成一条直线。

（2）必须注意使外侧骨皮质保持连续性。

（3）后方骨皮质截骨的时候，注意不要损伤神经血管束，必须在拉钩保护下截骨。

图5 克氏针插入

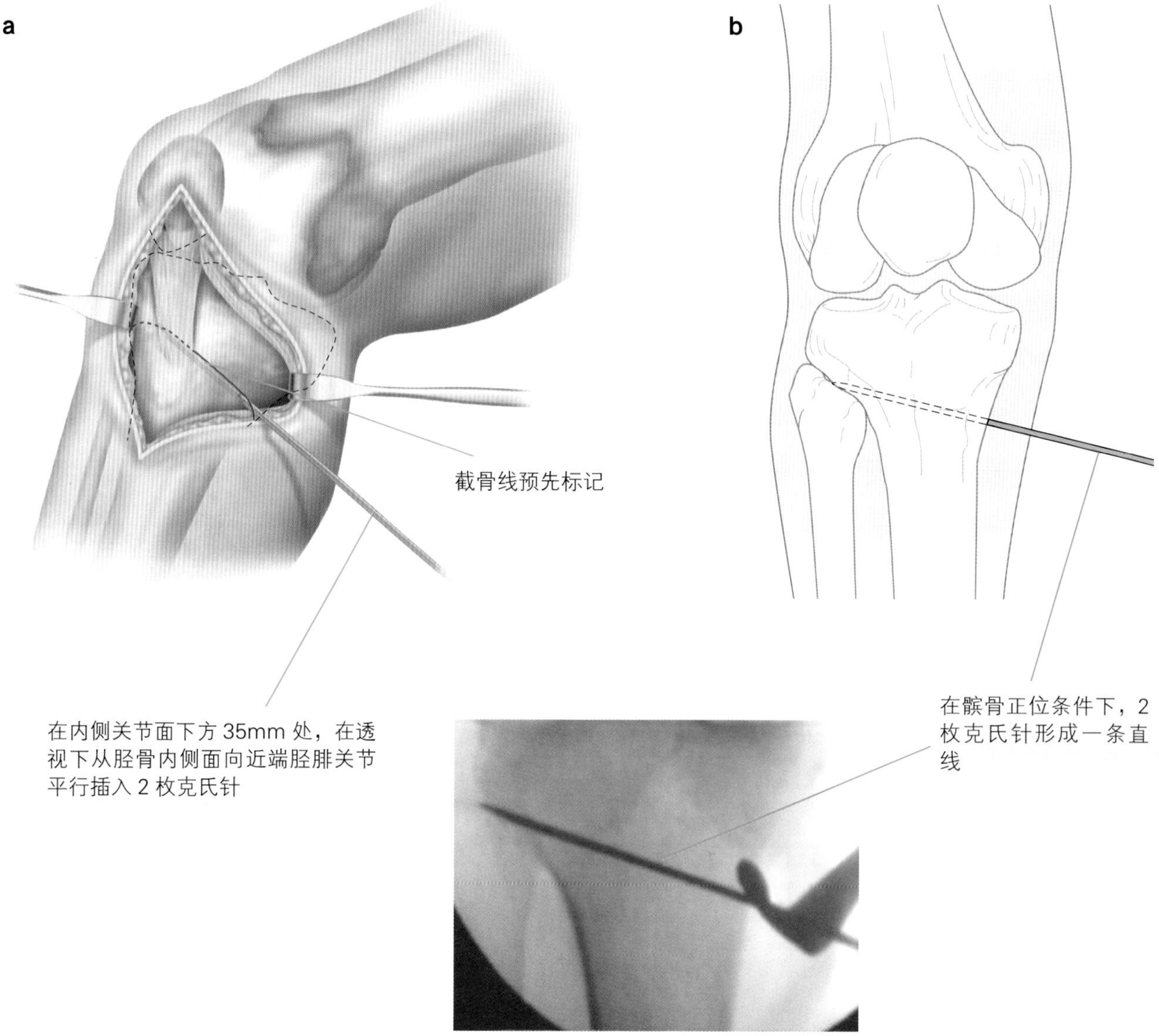

a

截骨线预先标记
在内侧关节面下方35mm处，在透视下从胫骨内侧面向近端胫腓关节平行插入2枚克氏针

b

在髌骨正位条件下，2枚克氏针形成一条直线

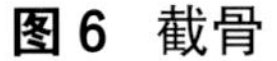

图 6 截骨

a

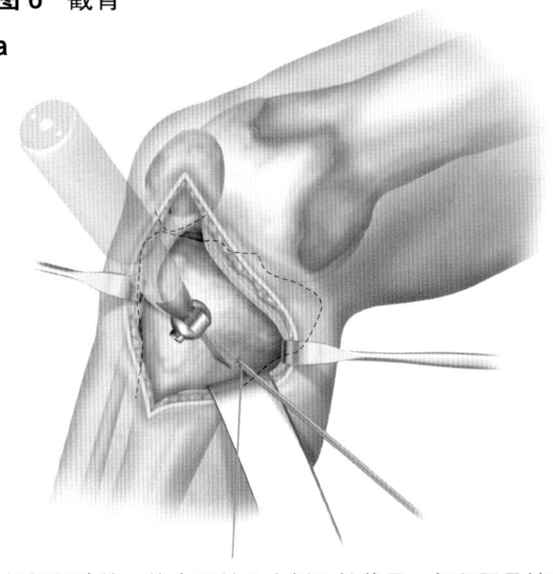

摆锯紧贴着 2 枚克氏针从内侧开始截骨，保留胫骨结节，拉钩保护后方软组织

b

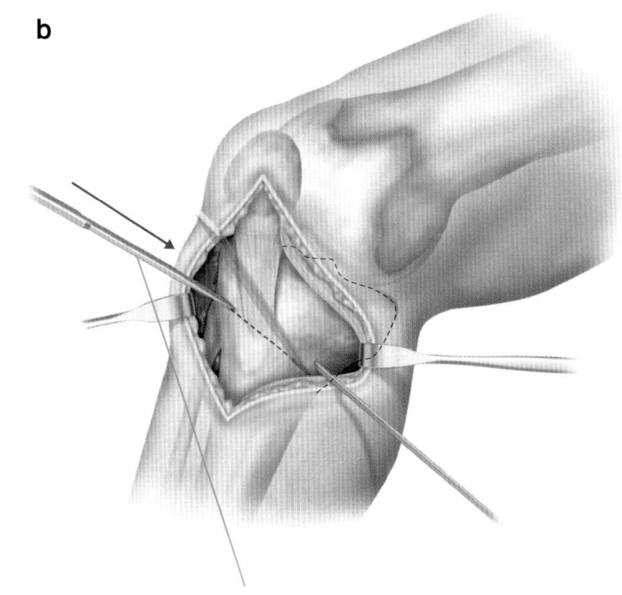

以内侧插入的骨刀为指引，在其延长线方向上进行前外侧截骨

c

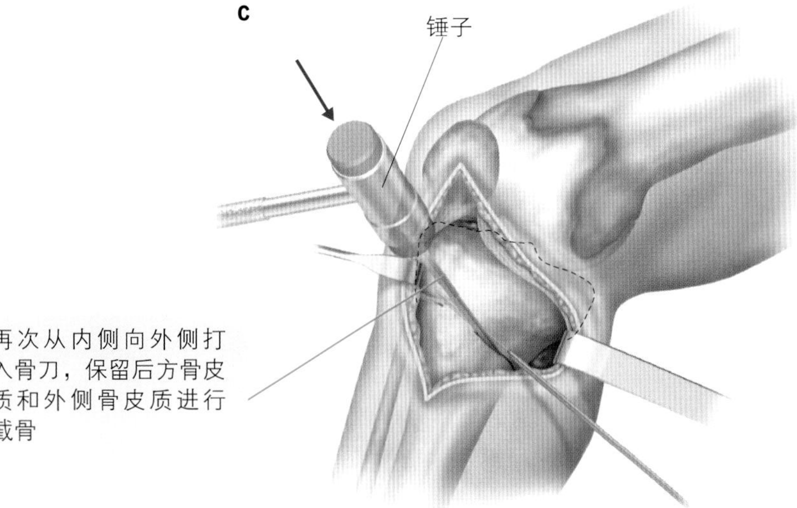
锤子

再次从内侧向外侧打入骨刀，保留后方骨皮质和外侧骨皮质进行截骨

图 7 ∏形截骨的制作

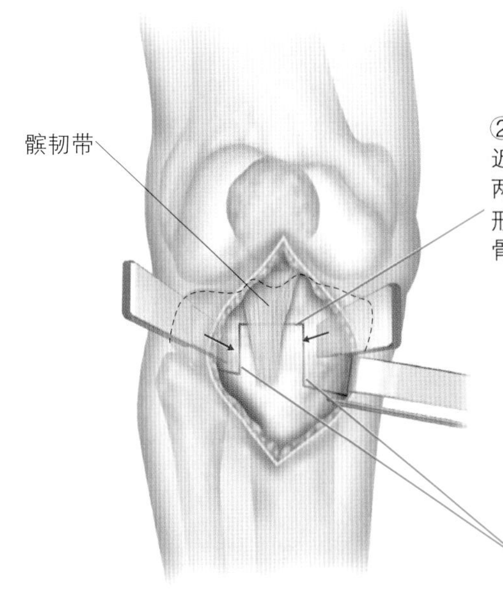
髌韧带
②然后在胫骨结节近端横行截骨，将两侧的截骨线会合形成∏形，保留胫骨结节远端
①首先在截骨线近端，沿着胫骨结节内外侧缘进行截骨

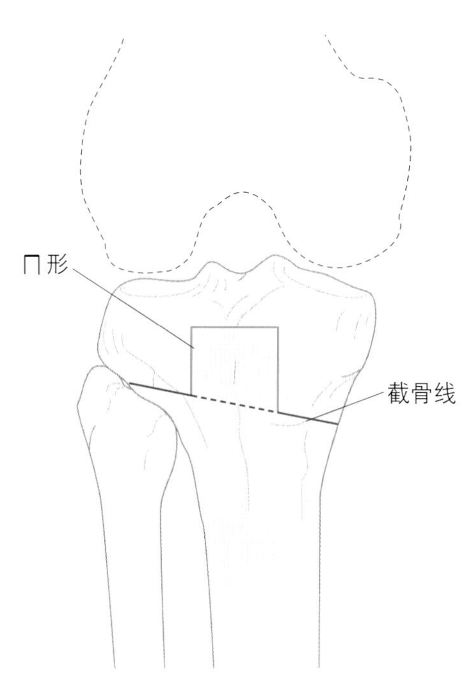
∏形
截骨线

4 截骨部撑开和畸形矫正

充分截骨之后，将截骨撑开器打入靠近外侧骨皮质的位置，缓慢撑开截骨断端（**图8**）。确认截骨端撑开时没有阻抗，逐渐达到目标骨皮质间距。

手术技巧及注意事项

（1）严格禁止强行撑开操作。如果软组织太紧张，追加骨膜下剥离，在内侧软组织紧张的部位用刀切数个小口解除紧张。

（2）若撑开器不完全插入，在撑开操作时可能产生骨折，所以充分、完全插入是非常重要的。

5 楔形人工骨植入

截骨端前方和后方用两把撑开器撑开，前方撑开程度大约是后方撑开程度的2/3左右，维持目标骨皮质间距。楔形人工骨（β-三磷酸钙，OLYMPUS制）底边刚好适合骨皮质间距，上下骨皮质牢固地固定人工骨，并且人工骨的底面和骨面平行（**图9**）。在膝伸直位确定力线，将剥离的内侧骨膜复归原位，缝合胫骨结节。

手术技巧及注意事项

（1）凸缘部分前方凸起可能会导致胫骨关节面后倾增大[5]，确认凸缘和胫骨前方平行移动的同时进行撑开（**图10**）。

（2）要注意后方的骨皮质容易保留过厚，但是前方骨皮质又容易压缩变薄。

图8　截骨端开放

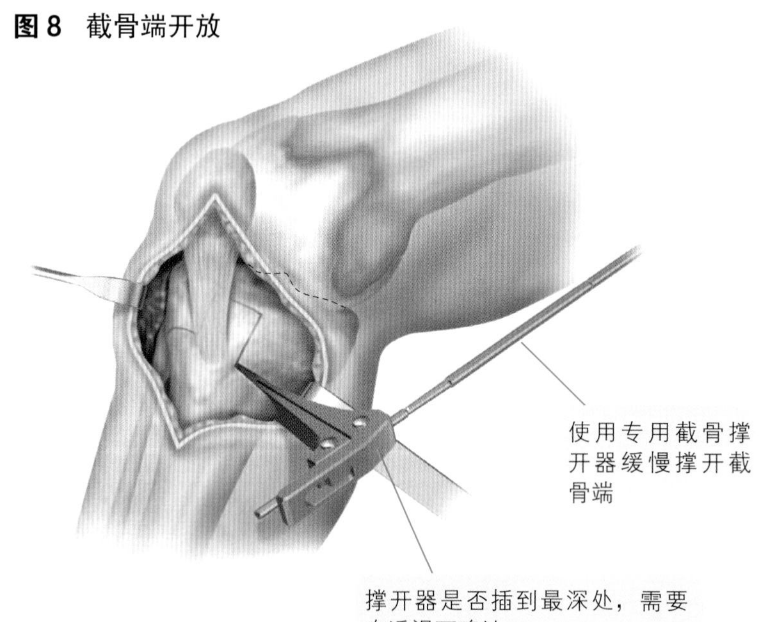
使用专用截骨撑开器缓慢撑开截骨端
撑开器是否插到最深处，需要在透视下确认

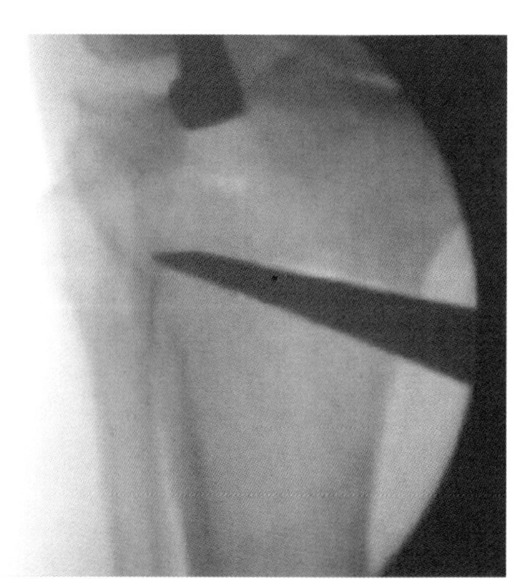

图 9 人工骨的植入

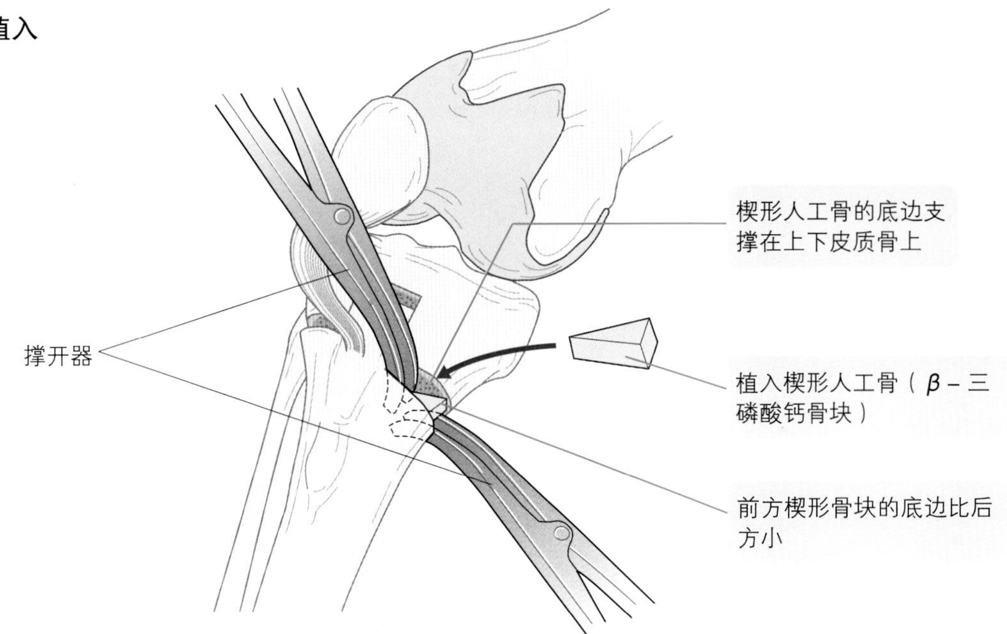
楔形人工骨的底边支撑在上下皮质骨上
撑开器
植入楔形人工骨（β－三磷酸钙骨块）
前方楔形骨块的底边比后方小

图 10 截骨端撑开，植入楔形 β－三磷酸钙骨块时的关注点

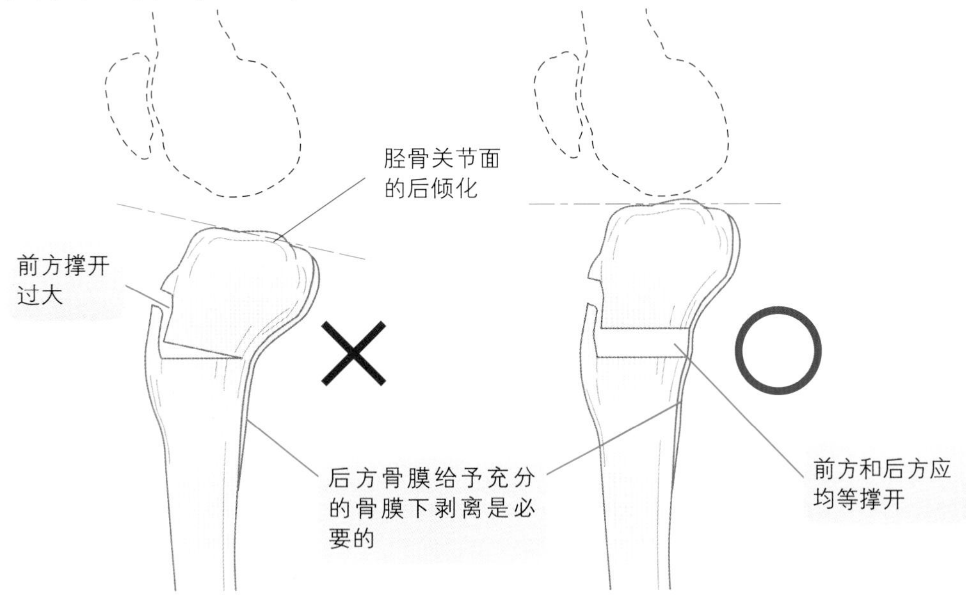
胫骨关节面的后倾化
前方撑开过大
后方骨膜给予充分的骨膜下剥离是必要的
前方和后方应均等撑开

6 钢板固定

利用骨膜剥离子将皮下安装钢板的间隙空出，将TomoFix钢板™（Synthes制）按照MIPO法安装在内侧的骨膜上，用螺钉固定截骨的近端和远端（**图11**）。

手术技巧及注意事项

（1）钢板固定在完全伸直位进行，这时即使钢板没有和骨紧密接触也没有问题，因为已用锁定螺钉固定。

（2）近端螺钉尽可能在软骨下骨稍下方插入。

7 切口闭合

截骨断端留置引流管，逐层缝合深筋膜、皮下组织、皮肤，关闭切口，用弹力绷带包扎。

图 11 钢板固定

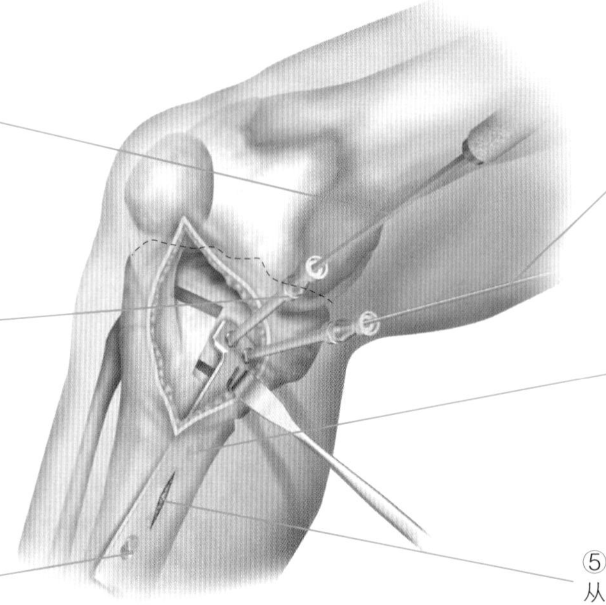
③通过截骨近端导针钻孔，用克氏针临时固定。这时要用手把持固定钢板使之不能移动
②在透视下决定钢板的位置，插入克氏针后确认螺钉拧入的方向是否合适
①截骨近端安装 TomoFix™ 钢板的固定导针，在皮下滑动，放置在胫骨的骨膜上
④近端拧入锁定螺钉后，远端用同样的方法拧入锁定螺钉。这时要再次确认膝关节是否可以完全伸直
⑥钢板放置好之后拧紧螺钉
⑤远端 2 枚（或者 3 枚）螺钉从其他切口拧入

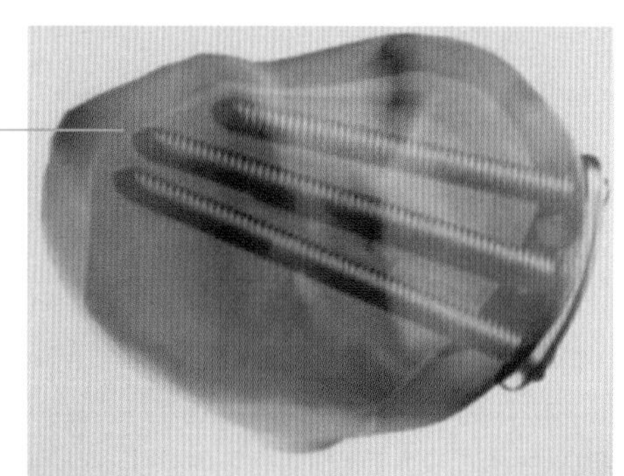
近端螺钉集中在外侧后方

典型病例图解

【病例】**手术适应证（术后）**

11° 畸形矫正。
FTA 170°。
ⓐ单纯 X 线正位片。
ⓑ单纯 X 线侧位片。

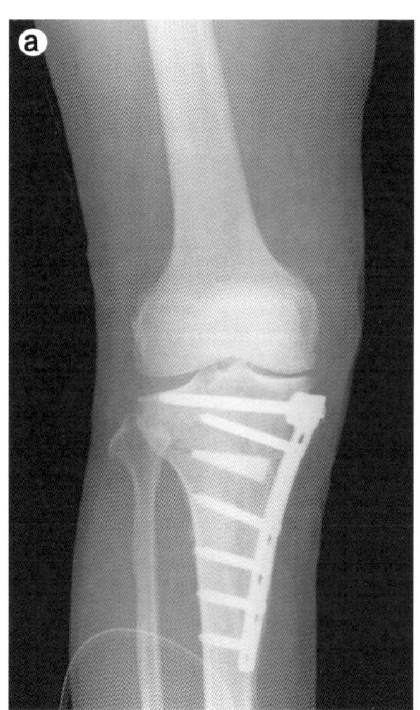
a

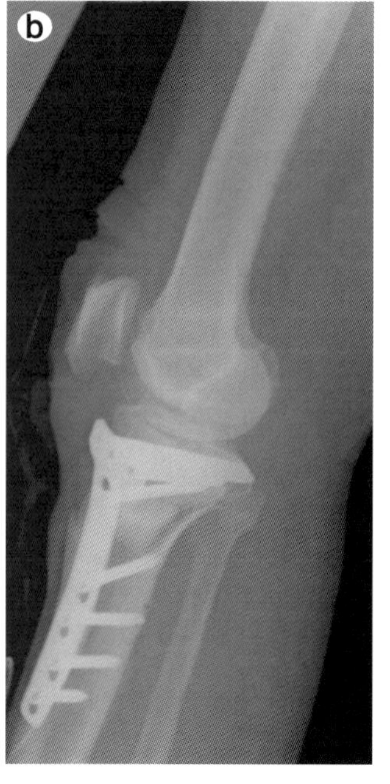
b

术后康复

不用任何外固定，通常48小时之内拔除引流管，鼓励患者做关节活动度训练和股四头肌肌力训练，术后1周1/2负重，2周开始完全负重。在确定步行的安全性和可以上下楼梯后可以出院。

●文献

[1] KOSHINO T, YOSHIDA T, ARA Y, et al.Fifteen to twenty-eight years'follow-up results of high tibial valgus osteotomy for osteoarthritic knee. Knee, 2004, 11：439-444.
[2] AKIZUKI S, SHIBAKAWA A, TAKIZAWA T, et al. The long-term outcome of high tibial osteotomy：a ten- to 20-year follow-up. J Bone Joint Surg, 2008, 90-B：592-596.
[3] COVENTRY M B, et al. Proximal tibial osteotomy. A critical long-term study of eighty-seven cases. J Bone Joint Surg, 1993, 75-A：196-201.
[4] BERMAN A T, BOSACCO S J, KIRSHNER S, et al. Factors influencing long-term results in high tibial osteotomy. Clin Orthop Relat Res, 1991, 272：192-198.
[5] LOBENHOFFER, P, et al. Improvements in surgical technique of valgus high tibial osteotomy. Knee Surg Sports Traumatol Arthrosc, 2003, 11：132-138.

内侧间室膝关节骨关节炎胫骨截骨术

骨痂延长术（callotasis）的应用

熊本大学医学部运动骨骼病态科讲师 中村英一
熊本大学医学部运动骨骼病态科教授 水田博志

手术适应证

和高位胫骨截骨术一样，保守治疗效果不佳，70岁以下的内侧间室膝关节骨关节炎（以下简称膝OA）或者股骨内侧髁骨坏死的患者是手术适应证。骨骼系统疾病或者外伤等导致的膝内翻也是手术适应证。作为局部条件，要求伸直受限15°以下，外侧间室和髌股关节没有显著的骨关节炎表现。类风湿关节炎（RA）或者伪痛风等炎症性疾病是本术式的禁忌证。

术前再检查

◆ 作图再检查

根据站立位双下肢全长X线片，再次确认固定针的插入部位、固定针的粗细及截骨的部位。目标矫正角度按照下肢力线轴通过胫骨内侧关节面60%~70%进行设计。站立位膝外翻角（FTA）为166°~169°。

◆ 麻醉及体位再检查

原则上采取腰椎麻醉，仰卧位，透视机的C形臂从患肢外侧插入，显示器放在健侧。在手术开始之前先透视患肢膝关节，膝关节呈4字体位，膝关节透视像与手术床金属部分不重叠（**图1**）。如果重叠，身体向患侧移动，尽可能不与金属部分重叠。

◆ 手术器械再检查

单侧骨痂延长用手术器械（外固定器，安井设计，Orthofix公司制造[1]（**图2**），电动器具（摆锯、钻头），板状骨刀（宽8mm、10mm），直径1.8mm的克氏针，拉钩，骨膜剥离子等。

图 1 手术前术野的透视确认

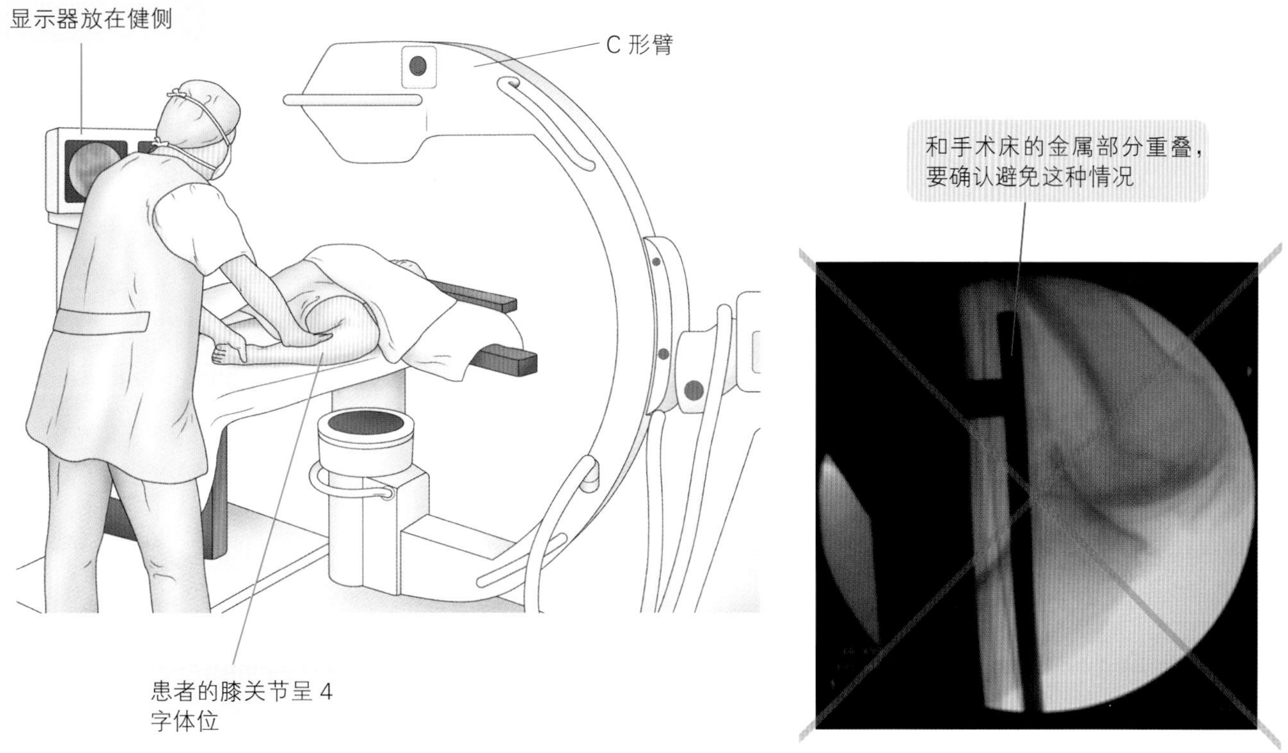
显示器放在健侧
C 形臂
和手术床的金属部分重叠，
要确认避免这种情况
患者的膝关节呈 4
字体位

图 2 单侧骨痂延长用外固定架（Orthofix 公司，Hemicallotasis device®）

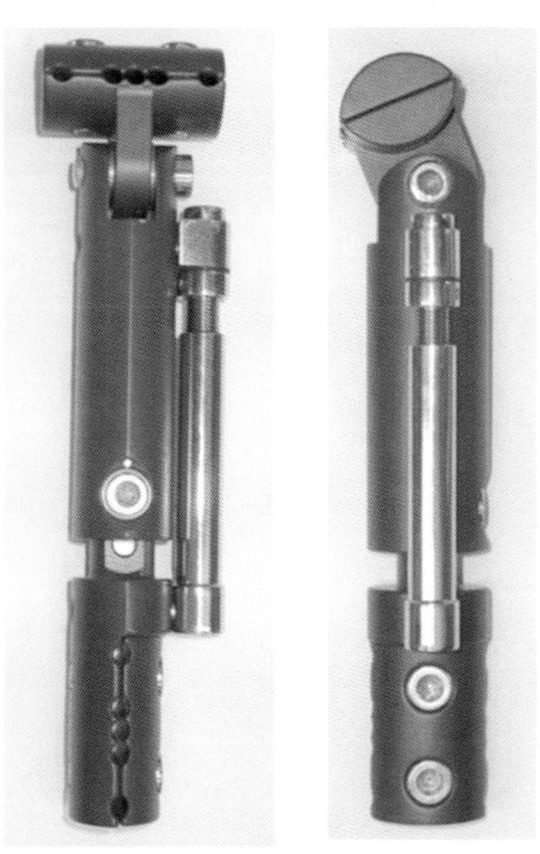

手术流程

1 关节镜检查

2 近端后方固定针插入

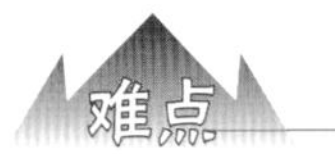
难点

3 远端固定针插入

4 近端前方固定针插入，冲洗及固定针插入部位缝合

5 大腿止血，胫骨截骨

难点

6 外固定架安装，截骨部位张开确认，冲洗、闭合切口和固定针修剪

典型病例图解

【病例】手术适应证（术前）

62 岁，女性。左侧膝关节骨关节炎（内侧间室），Kellgren-Lawrence 分级 5 级。

ⓐ站立正位片，FTA182°。

ⓑ侧位片。

ⓒ髌骨轴位片。

ⓓ单脚站立下肢全长正位片。下肢力线轴通过内侧 18%。

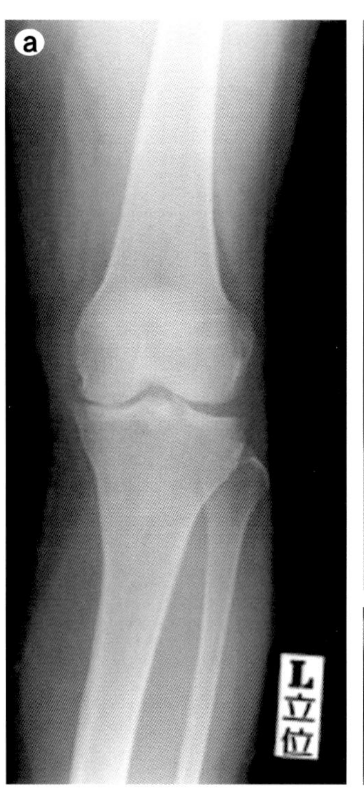
a
L
立位

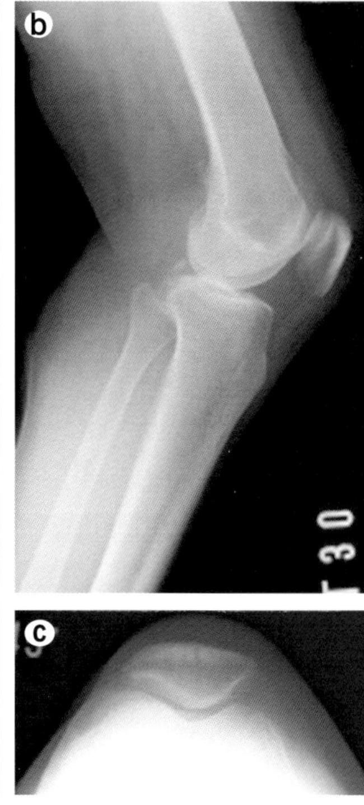
b
c

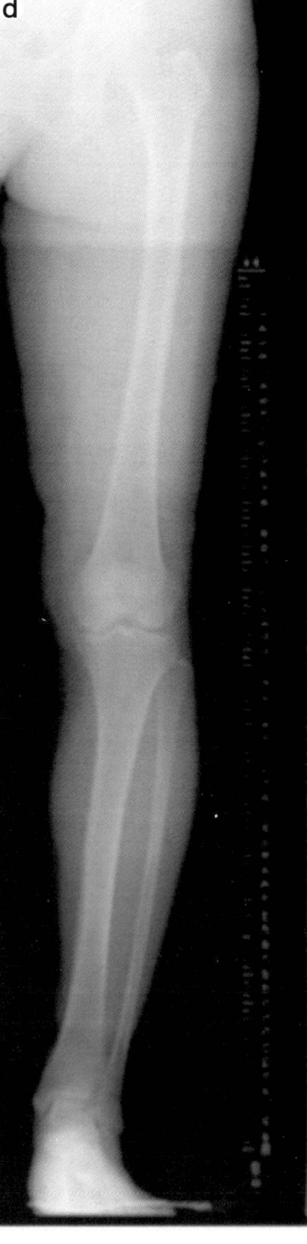
d

手术技术

1 关节镜检查

通常使用髌骨下方内外侧穿刺入路，确认外侧间室的关节软骨状态后，进行清创或者滑膜切除，必要时可以部分切除变性断裂的半月板。如果外侧间室的关节软骨明显破坏，就不适合继续做截骨手术，而只进行关节镜的检查。冲洗后缝合穿刺孔。

2 近端后方固定针插入 

难点

首先，在前后位透视下标记胫骨解剖轴（**图3**）。固定针插入顺序是近端后方、远端，最后是近端前方（**图4**）。近端后方的固定针插入是最重要的，这是因为这枚固定针插入之后，其他固定针的位置基本上就自动决定了。

取4字体位，透视下标记胫骨解剖轴，胫骨内外侧髁部后缘重叠（**图5**）。近端后方的固定针插入位置距离关节面2cm，距离胫骨后缘1cm（**图6**）。在胫骨的

图 3 标记胫骨解剖轴

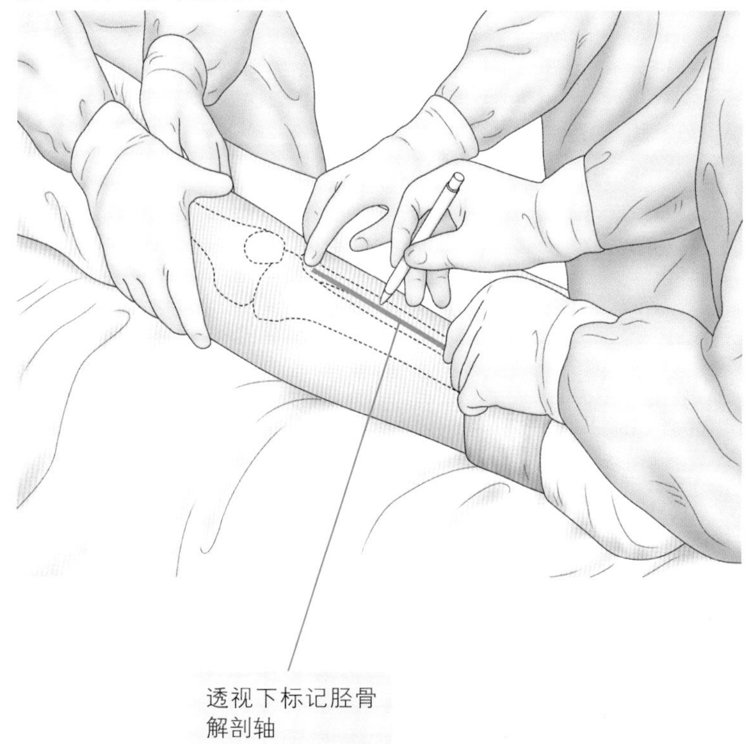

透视下标记胫骨
解剖轴

图 4 固定针插入的顺序

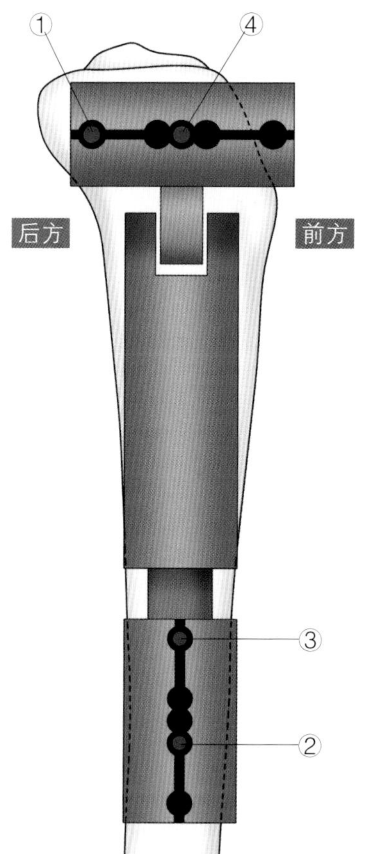

①
④
后方
前方
③
②

正上方皮肤切开7mm，剥离皮下软组织后，放置直径3.2mm的钻头,透视下钻头指向腓骨小头尖端，后方与胫骨骨皮质平行，用锤子将钻头打入大约5cm（**图7**）。

前后位透视下确认钻头尖端指向腓骨小头正上方，但没有进入关节内。安装电钻后沿着这个方向进行钻孔，一直到外侧骨皮质（**图8**）。使用的固定针是与原来的皮质骨或松质骨固定针比较，有更高固定能力的XCaliber™固定针。这种专用的固定针全长分150mm和260mm两种，分别有螺纹长30~90mm各种规格。插入螺纹长度合适的全长260mm的螺钉。

图 5　近端后方固定针插入部位

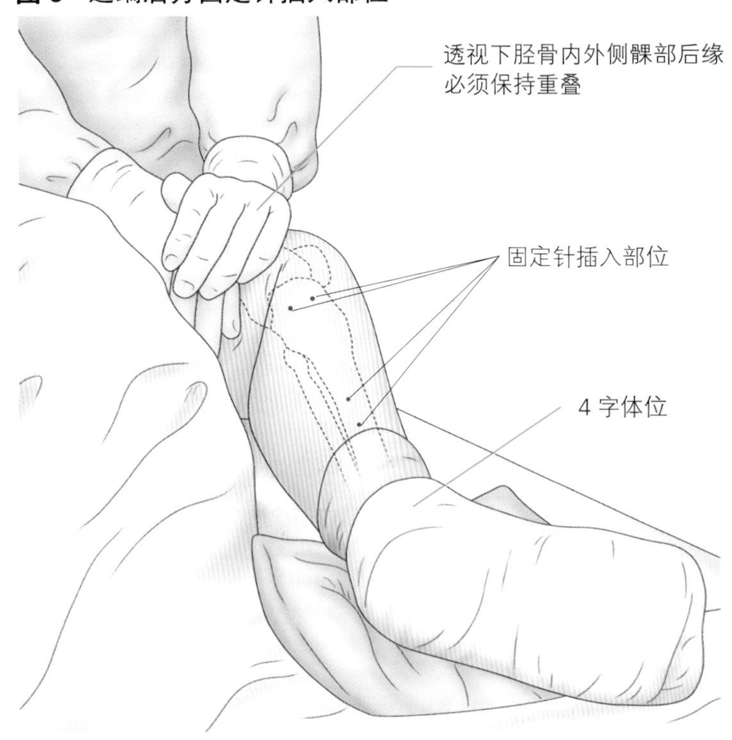
透视下胫骨内外侧髁部后缘
必须保持重叠
固定针插入部位
4 字体位

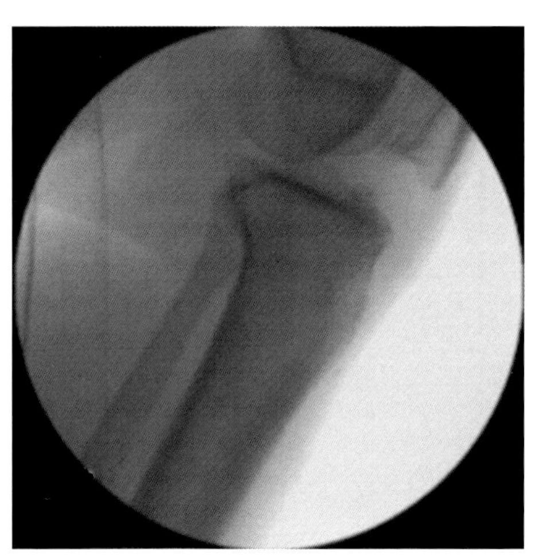

图 6　近端后方固定针插入位置

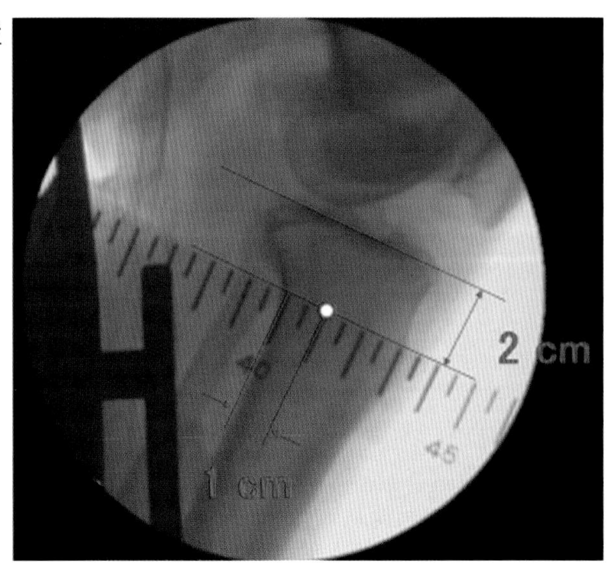
2 cm
1 cm
40
45

图 7 插入钻头（直径 3.2mm）

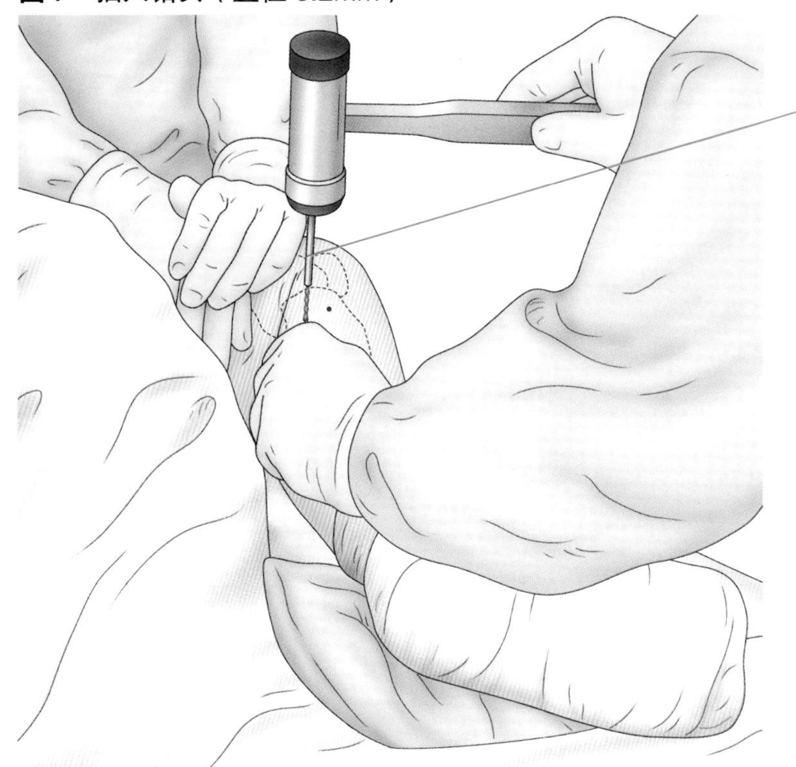

钻头方向指向腓骨小头尖端，后方与胫骨骨皮质平行，用锤子将钻头打入

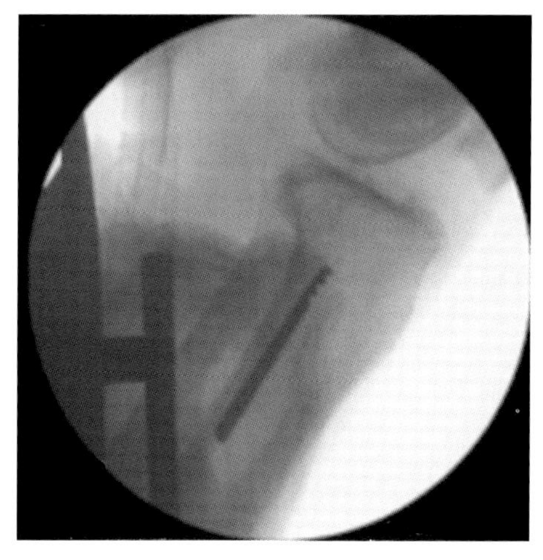

图 8 钻孔

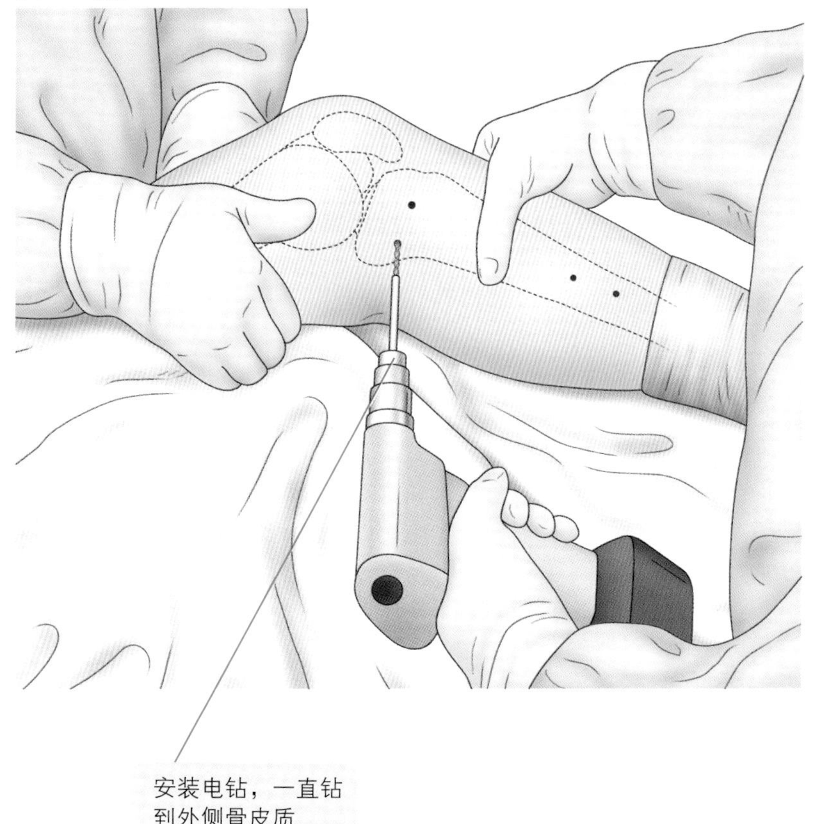

安装电钻，一直钻到外侧骨皮质

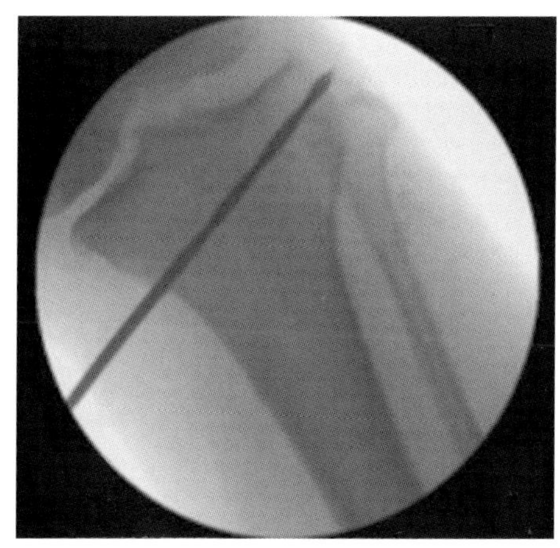

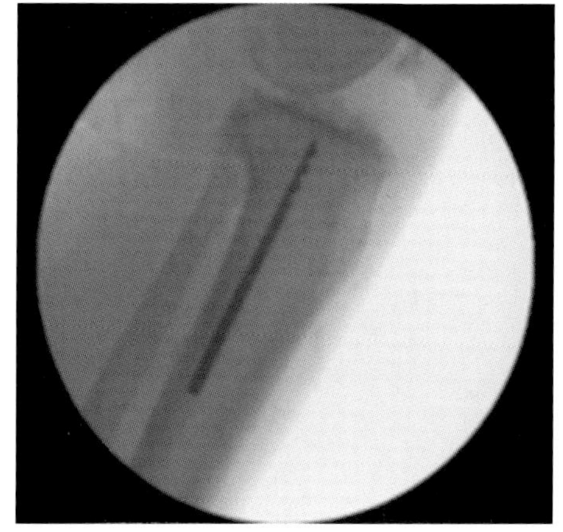

手术技巧及注意事项

在插入固定针时，与胫骨侧面胫骨解剖轴平行插入是最重要的。如果外固定装置和胫骨侧面胫骨解剖轴平行，截骨断端即使延长，胫骨关节面的后倾角度也不会发生变化[2]。如果从前方插入，延长会伴随后倾角度增大。如果从后方插入，会使后倾角度减小（**图 9**）。一定要在透视下确认胫骨内髁后缘和外髁后缘重叠，边确认固定针的方向边插入是非常重要的。

图 9　固定针从前方插入伴随后倾角度增大

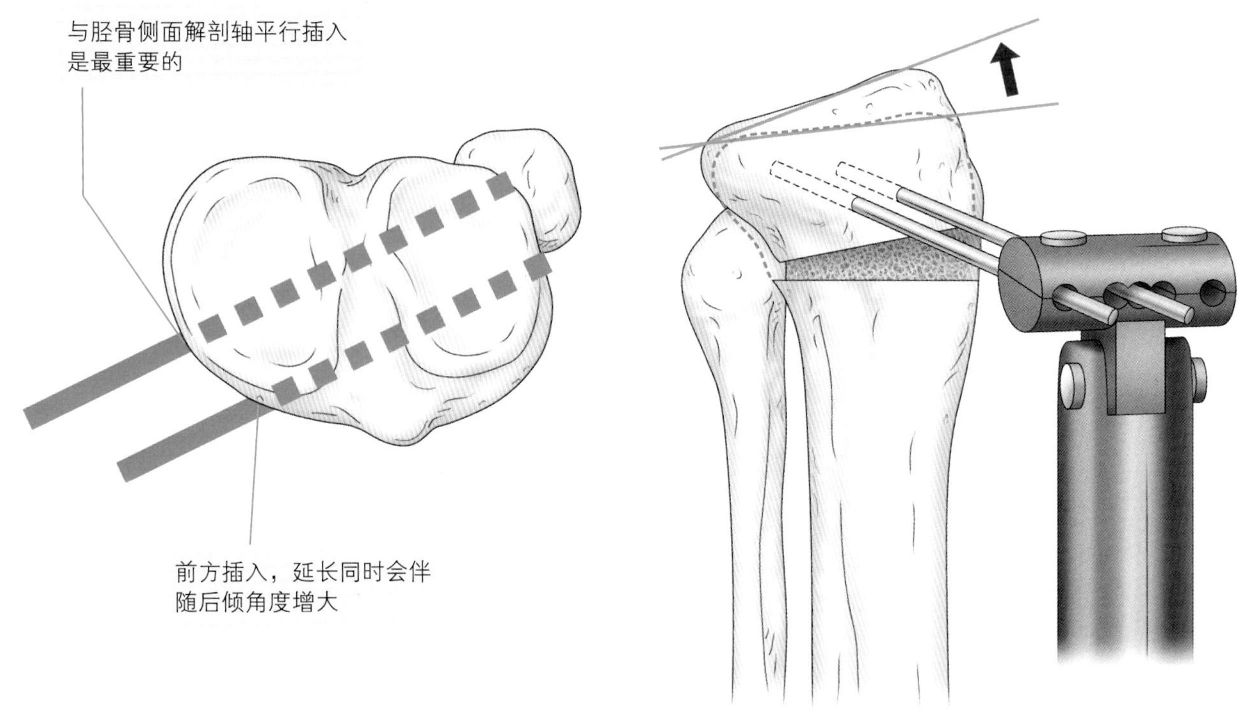
与胫骨侧面解剖轴平行插入
是最重要的
前方插入，延长同时会伴
随后倾角度增大

3 远端固定针插入（图 10）

插入最远端的固定针。已经插入的近端后方的固定针，再次延长1cm左右，在固定架近端最后方的固定孔进行固定。透视下确认这2根固定针插入后，外固定架和胫骨的前后缘平行，即和侧面的胫骨解剖轴一致，然后插入最远端的固定针。在外固定架远端第4孔安装直径4.8mm的钻头导向器开始钻孔。插入螺纹长30mm、全长150mm的固定针。然后，用同样的方法在固定架远端第2孔，插入同样型号的固定针。

图 10 远端固定针插入

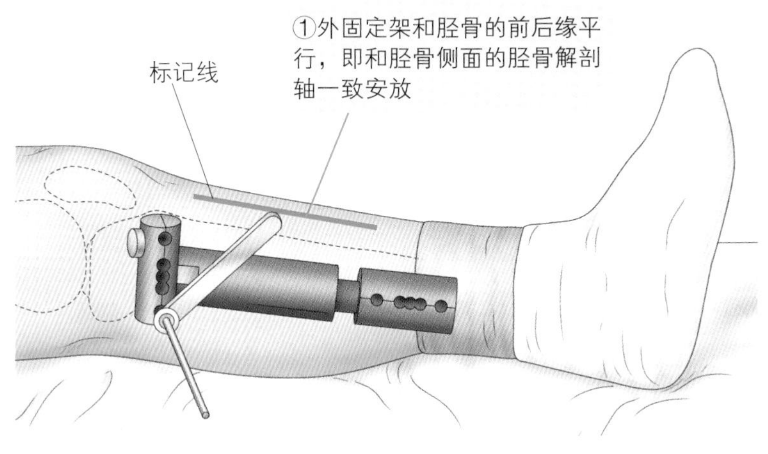
①外固定架和胫骨的前后缘平行，即和胫骨侧面的胫骨解剖轴一致安放
标记线

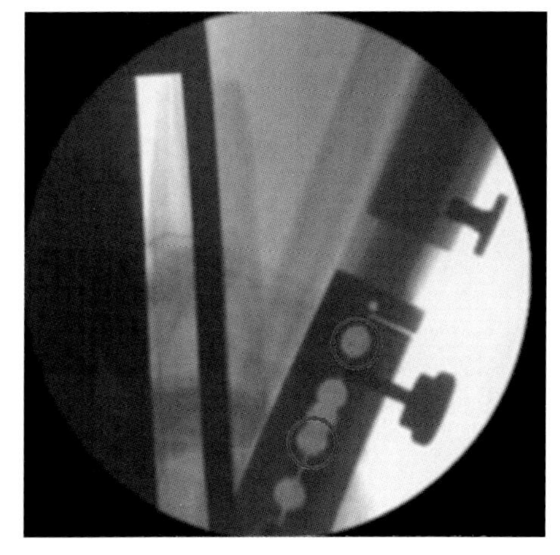

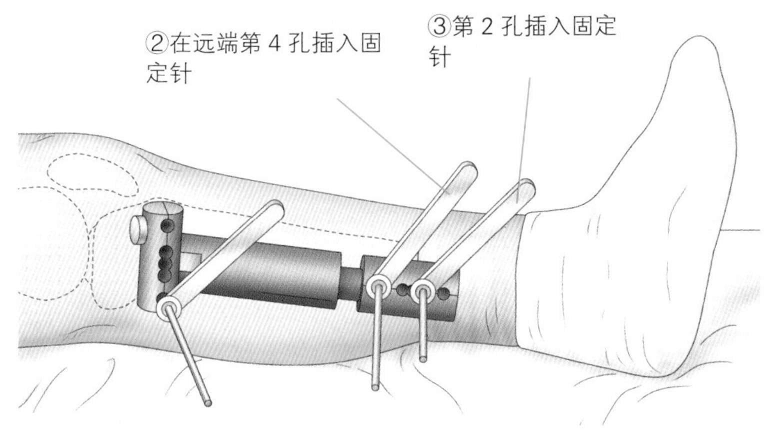
②在远端第 4 孔插入固定针
③第 2 孔插入固定针

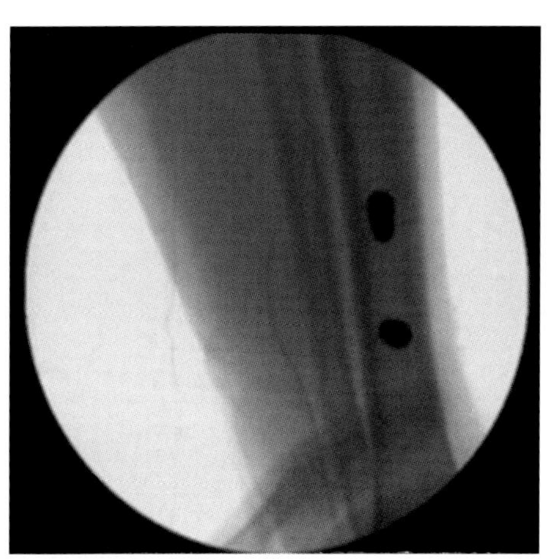

4 近端前方固定针插入，冲洗及固定针插入部位缝合

最后在外固定架近端中央孔插入固定针。通常使用全长260mm的固定针，螺纹长度比近端后方的固定针短10mm。预计矫正角度在15° 以上的病例，由于术后近端胫腓关节功能障碍的可能性较大，因此要追加腓骨截骨[3]。冲洗固定针插入部分，间断缝合。

手术技巧及注意事项（图 11）

胫骨近端前后径较小的病例，近端前方的固定针有的不能插入近端外固定架中央孔（前方第 3 孔）。如果强行插入，会有胫骨粗隆部骨折的危险。这种情况下，可以使用后方另外一个固定孔（前方第 4 孔）。固定性没有问题后，开始康复训练。

图 11 近端前方固定针插入的注意事项

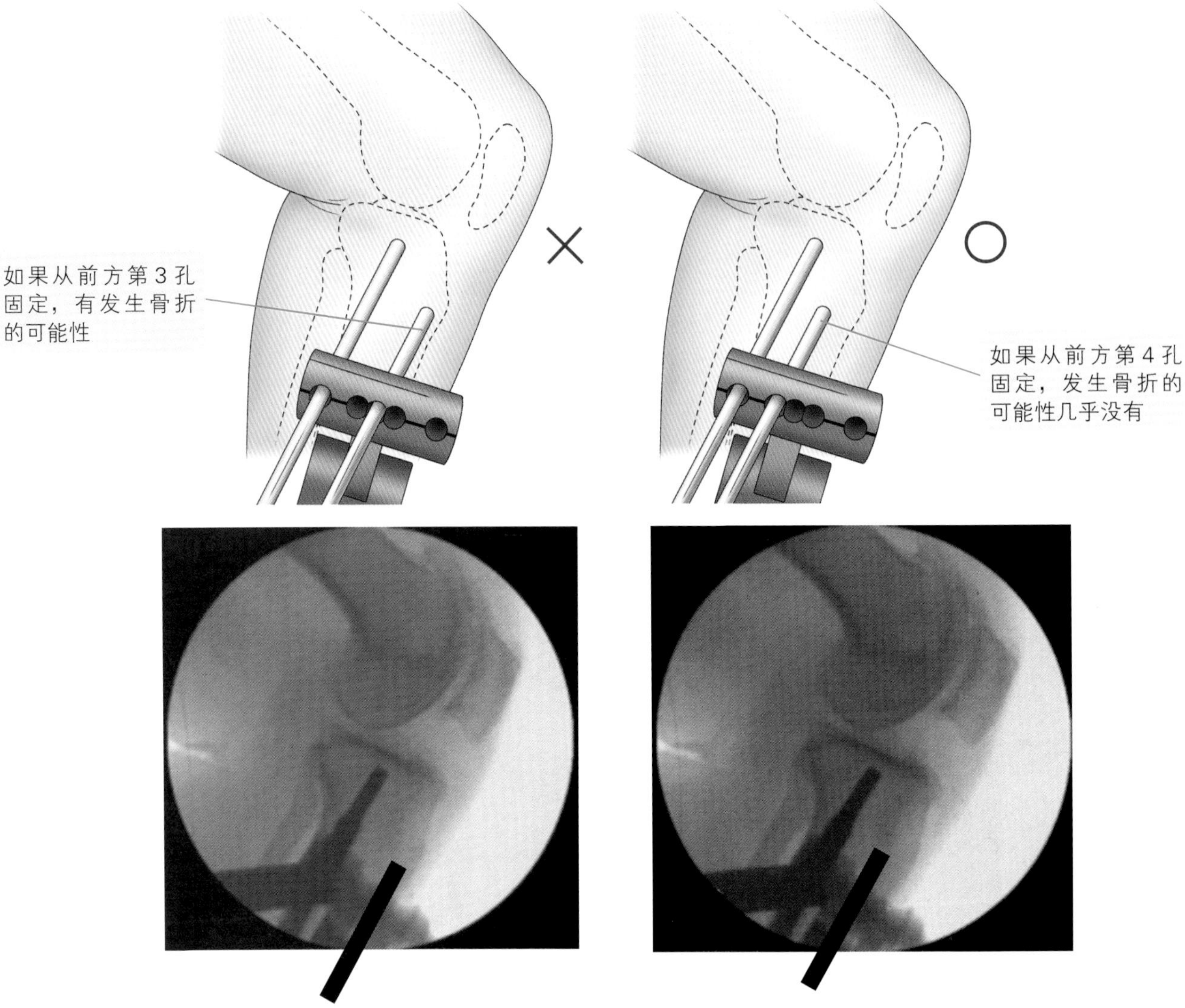

如果从前方第 3 孔固定，有发生骨折的可能性

×

○

如果从前方第 4 孔固定，发生骨折的可能性几乎没有

5 大腿止血，胫骨截骨

难点

再次确认计划的截骨位置是否正确是最重要的。正因为如此，我们制作了专用的导向器。首先，大腿止血后，在胫骨结节上方纵行切开3cm，骨膜也同样切开（**图12**）。外侧的骨膜不动，内侧的骨膜用骨膜剥离子剥离。因为延长部位的骨形成主要是骨膜的胚芽层提供的细胞产生的，所以在剥离内侧骨膜的时候要尽可能避免损伤并加以保护。

助手要在下肢透视下保持胫骨外侧骨皮质的前缘和后缘重叠。用长约5cm、直径1.8mm的克氏针，在胫骨结节中央水平，距离固定针插入部位远端1cm、内侧骨横径80%的位置，作为参考导针插入（**图13**）。

参考导针通过导向器A，在透视下设定截骨线，在导向器A的其他针孔插入另外一枚长约5cm、直径1.8mm的克氏针，一直插入到后方骨皮质，用锤子打入骨内固定。通过这样的操作，可以在截骨线上每间隔3mm打一个直径1.8mm的骨孔（**图14**）。然后，保留参考导针，在前方骨皮质沿着3mm间隔的骨孔用薄骨刀截骨（**图15**）。安装导向器B，为保护后方和后内侧的软组织，在前方截骨部位

图 12　截骨部位皮肤切口

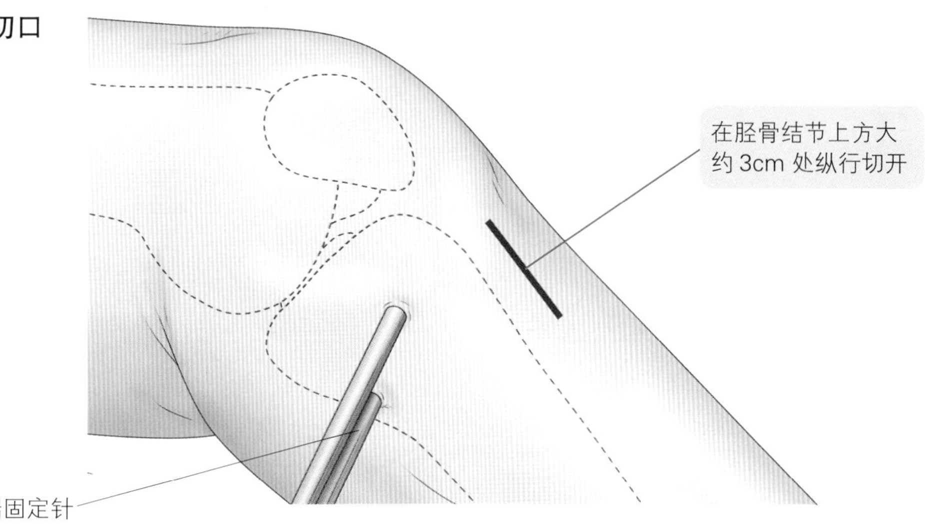
在胫骨结节上方大
约 3cm 处纵行切开
近端固定针

图 13　参考导针和导向器 A 的安装

a

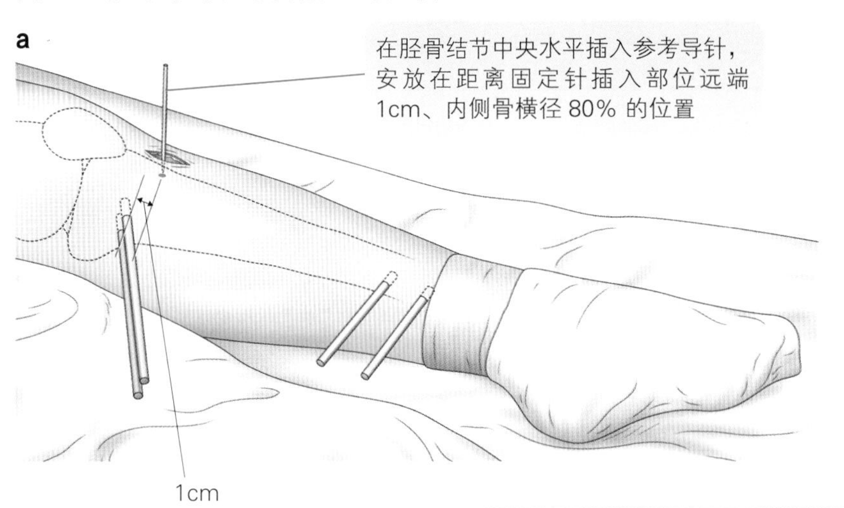
在胫骨结节中央水平插入参考导针，
安放在距离固定针插入部位远端
1cm、内侧骨横径 80% 的位置
1cm

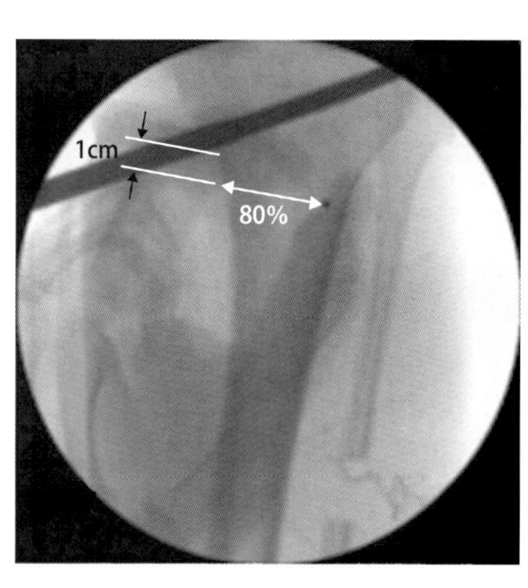
1cm
80%

b

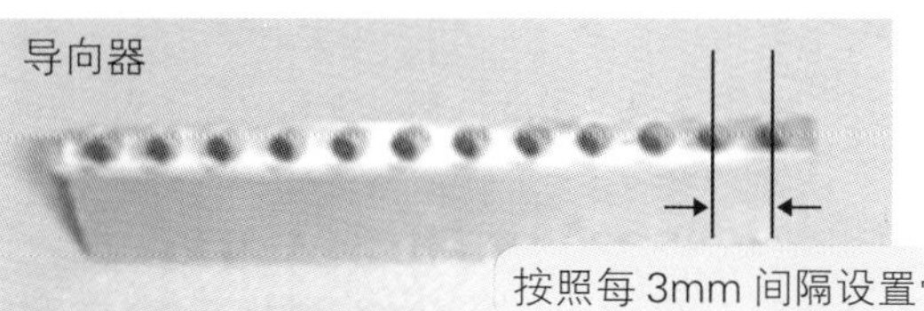
导向器
按照每 3mm 间隔设置骨孔

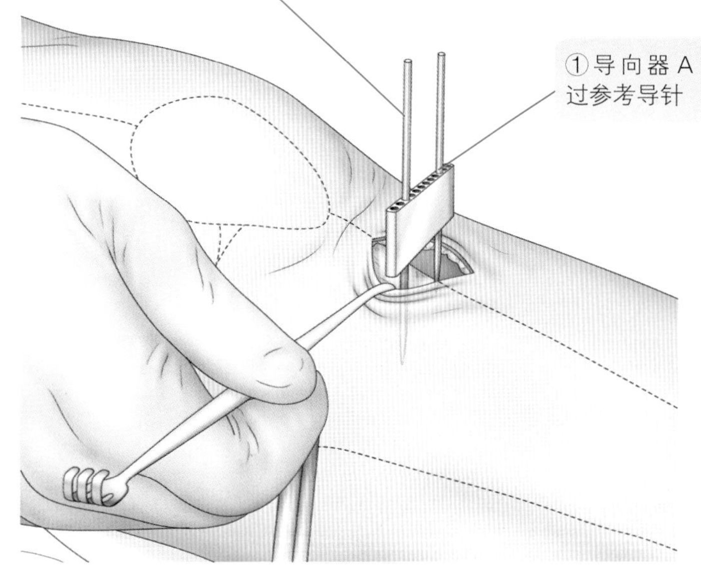
②通过其他针孔再插入一枚直
径 1.8mm 的克氏针，与骨固定
后设定截骨线
①导向器 A 穿
过参考导针

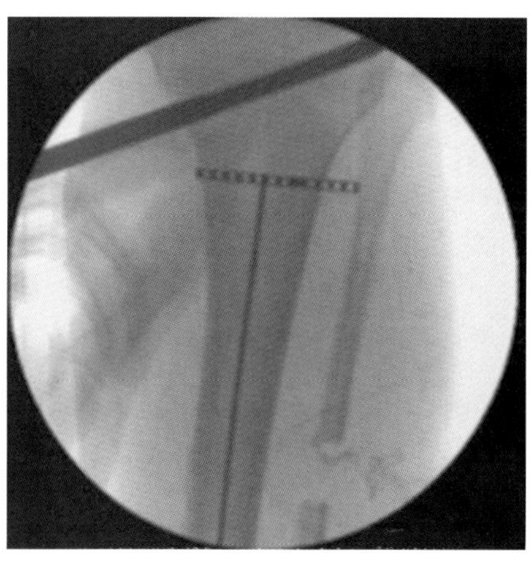

图 14　在截骨线上打孔

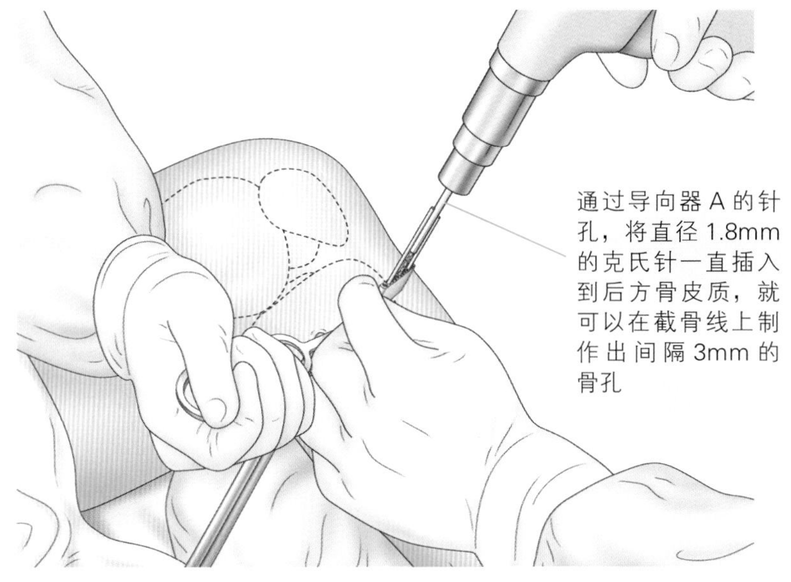
通过导向器 A 的针孔，将直径 1.8mm 的克氏针一直插入到后方骨皮质，就可以在截骨线上制作出间隔 3mm 的骨孔

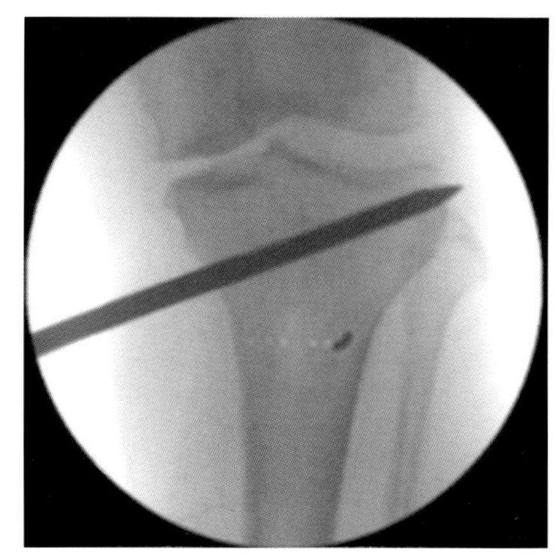

图 15　前方骨皮质截骨

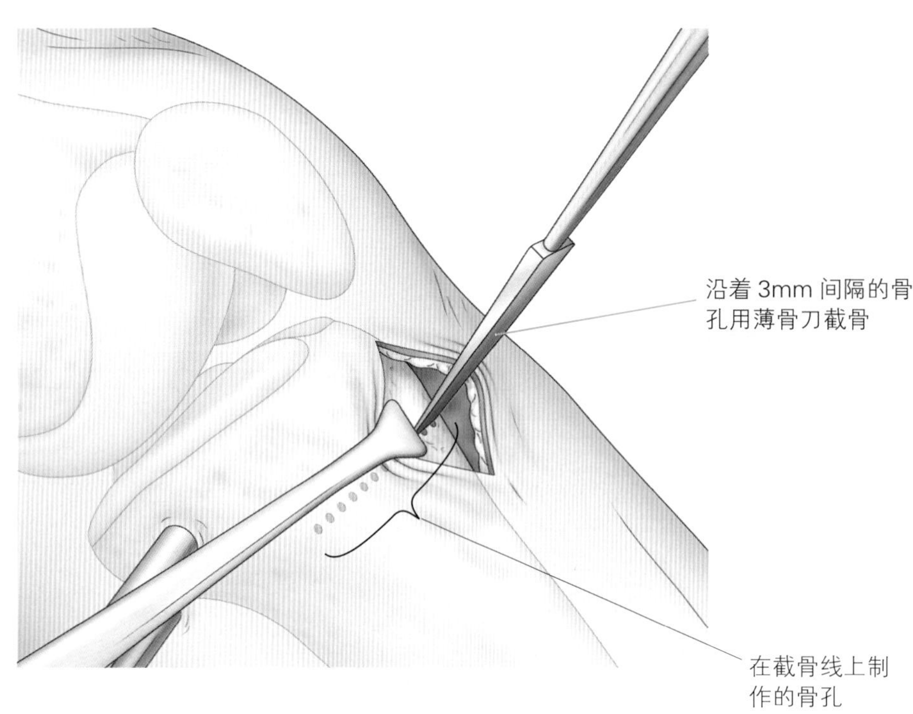
沿着 3mm 间隔的骨孔用薄骨刀截骨
在截骨线上制作的骨孔

插入拉钩，沿着3mm间隔的骨孔进行后方骨皮质的截骨（**图16**）。根据参考导针，可以正确地在内侧80%的部位进行截骨（**图17**）。

手术技巧及注意事项

在截骨量非常少的情况下，伴随着术后的延长，会有出现截骨部位纵行骨折的危险。如果截骨量过多，在延长过程中，外侧骨皮质发生骨折的可能性增高。前方截骨的时候，为了可以正确地在内侧 80% 的部位进行截骨，需要注意以下两点：

（1）我们首先要了解在胫骨结节外侧前后方向上的骨面是一个突然的陡坡（**图 16a**），因此，要来回旋转胫骨，始终让胫骨处于标准的前后位进行截骨。

（2）要事先掌握好使用的摆锯锯片的摆动幅度，一定注意不能让后方骨皮质截骨超过 80%。还要注意不要让摆锯的锯片前后过度摆动，防止在同一部位反复多次截骨是非常重要的。

图 16　导向器 B 的设置和后方骨皮质的截骨

导向器 B

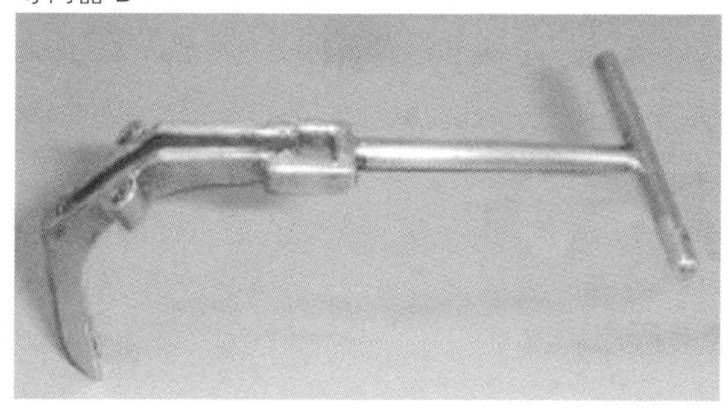

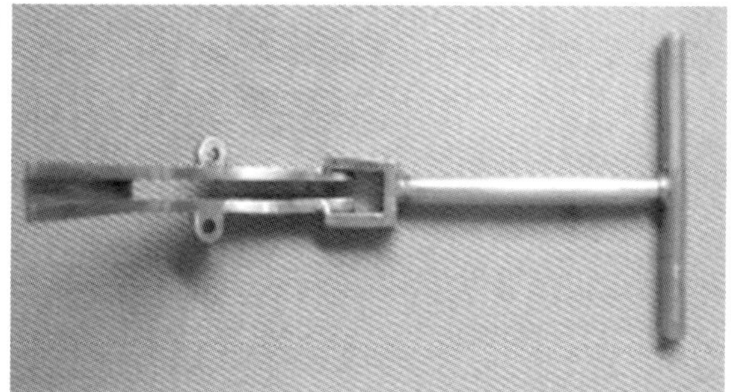

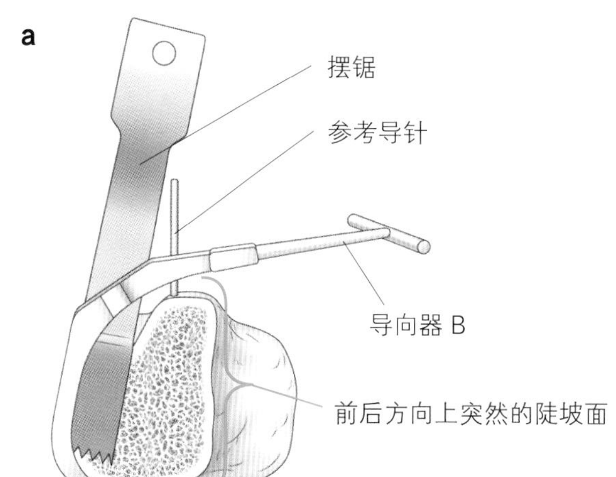
a
摆锯
参考导针
导向器 B
前后方向上突然的陡坡面

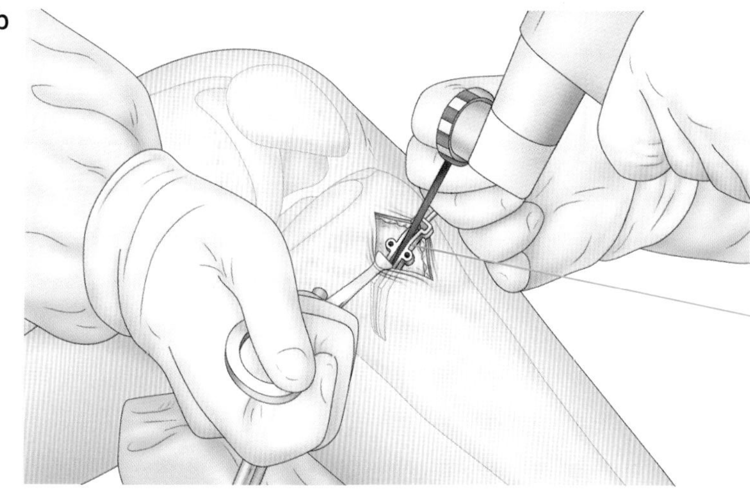
b

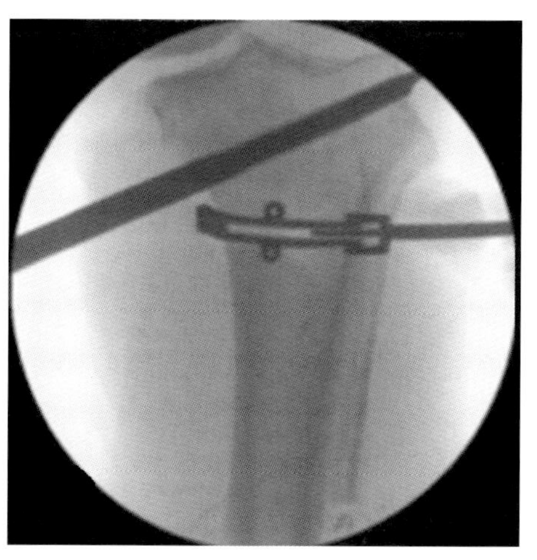

安装导向器 B，保护后方和后内侧软组织。前方截骨部位插入摆锯，沿着 3mm 间隔的骨孔进行后方骨皮质截骨

图 17　正确地行胫骨截骨

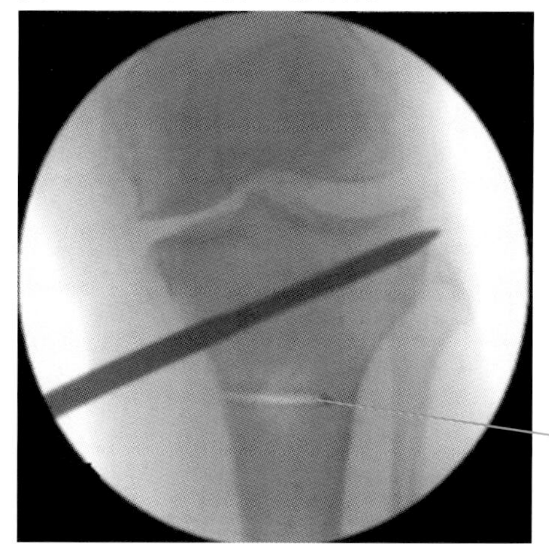

根据参考导针进行内侧截骨，能够正确地在内侧 80% 的部位进行截骨

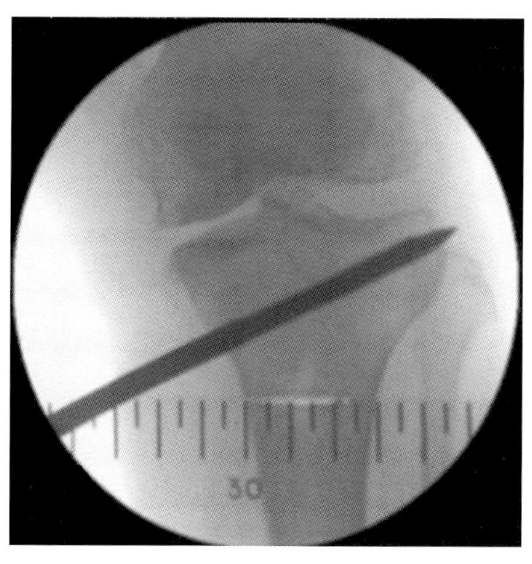
30

图 18 截骨过度截断外侧骨皮质的情况（未使用导向器）

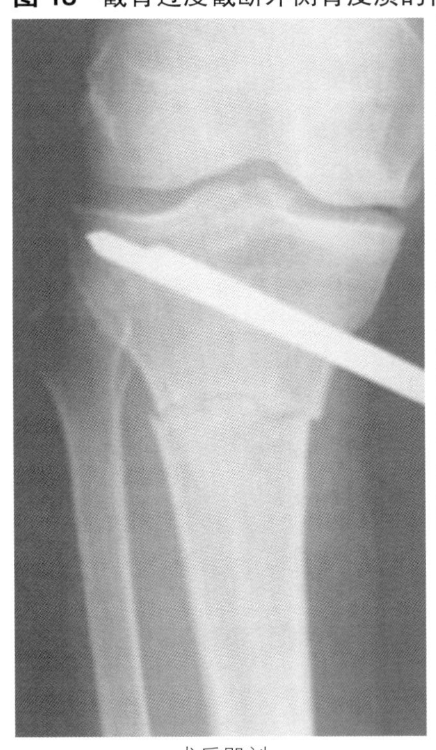
术后即刻

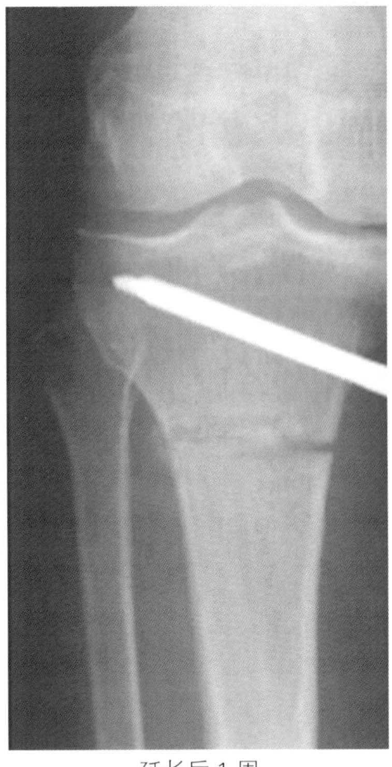
延长后 1 周

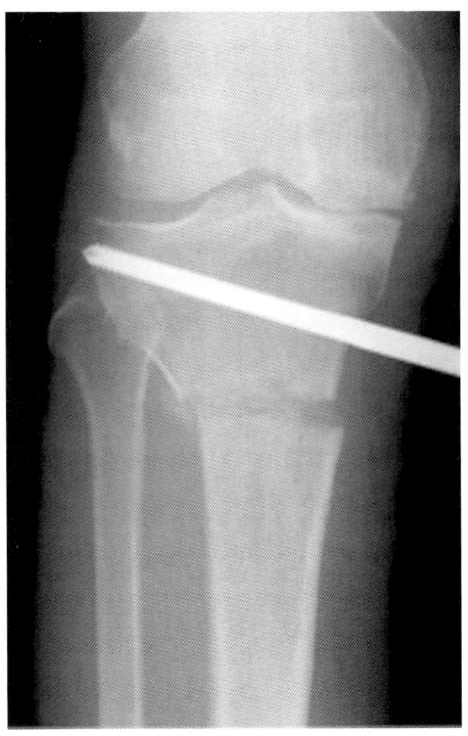
延长结束时

难点解析（图 18）

截骨过度截断外侧骨皮质

如果术中截骨过度截断外侧骨皮质，那么可以在截断的位置将外固定架锁紧，鼓励患者术后 2~3 周内完全负重。等待骨痂充分形成后，解除固定架锁紧的固定针进行延长。要防止延长时出现截骨端向一侧偏移，谨慎地进行延长。

6 外固定架安装，截骨部位张开确认，冲洗、闭合切口和固定针修剪

截骨完成后，安装延长器。固定锁扣并保持延长部位的松弛状态。先将固定架的固定针锁紧，安装延长杆延长2~3mm后，在透视下确认内侧骨皮质张开（**图19**）。冲洗干净，延长杆短缩后，将固定锁扣和延长部位锁紧。用可吸收线缝合骨膜，关闭切口，然后用专用的剪钉器剪断外固定器外面多余的固定针（**图20**）。

图 19 截骨端张开确认

图 20 固定针修剪

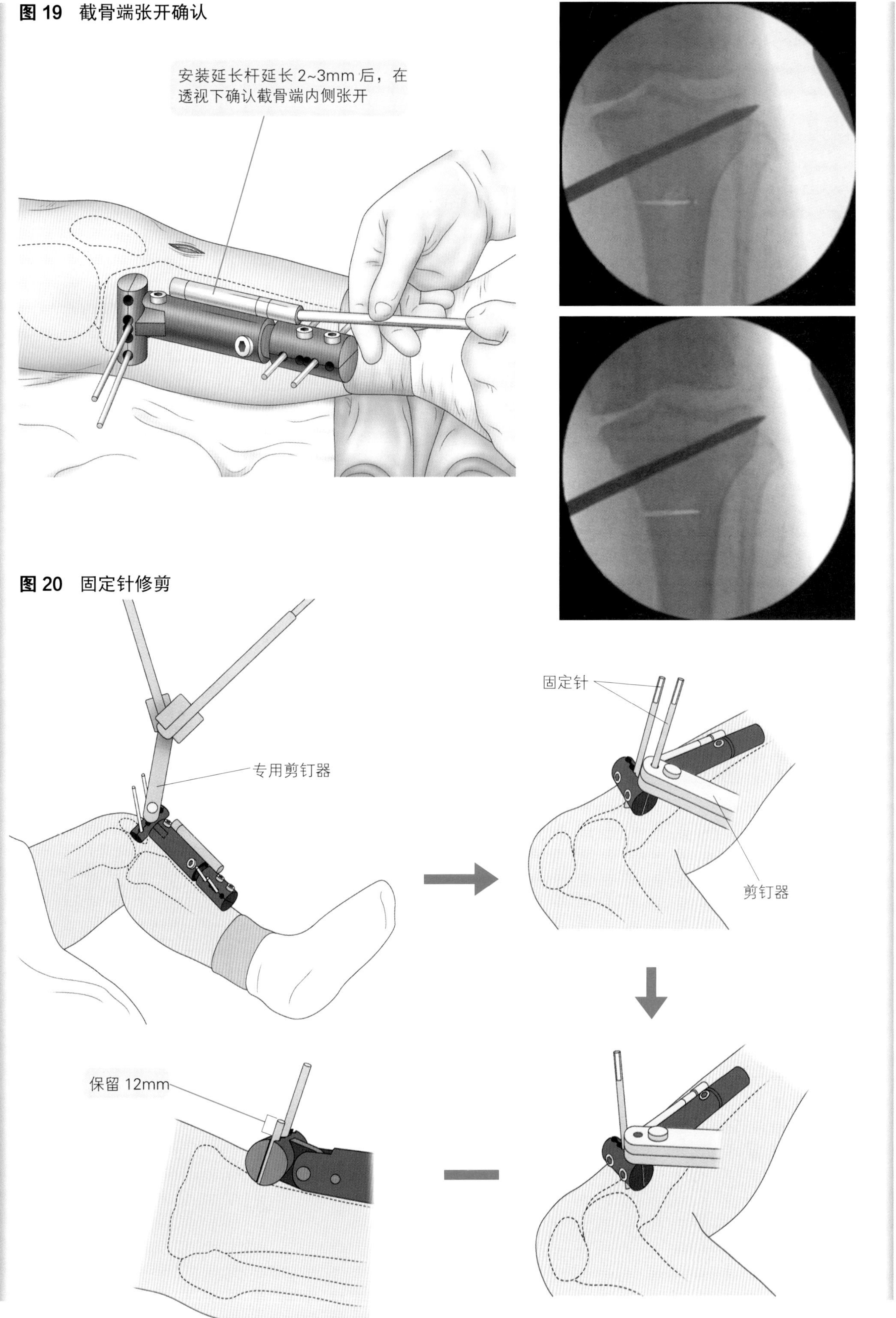
安装延长杆延长 2~3mm 后，在透视下确认截骨端内侧张开
专用剪钉器
固定针
剪钉器
保留 12mm

典型病例图解

【病例】 **手术适应证（术后）**

ⓐ术后即刻的正位片。
ⓑ术后即刻的侧位片。
ⓒ术后 1 年的站立正位片，FTA168°。
ⓓ术后 1 年的侧位片。
ⓔ术后 1 年的髌骨轴位片。
ⓕ术后 1 年单脚站立下肢全长片，下肢力线轴通过内侧 67%。

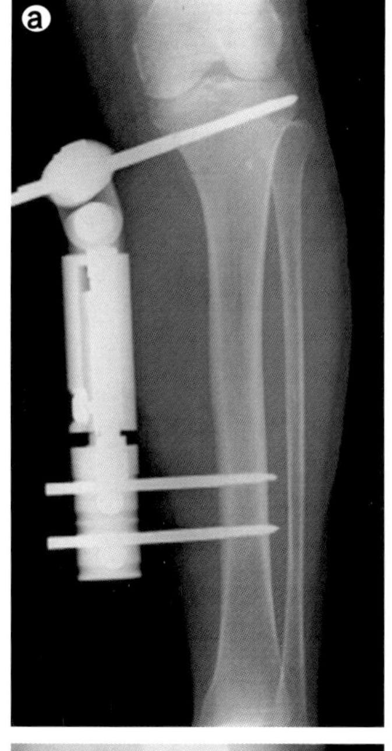
a

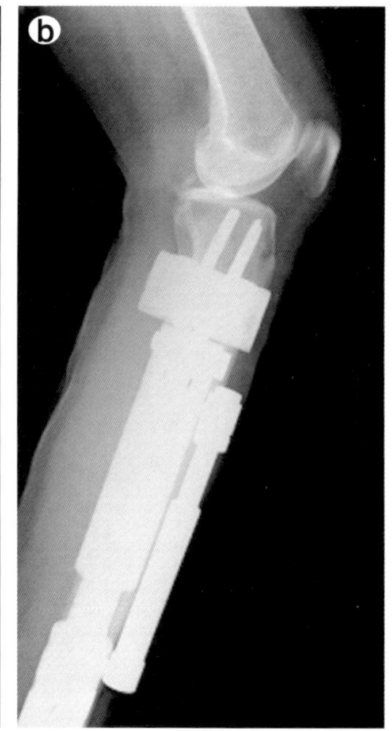
b

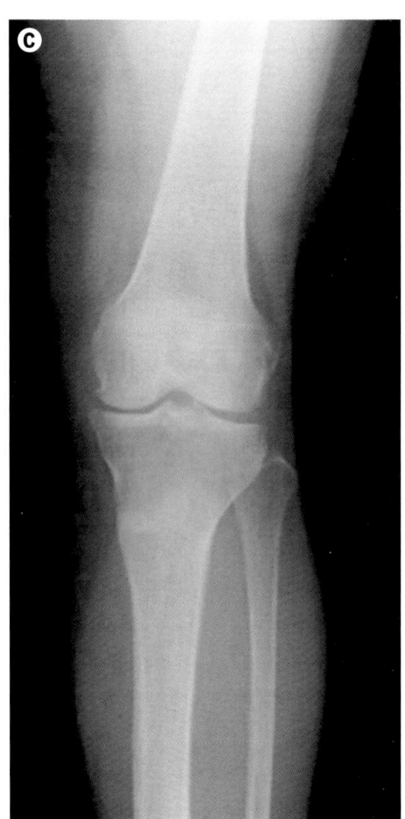
c

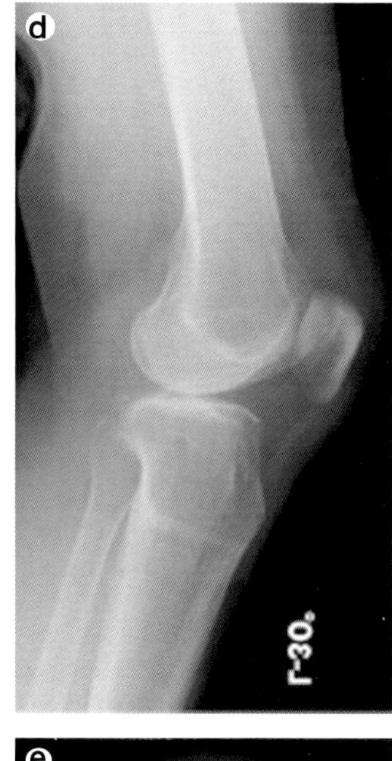
d
r-30°

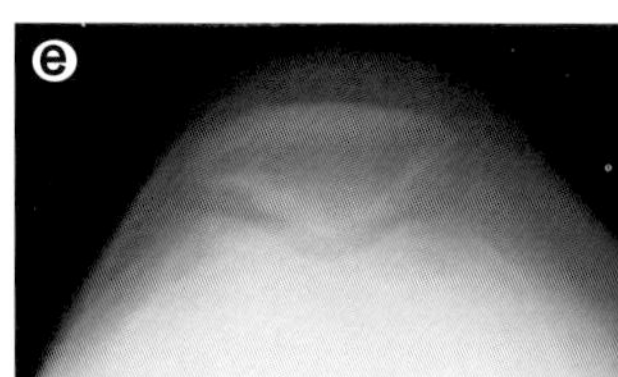
e

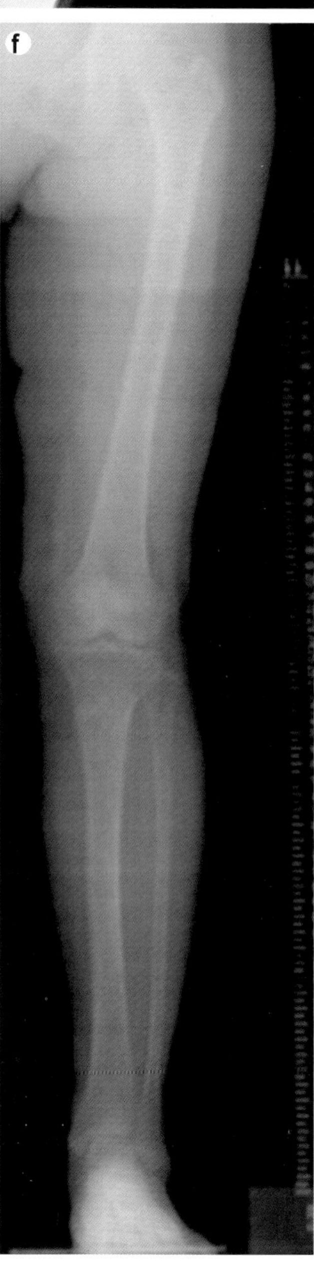
f

本术式特有的并发症及处理

◆ 固定针插入部位感染

这是最应该注意的并发症。因为术后的换药依靠患者自己进行。要告知患者如果固定针插入部位出现疼痛、发热、肿胀等情况，一定要立刻联系医生。查看固定针插入部位的情况，进行培养检查或者血液检查。如果怀疑感染，要给予抗生素治疗，每日由医生进行换药直到病情好转。一般浅表性感染治疗1周左右即可好转。

◆ 截骨部位外侧骨皮质骨折

如果术中没能正确地截骨，在延长的过程中会发生外侧骨皮质骨折的风险。如果在这种状态下继续延长，截骨断端向侧方移位增大，会发生矫正不足或者假关节的可能性。因此，一旦固定器锁定之后，延长停止2周，鼓励患者全负重行走，促进外侧骨皮质愈合。如果2周后再次开始延长，通过X线判断截骨断端之间是否向外侧骨皮质侧方移位，谨慎地进行延长。

术后康复

术后第二天开始股四头肌增强训练和关节活动度训练。在没有疼痛的范围内允许完全负重行走。通常术后1周之内应该可以单拐步行或者完全负重步行。术后1周开始，每日1mm、分8次开始延长[4,5]。

固定针插入部位用0.5%洗必泰喷雾消毒后，用灭菌棉棒去除固定针插入部位的结痂，再用纱布和弹力绷带进行覆盖包扎（**图21**）。从术后延长开始，到拆线为止，指导患者自己换药，每周2次。拆线后允许每周洗澡3次（**图22**），洗澡后患者自己进行换药。只要没有特殊情况，截骨部位内侧在术后2周的X线片

图 21　患者自己换药

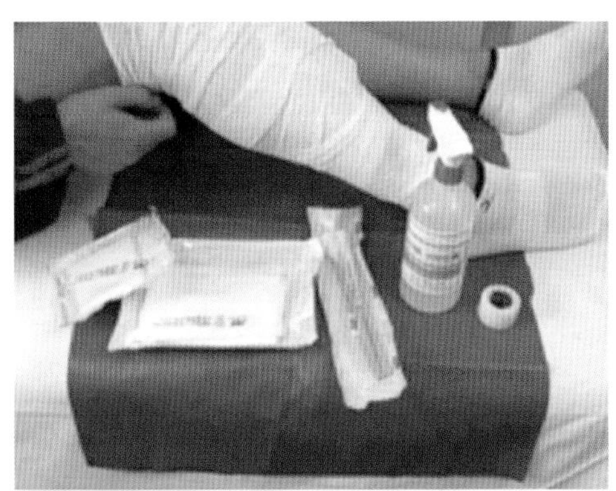

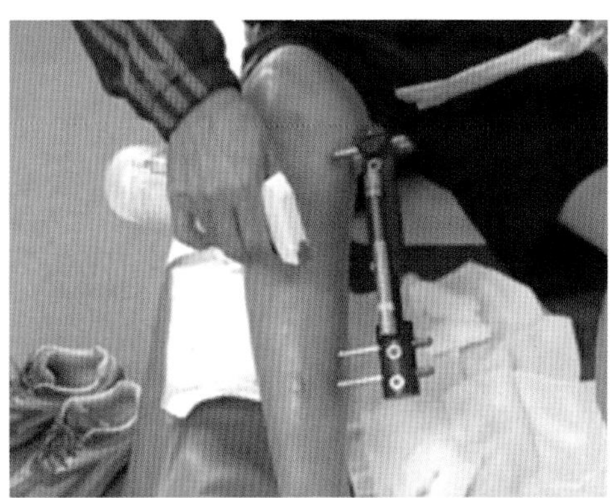

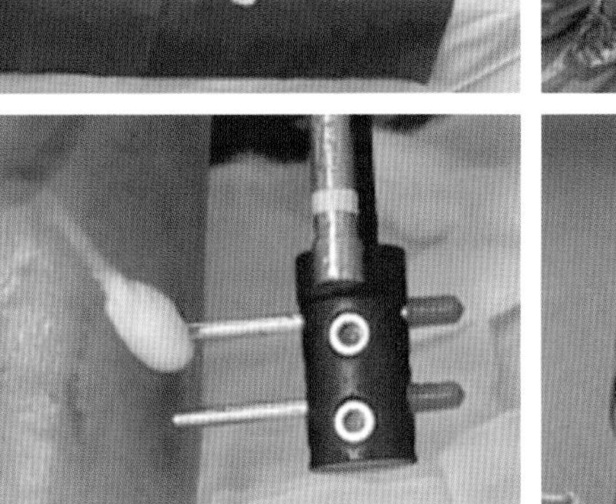

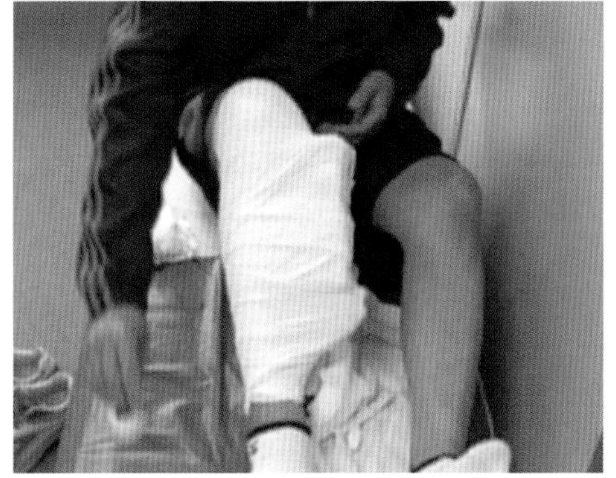

图 22 洗澡

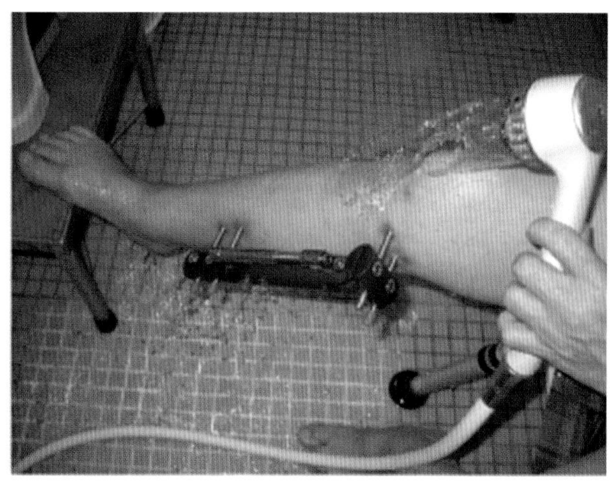

应该有3mm左右张开，确认骨痂形成。到达目标矫正角度后，根据站立位X线片确认下肢力线，锁定固定架，鼓励患者完全负重行走。X线片延长部位骨痂填充良好后，松开固定针锁定螺钉，开始进行部分负重练习。在开始部分负重练习后3周拔钉。从手术到拔钉，平均75天。

●文献

[1] 松田繁三，ほか．片側仮骨延長法(hemicallotasis)を用いた高位脛骨骨切り術．别冊整形外科，1991, 19：67-70.

[2] NAKAMURA E, et al. Open-wedge osteotomy of the proximal tibia with hemicallotasis. J Bone Joint Surg, 2001, 83-B：1111-1115.

[3] NAKAMURA E, et al. Fibular change in high tibial osteotomy with hemicallotasis. SICOT, Amsterdam, 1996：551.

[4] MIZUTA H, et al. Effect of distraction frequency on bone formation during bone lengthening：A study on chickens. Acta Orthop Scand, 2003, 74：709-713.

[5] MIZUTA H, et al. Greater frequency distraction accelerates bone formation in open-wedge proximal tibial osteotomy with hemicallotasis. Acta Orthop Scand, 2004, 75：588-593.

复发性或习惯性髌骨脱位胫骨结节截骨术

Elmslie-Trillat 法

广岛大学医院骨科副教授 安达伸生

髌骨脱位的病因、分类和手术适应证

◆ 病因和分类

髌骨脱位是因为髌骨发育不良、股骨髁部发育不良、股骨前倾角增大等骨性原因，还有髌韧带止点外方偏移、膝外侧支持带过度紧张、内侧支持带松弛、全身性松弛等多种原因共同参与，每个病例的原因各有不同[1]。

髌骨脱位的分类有多种，还没有明确统一的意见。下面的分类是目前临床上比较常见的分类方法。

永久性脱位：在关节活动范围内，髌骨始终处于脱位状态。

习惯性脱位：在膝关节的某个角度，髌骨一定发生脱位的状态。膝关节屈曲髌骨外侧脱位的病例多见。

复发性脱位：膝关节伸直位，髌骨外侧不稳定性增强，有数次以上的脱位经历，是临床上最多见的脱位类型。

（急性）外伤性脱位：在非常大的外力作用下髌骨发生脱位的状态。髌骨不稳定因素较强的患者即使在轻微的外力下也可以发生脱位。有的患者可能会发展成为复发性脱位。因此，对于外伤性初次脱位的患者必须要给予正确的处理。

◆ 手术适应证

对于不稳定性较轻的复发性脱位，可以采取股内侧肌强化训练或者防止髌骨脱位支具进行治疗。但是，对反复多次的脱位、不稳定感很强的复发性髌骨脱位、有症状的习惯性脱位、永久性脱位的患者，建议手术治疗。特别是儿童的习惯性脱位或者永久性脱位，通过手术可以改善髌股关节的匹配性[2]。

Elmslie-Trillat法由Roux首次提出，是Elmslie和Trillat经过改良及完善后获得广泛认可的一种术式。它解决髌骨脱位的方法属于改善远端力线的手术方式，由胫骨结节内移、外侧支持带离断、内侧关节囊紧缩缝合及股内侧肌前置等术式构成[3, 4]。另外，省略内侧的处理或者外侧支持带离断的改良变种术式也有报道。本法因为做胫骨结节截骨，不适用于骨骺未闭合的儿童，适用于所有的成人。

术前再检查

◆ 术前检查再确认

◉ X线摄片

通常做膝关节30°、60°、90°三个角度髌骨轴位三个方向的X线片，观察不同屈曲角度髌骨移位（髌骨倾斜，外侧移位等）的情况（病例ⓐ）

◉ 应力X线摄片[5, 6]

笔者通常在膝关节屈曲45°、髌骨内外侧2kg应力下，检查髌骨轴位片（定量应力摄片）（**图1**）。

如同先前所述，髌骨脱位不是由单一原因引起的，而是由多种原因一起导致髌骨内外侧不平衡而产生的。一般来说如果髌骨轴位片示髌骨向外偏移，可能是因为外侧的牵引力增强或者内侧的牵引力减弱，但真正的原因很难判断。另外，如果普通的X线片显示髌骨位置正常，可以通过对髌骨施加应力来明确判断髌骨是否不稳定（病例ⓑ）。通过髌骨定量应力摄片可以评价内外侧的平衡情况。因此，应力摄片的结果对于术式的选择非常重要。如果应力摄片确认向内侧有异常活动，为了防止术后髌骨内侧不稳定，则不要进行外侧支持带的松解。

◉ MRI

MRI是术前必须检查的项目。髌骨脱位多数是由于内侧髌股韧带（以下简称MPFL）断裂导致的，判断断裂部位在股骨侧还是在髌骨侧是非常重要的。如果髌骨侧断裂的病例进行内侧关节囊紧缩缝合或者股内侧肌前置，即使MPFL断裂，也可以获得良好的紧张程度。另外，MRI可在术前对软骨损伤做出评价。多次脱位或者病史较长的病例，软骨损伤的发生率比较高，即使有软骨损伤，也必须尽早制订手术计划（病例ⓒ）。

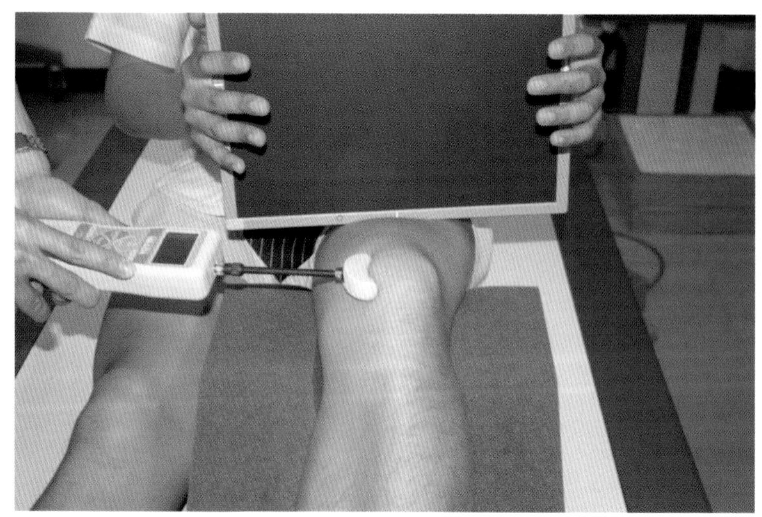

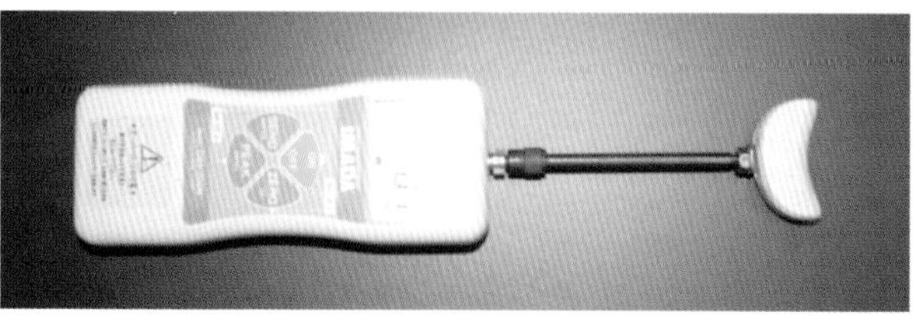

图1　定量应力X线摄片

膝关节屈曲45°，髌骨内侧或外侧给予2kg应力进行髌骨轴位摄片。

◉ CT

用于评价膝关节在伸直位时髌股关节脱位、股骨前倾、胫骨结节外移等情况（病例ⓓ）。CT对于掌握骨软骨骨折及MPFL髌骨侧是否有撕脱骨折非常有意义。

◆ 麻醉和体位的再检查

通常采取仰卧位，腰椎麻醉下进行手术。大腿安装止血带，根据术中情况使用。

◆ 手术器械的再检查

如果准备关节镜下使用的钳子、外侧支持带切割离断用的激光及射频装置（以下简称RF装置），就会更加方便手术。

截骨部位固定用的螺钉（直径4~5mm的空心螺钉）。

如果怀疑髌骨软骨损伤，要准备骨软骨移植用的成套器械等。

手术流程

1 麻醉下不稳定性再检查

2 关节镜检查和关节内处理

3 关节镜下外侧支持带离断

4 胫骨结节截骨 
难点

5 临时固定和固定

6 股内侧肌前置术

典型病例图解

【病例】手术适应证（术前）

39 岁，女性。

ⓐ：单纯髌骨轴位 X 线片，这个病例在 30° 屈曲位有髌骨轻度外侧偏移和髌骨倾斜。

ⓐ –1：30° 屈曲位；ⓐ –2：60° 屈曲位；ⓐ –3：90° 屈曲位。

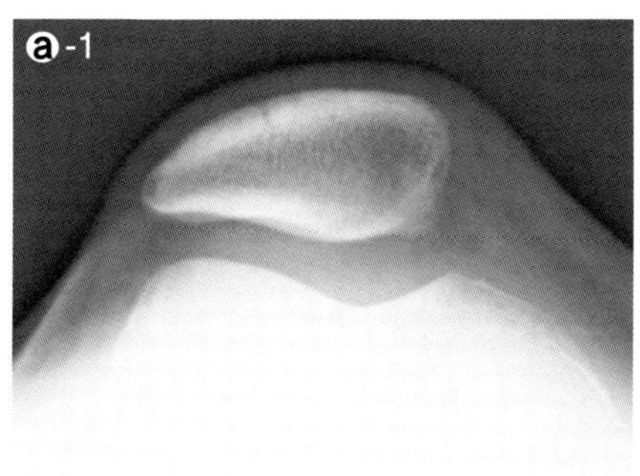
ⓐ-1

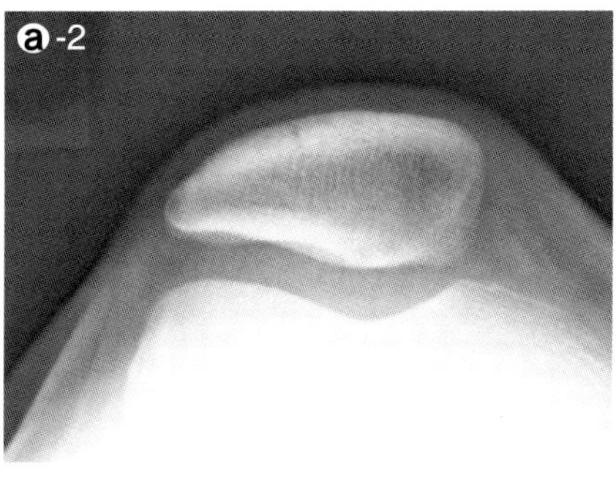
ⓐ-2

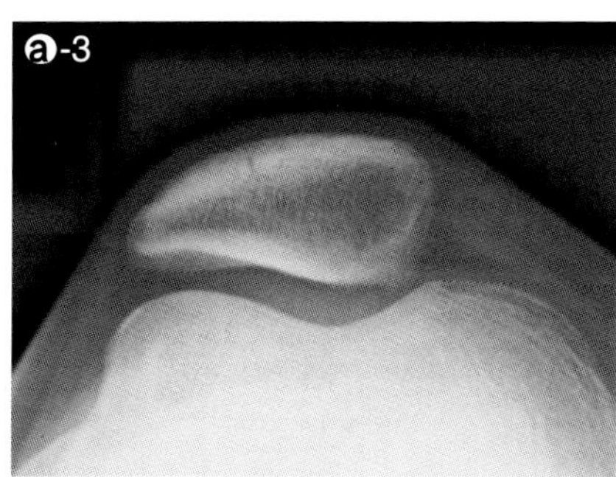
ⓐ-3

【病例】手术适应证（术前） 续前

ⓑ：定量应力 X 线摄片。
ⓑ –1：外侧应力摄片，明确外侧不稳定。
ⓑ –2：内侧应力摄片，无内侧不稳定。
ⓒ：MRI。
ⓒ –1：质子密度像。ⓒ –2：T2 加权像。
ⓓ：CT 膝关节伸直位摄片，髌骨外侧移位和倾斜更加显著。
ⓓ –1：CT 横断像，ⓓ –2：3D–CT 横断像。ⓓ –3：3D–CT 冠状位像。

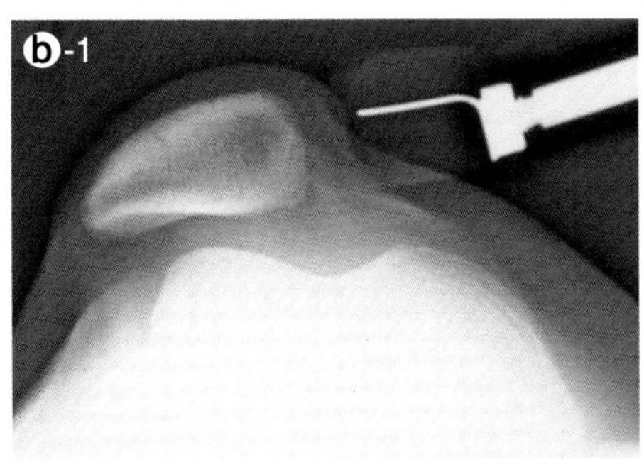
ⓑ-1

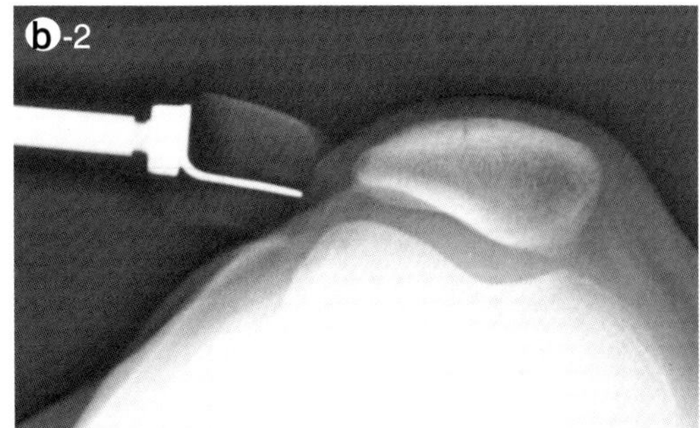
ⓑ-2

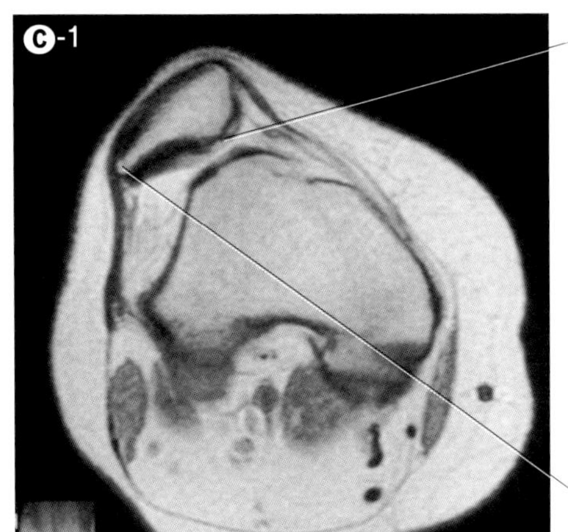
ⓒ-1
髌股关节面软骨损伤
膝关节伸直位摄片，髌骨外侧移位和倾斜更加明显

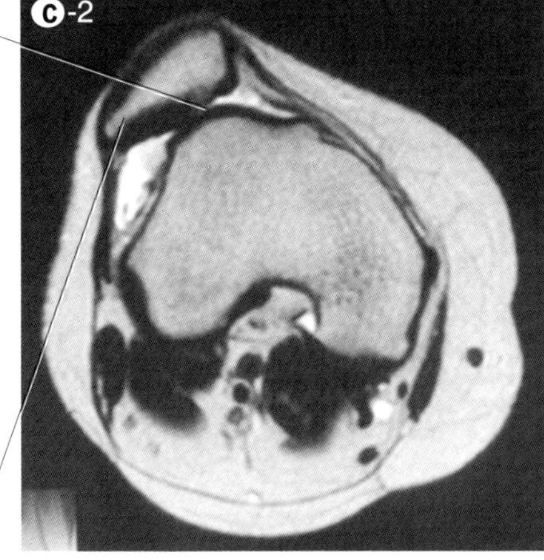
ⓒ-2

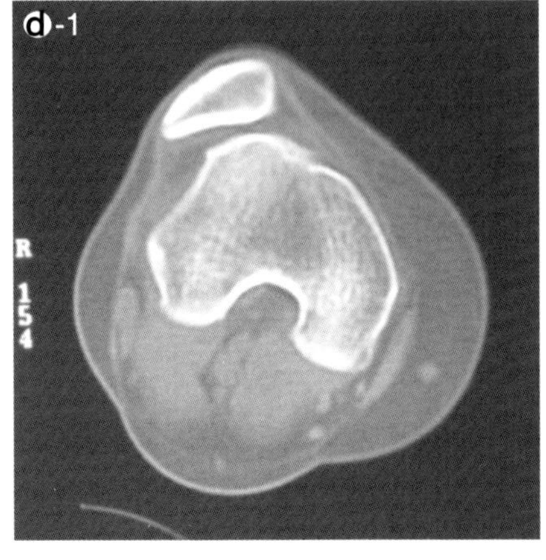
ⓓ-1
R
154

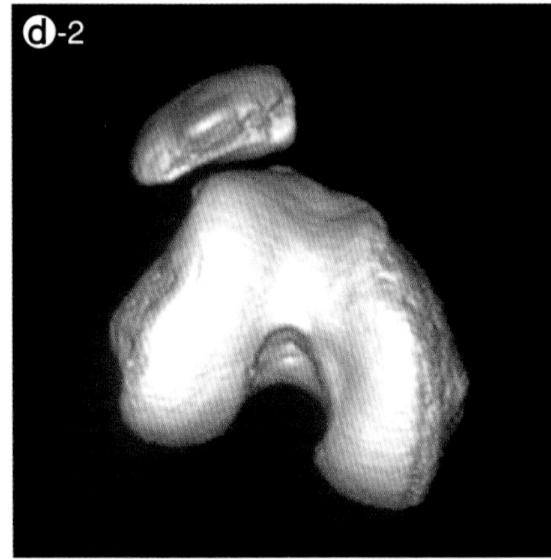
ⓓ-2

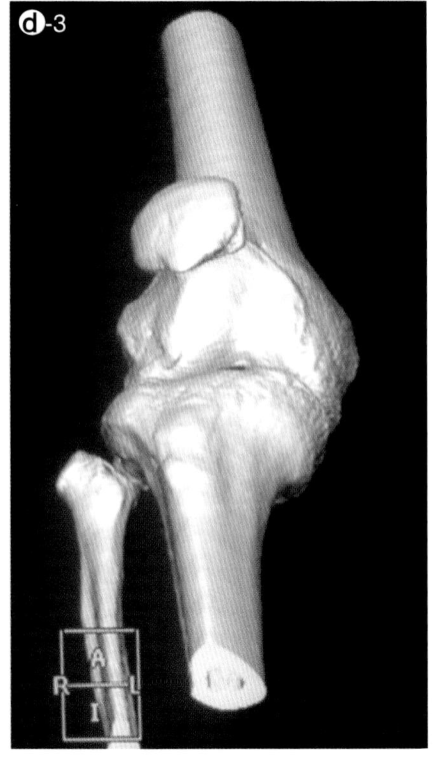
ⓓ-3
A
R
L
I

手术技术

1 麻醉下不稳定性再检查

在麻醉下再次检查髌骨的不稳定性。这是因为在麻醉状态下可以排除肌肉的紧张状态，获得和清醒时不一样的检查结果，这一点非常重要。

2 关节镜检查和关节内处理

用常规的关节镜方法来确认关节内是否有病变，特别是对软骨损伤的程度和范围做出评价。根据情况采取骨软骨移植或者培养软骨细胞移植。如果进行培养软骨细胞移植，初次手术在镜下采取软骨，制作软骨组织进行培养（需要3~4周），然后采取Elmslie-Trillat法进行培养软骨细胞移植（**图2**）。

图2　软骨损伤自体培养软骨细胞移植

利用关节镜确认髌骨软骨损伤。

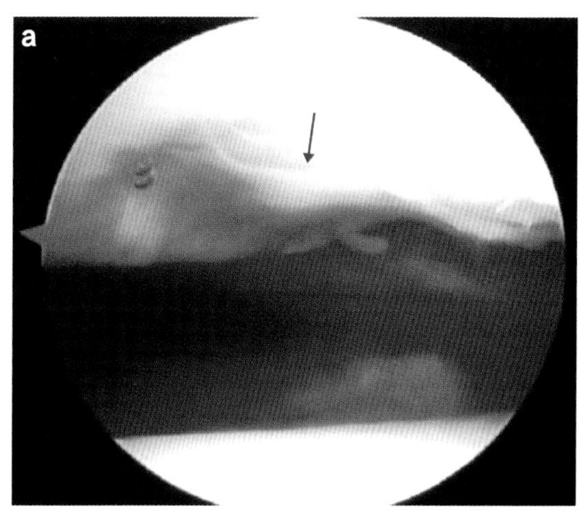
a

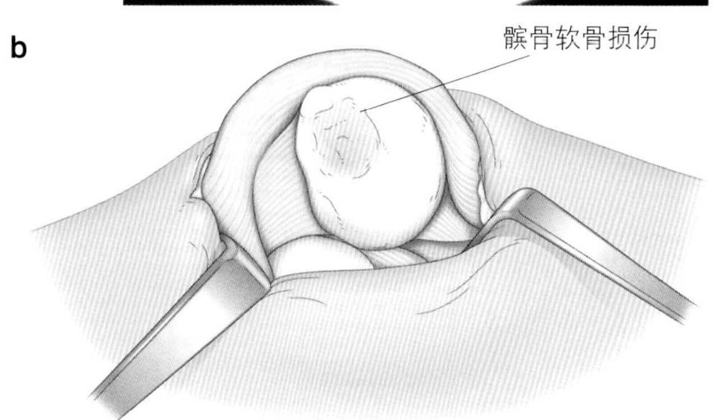
b
髌骨软骨损伤

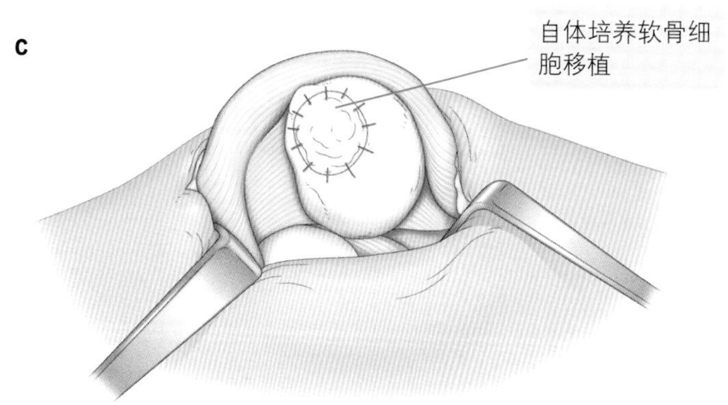
c
自体培养软骨细胞移植

3 关节镜下外侧支持带离断

首先，用关节镜进行外侧间室操作，将剪刀等插入皮下，在髌骨外侧进行剥离，一直到髌骨中轴水平。

然后，在关节镜下使用剪刀、激光或者射频等进行外侧支持带切断（**图3**）。使用激光或者射频进行外侧支持带切断的同时还可以对切断断面进行凝固止血处理，对于减少术后出血非常有帮助。

难点解析

射频使用困难！

外侧剥离从髌骨中轴 1~2 横指开始到髌韧带胫骨附着部为止，但髌韧带附着部有髌下脂肪，影响射频的使用，这种情况推荐从外侧间室插入剪刀进行适当的切除。

4 胫骨结节截骨

难点

在小腿中部外侧切开皮肤大约5cm（**图4-①**）。切口中轴位于胫骨结节，切口末端和胫骨嵴平行。从中轴开始到末梢进行皮下组织剥离。在中轴确认髌韧带内外侧缘，切开内外侧支持带一直到髌骨下缘。在髌韧带胫骨附着部拉开髌下脂肪，显露附着部。

图 3　关节镜下外侧支持带切断

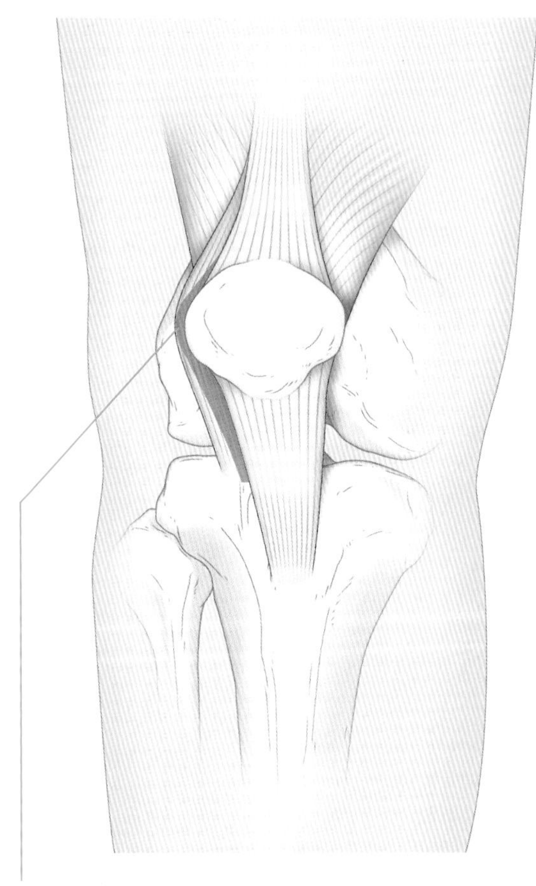
使用射频在关节镜下切断
外侧支持带

图 4　皮肤切口

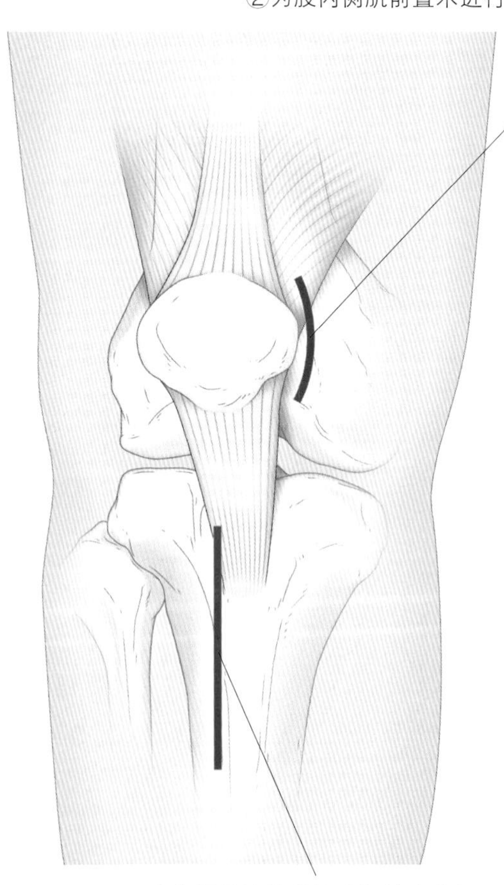
②为股内侧肌前置术进行的皮肤切口
①为胫骨结节截骨进行的皮肤切口

在骨膜下剥离小腿外侧的胫前肌，从胫骨嵴显露胫骨结节外侧，尽可能不要损伤内侧的骨膜。

接着从胫骨结节开始在胫骨冠状面进行5cm左右的截骨，在截骨之前仍然要进行截骨范围的标记（**图5**）。

手术技巧及注意事项

在胫骨结节截骨部位外侧平行插入数枚克氏针，在截骨的最末端用摆锯垂直于胫骨进行截骨。截骨的时候要注意预防非预期截骨方向的骨折（**图6**）。胫骨结节的截骨厚度为6~8mm。髌韧带附着部的截骨使用骨刀。笔者喜欢使用刀尖非常薄的T字形骨刀。

使用摆锯或者骨刀沿着前面已经插入的克氏针的方向进行截骨。将截骨之后的胫骨结节一点一点地掀起，同时进行内侧的骨膜剥离（**图7**）。在操作的过程中尽可能保留截骨骨块的血液供应。

也有的术者采取在胫骨结节的截骨远端使截骨变窄，在截骨远端造成青枝骨的做法进行截骨。但笔者没有尝试过。

图5 胫骨结节截骨线的设计

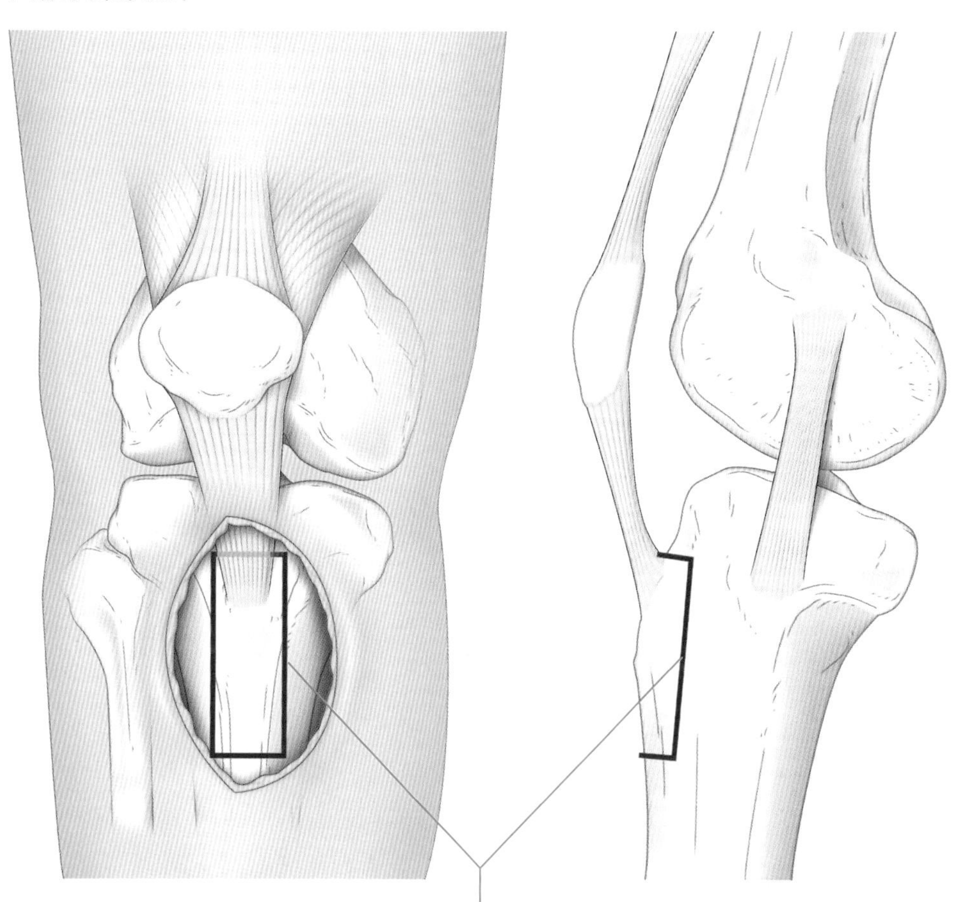
在冠状面，从胫骨结节到末端进行5cm左右的截骨

图 6　截骨时的注意点

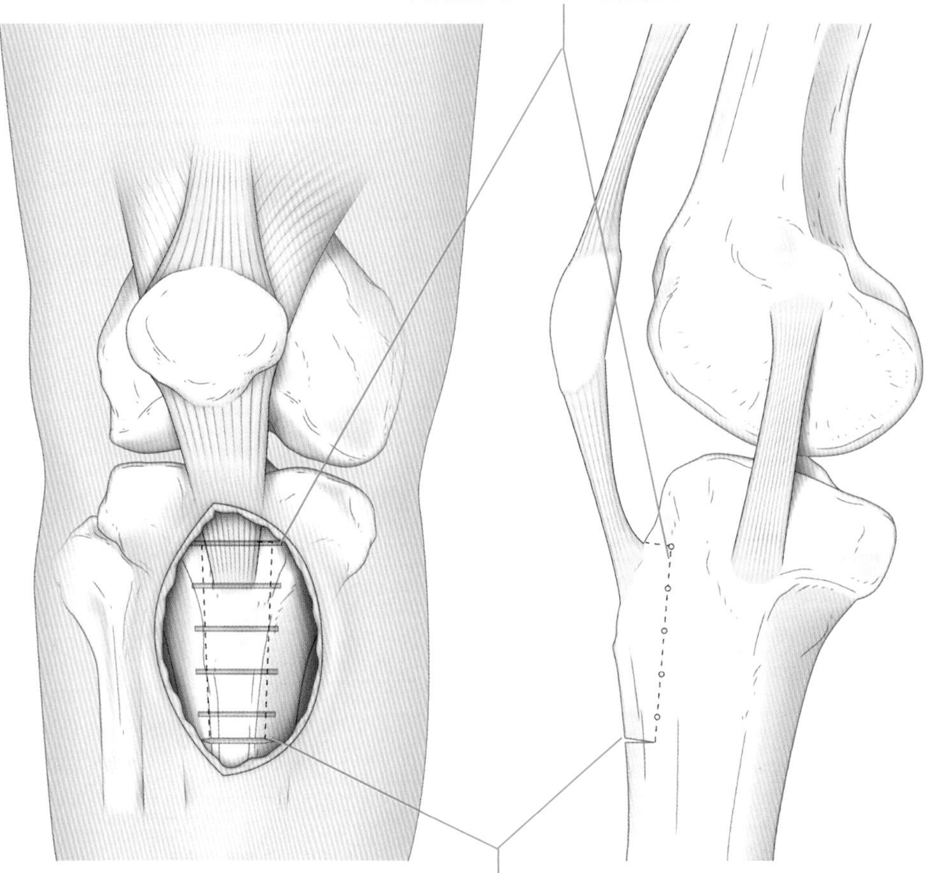
在胫骨结节截骨部位的外侧平行于截骨线插入数枚克氏针以防止骨折
在截骨的最末端用摆锯垂直于胫骨截骨。截骨的时候要防止发生非预期方向的骨折

图 7　胫骨结节内侧的骨膜剥离

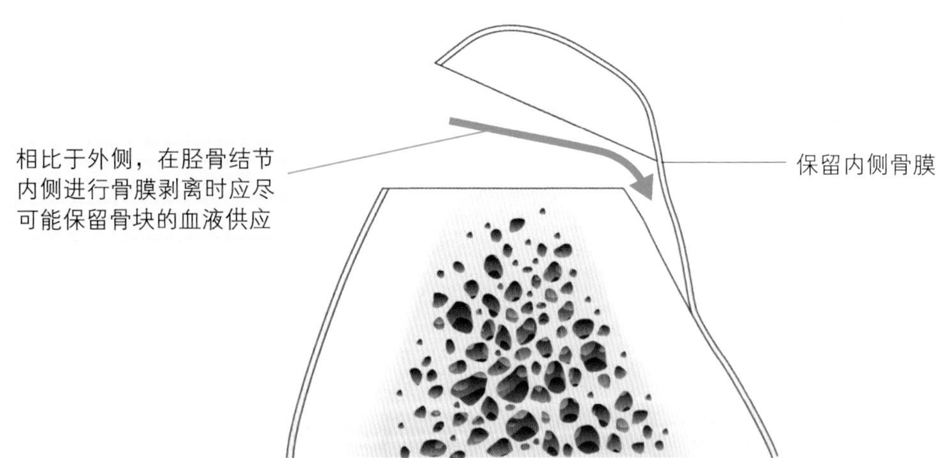
相比于外侧，在胫骨结节内侧进行骨膜剥离时应尽可能保留骨块的血液供应
保留内侧骨膜

5 临时固定和固定

使胫骨结节向内侧旋转。目前旋转到什么程度没有一个明确的标准，我们采取偏离胫骨结节中轴线的距离大约10mm为标准。使用2枚克氏针或者螺纹针临时固定，活动膝关节确认髌骨调整后的复位状态（**图8**）。

最后使用2枚直径4.5mm或者5.0mm的空心松质骨螺钉固定移动的截骨骨块，不需要在骨块下方进行植骨。

6 股内侧肌前置术

我们有选择地对有些病例按照Insall法进行股内侧肌前置术[7]（**图9**）。在髌骨内侧大约3cm处做皮肤切口，显露髌骨的内侧（**图4②**）。在股内侧肌外侧缘纵行切开内侧支持带，覆盖髌骨前面的1/4到1/3进行缝合。

手术技巧及注意事项

在截骨部位螺钉固定完成之后，要在术中进行髌骨轴位像摄片。一般来说，髌骨外侧移位应得到改善，但是有的病例还会残存髌骨倾斜。对于这样的病例，做股内侧肌前置和内侧支持带紧缩缝合的处理是必要的。这样处理之后多数髌骨倾斜病例可以得到改善。

图8 胫骨结节的内侧移动和固定

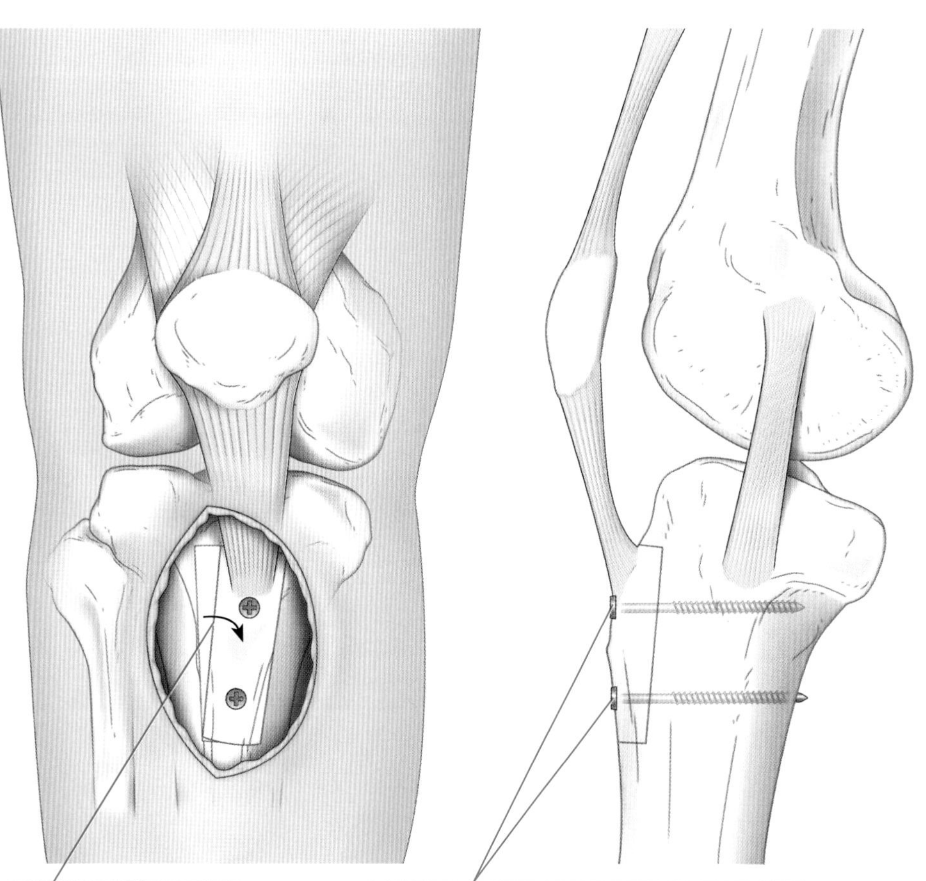
偏离胫骨结节中轴线的距离大约为10mm
用2枚直径4.5mm或者5.0mm的空心松质骨螺钉对移动骨块进行最终固定

图 9 股内侧肌前置术

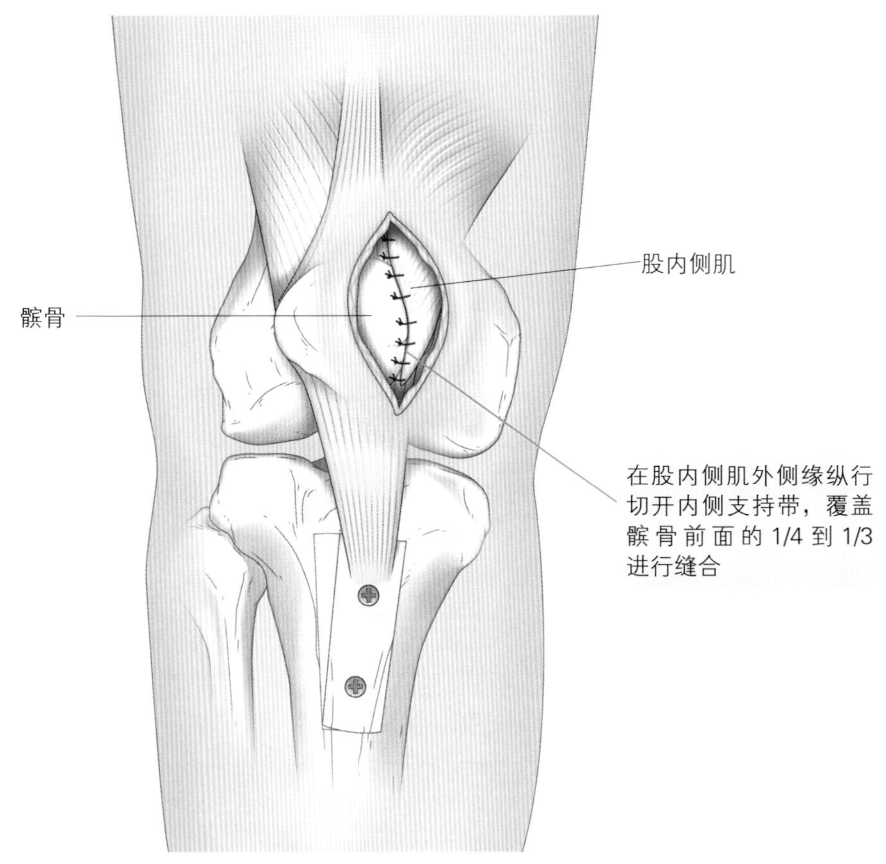
股内侧肌
髌骨
在股内侧肌外侧缘纵行切开内侧支持带，覆盖髌骨前面的 1/4 到 1/3 进行缝合

典型病例图解

【病例】手术适应证（术后）

术后即刻的 X 线片。

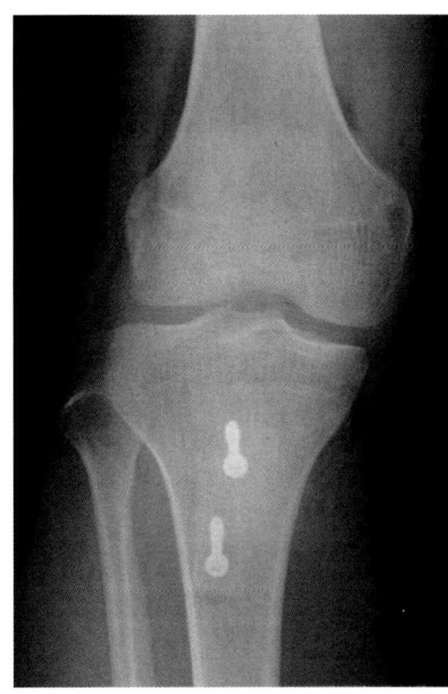

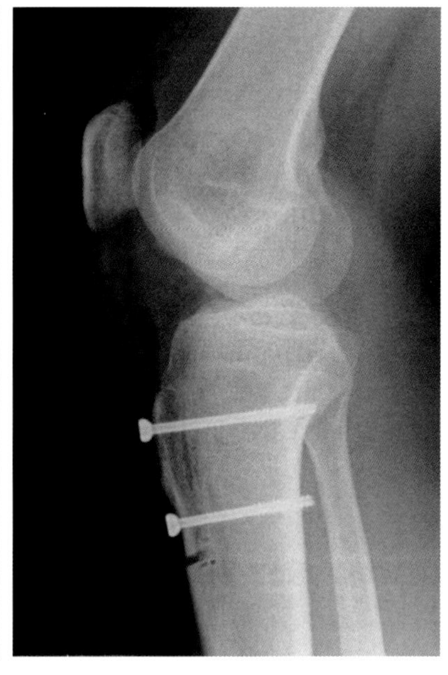

术后并发症及处理

还没有发生过严重的术后并发症。

在用螺钉固定胫骨结节的时候要注意不要损伤神经血管。

术后康复

膝关节支具固定大约1周，然后开始关节活动度的训练。术后2周开始部分负重步行训练，术后4周开始全负重步行训练。术后康复的目标是6个月恢复体育运动。

●文献

[1] 安達伸生 . 半腱様筋腱を用いた MPFL 再建術 . 膝関節外科の要点と盲点 , 文光堂 , 2005：166-167.

[2] DEIE M, et al. Reconstruction of the medial patellofemoral ligament for the treatment of habitual or recurrent dislocation of the patella in children. J Bone Joint Surg, 2003, 85-B：887-890.

[3] COS J S. Evaluation of the Roux-Elmslie-Trillat procedure for knee extensor realignment. Am J Sport Med, 1982, 10：303-310.

[4] 戸松泰介 . 膝蓋骨脱臼 · 亜脱臼の手術：distal realignment 反復性膝蓋骨脱臼に対する Elmslie-Trillat 縮小法 . 新 OS NOW No.24, 膝関節外科 - 手術手技のすべて , メジカルビュー社 , 2004：202-207.

[5] 越智光夫 , ほか . 膝蓋骨脱臼に対する腱性制動術の isometricity. 別冊整形外科 , 1992, 22：6-11.

[6] 越智光夫 , ほか . 定量ストレススカイラインビューの意義 . 別冊整形外科 , 1992, 22：38-43.

[7] 出家正隆 , 越智光夫 . 膝蓋骨脱臼 · 亜脱臼の手術：proximal realignment Insall 法. 新 OS NOW No.24, 膝関節外科 - 手術手技のすべて , メジカルビュー社 , 2004：193-201.

膝关节镜手术

复发性或习惯性髌骨脱位胫骨结节截骨术

Fulkerson 法

弘前大学医学院骨科副教授 石桥恭之
弘前大学医学院骨科讲师 津田英一

复发性或习惯性髌骨脱位的病因及手术方法

复发性髌骨脱位或者习惯性髌骨脱位，虽然多数是由于外伤致，但是髌股关节力线异常的解剖学因素也是发病的重要原因[1]。如果放任不管，不仅会使膝关节功能下降，还会带来不可逆的骨关节炎改变。因此，早期实现髌骨轨迹正常化是必要的。

手术的方法，主要分为近端力线重建和远端力线重建，还有将两种方法组合起来等多种术式。对于胫骨结节外侧移位的先天解剖学变异因素的病例，为了改善致病的原因，考虑采用远端力线重建的手术方法。本章就胫骨结节截骨术之一的Fulkerson法进行阐述[2]。

手术适应证

Fulkerson法的手术适应证强烈推荐在日常生活中或者体育运动时反复脱位或者半脱位，以及脱位恐惧试验阳性的患者。尤其是前面叙述过的胫骨结节外侧移位或者外翻膝Q角增大的病例更加适合。

Fulkerson法的手术禁忌证是骨骺线未闭的年轻患者。这样的病例建议采取内侧髌股韧带（以下简称MPFL）重建等软组织手术。另外，对胫骨结节外侧移位等解剖学因素较少的病例，临床上有时也会考虑MPFL重建手术。

术前再检查

◆ 外侧髌骨支持带的松紧度再检查

首先要确认是否有髌骨不稳的重要原因之一 —— 全身关节松弛症。另外，用髌骨倾斜试验和髌骨内侧移动试验来评价髌骨外侧支持带的松紧度（**图1**）。如果紧张，那么一定要在胫骨结节移位之前进行髌骨外侧支持带的松解。如果髌骨内侧移动试验显示内侧移动度很大，说明患者的关节韧带松弛比较厉害，这样的病例不建议进行外侧髌骨支持带的松解[3,4]。

◆ 影像学的再检查

髌骨脱位多数发生在儿童时期或者成长时期。判断骨骺线是否闭合，不能单纯依靠X线检查，而应该参考MRI等检查综合判断[5]。如果可以判断生长结束，那么就可以考虑选择截骨术进行治疗。

关于胫骨结节位置的评价，如果髌骨已经向外侧移位，就不能用Q角作参考，而要用CT来计算胫骨结节-股骨滑车沟（TT-TG）之间的距离来评价（**图2a**）[6]。另外，可以用侧位X线片来测量是否存在髌骨高位（**图2b**）。根据我科的研究，我们认为髌骨高位的病例术后残留不稳定性的倾向较大。

◆ 体位和麻醉的再检查

全身麻醉或者腰椎麻醉，仰卧位。一般不需要透视，但是还是建议使用可以在术中透视的手术台。

图 1　外侧髌韧带松紧度的确认

髌骨内侧移动试验中髌骨的内侧移动距离应该小于髌骨的 1/4。髌骨倾斜试验是以髌骨外缘掀起高度是否超过水平线来判断外侧髌骨支持带的松紧度，并以此来判断是否进行外侧髌骨支持带的松解。

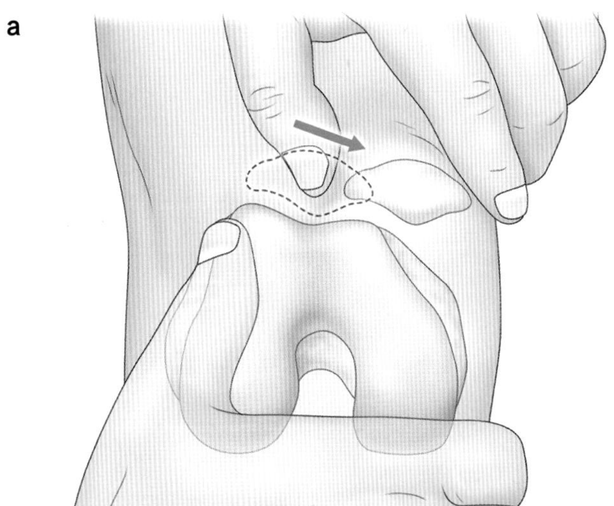
a

髌骨移动试验

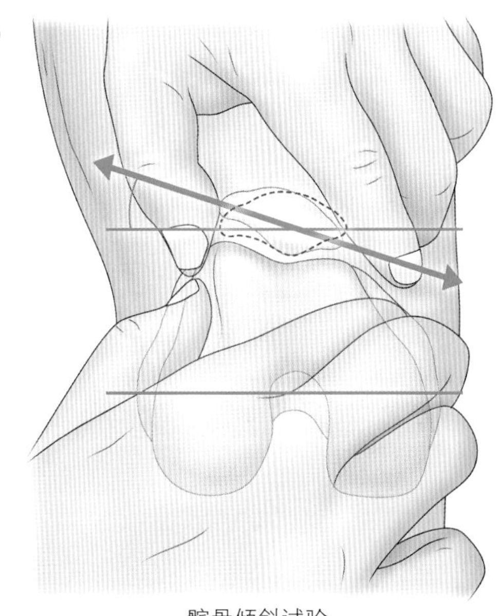
b

髌骨倾斜试验

图 2　术前影像评估

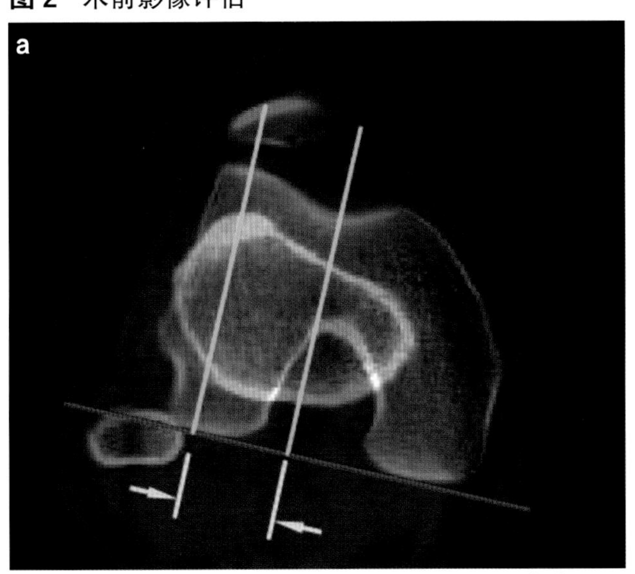
a

垂直于股骨后髁线，在胫骨结节（TT）和股骨滑车沟（TG）之间画水平线，测量该水平线的长度。

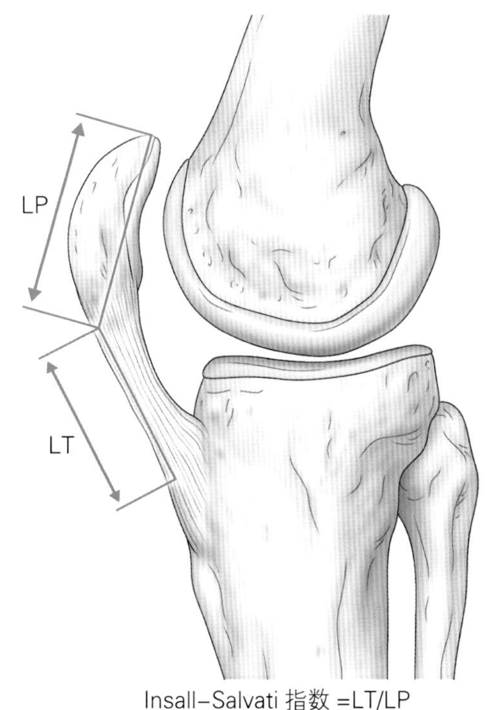
b
LP
LT

Insall-Salvati 指数 =LT/LP

手术流程

1 关节镜下观察髌骨轨迹

2 皮肤切口及胫骨结节的显露

3 外侧支持带松解

4 胫骨结节截骨 难点

5 胫骨结节前内方移位
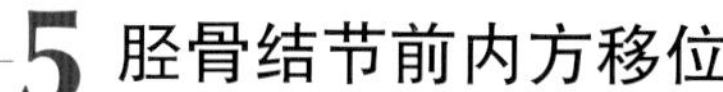

难点

6 胫骨结节的固定

7 植骨和骨膜的缝合

8 冲洗，留置引流管，闭合切口
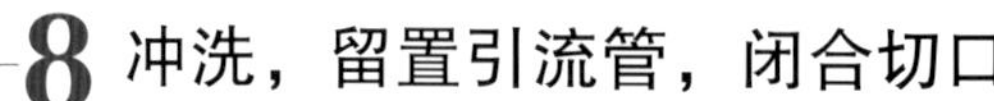

典型病例图解

【病例 1】手术适应证（术前）

15 岁，女，复发性髌骨脱位病例。

ⓐ正位片。虽然髌骨位于正位片的中央，但实际上髌骨向外侧移位（亚脱位），这是由于摄片时整个身体处于内旋位。

ⓑ侧位片。可以发现股骨滑车发育不良和厚髌骨（髌骨向外侧倾斜，看起来很厚）。

ⓒ 3D-CT 片。胫骨结节外侧移位的确认。

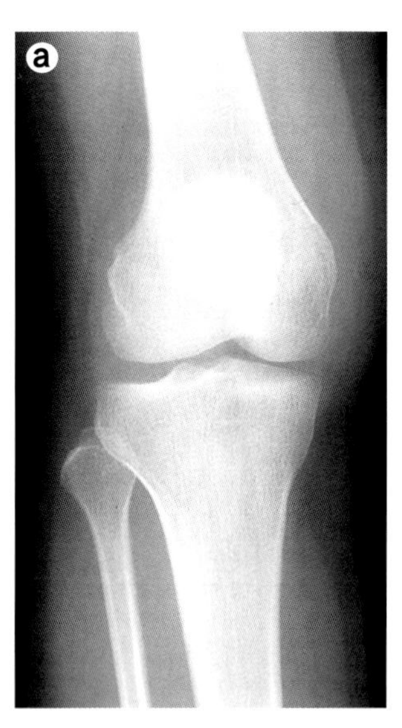
a
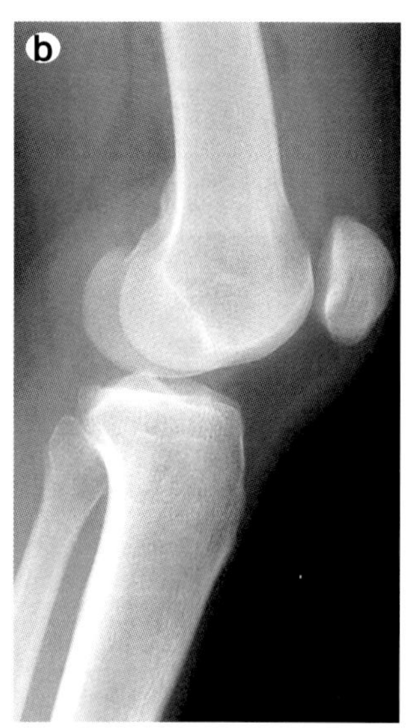
b
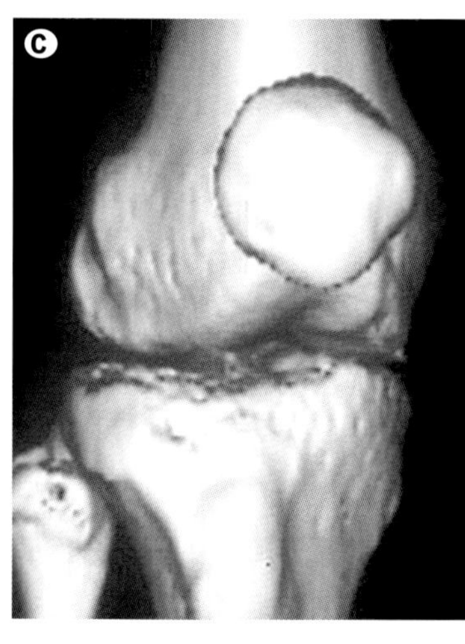
c

【病例 2】手术适应证（术前）

18 岁，男子，髌骨高位病例。

ⓐ术前普通正位 X 线片，示非常明显的髌骨高位。

ⓑ侧位片。Insall-Salvati 指数是 1.5。

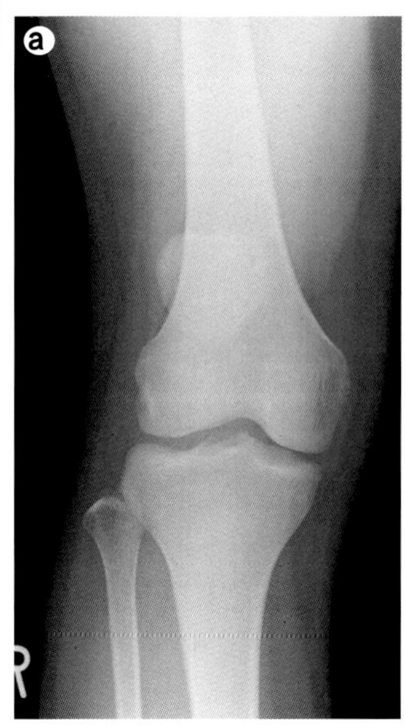
a
R
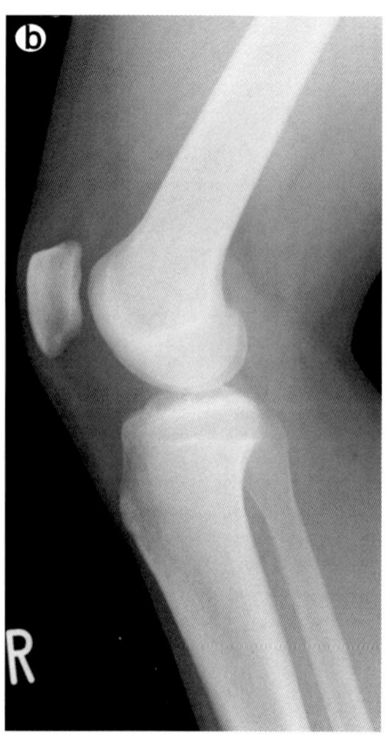
b
R

手术技术

1 关节镜下观察髌骨轨迹

通常从髌骨下外侧通道插入关节镜，观察膝关节屈伸时的髌骨轨迹。同时也可以评价MPFL的状态及软骨损伤的有无及外侧支持带的肥厚和紧张程度。需要关节内处理的时候也可以用关节镜适当处理。

手术技巧及注意事项

遇到髌骨外侧移位的病例时，需要注意通道过于偏向外侧会导致镜下观察困难的情况。

2 皮肤切口及胫骨结节的显露

原来的方法是采取外侧弧形切口[2]，但是为了尽可能避免隐神经髌下支损伤及减少术后瘢痕形成，通常采取横行切口（**图3**）[7]。在胫骨结节上方横行切开皮肤5~7cm，皮下组织上下充分剥离。切开髌韧带的内外侧缘，从髌韧带的后面剥离髌下脂肪，确认髌韧带的支点（**图4**）。

手术技巧及注意事项

（1）膝关节在伸直位髌韧带松弛，这时区分胫骨结节和髌韧带困难。因此，建议膝关节屈曲，使髌韧带紧张，在这种情况下髌韧带内外侧就会变得容易区分。

（2）有不能复位的髌骨、股骨外侧髁骨软骨骨折的情况下，按照原来的方法进行外侧弧形切除（**图5**）。然后通过外侧支持带松解显露关节腔，将游离骨块复位固定。

图3 皮切

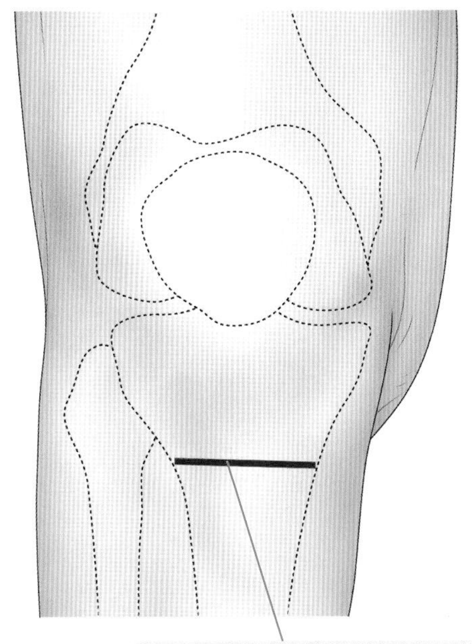
在胫骨结节顶点稍远端，沿着皮肤画线，横行切开皮肤 5~7cm

图4 胫骨结节显露

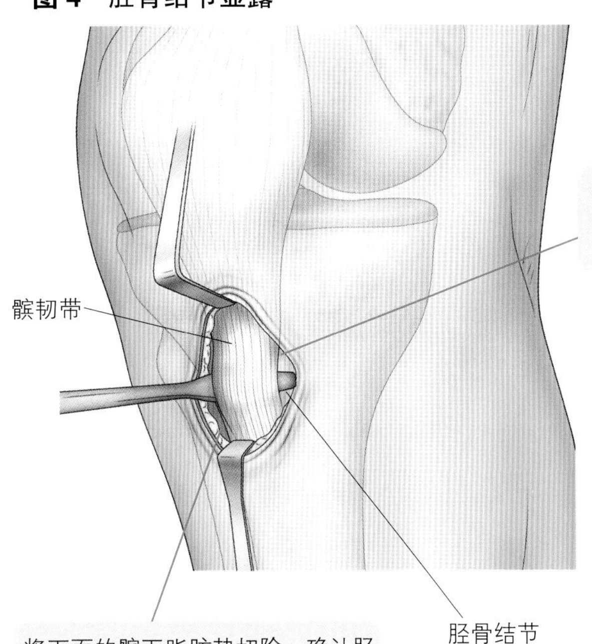
屈曲膝关节，区分髌韧带内外侧缘，切开
髌韧带
将下面的髌下脂肪垫切除，确认胫骨结节附着部
胫骨结节

图 5　从外侧支持带松解部位开始显露关节

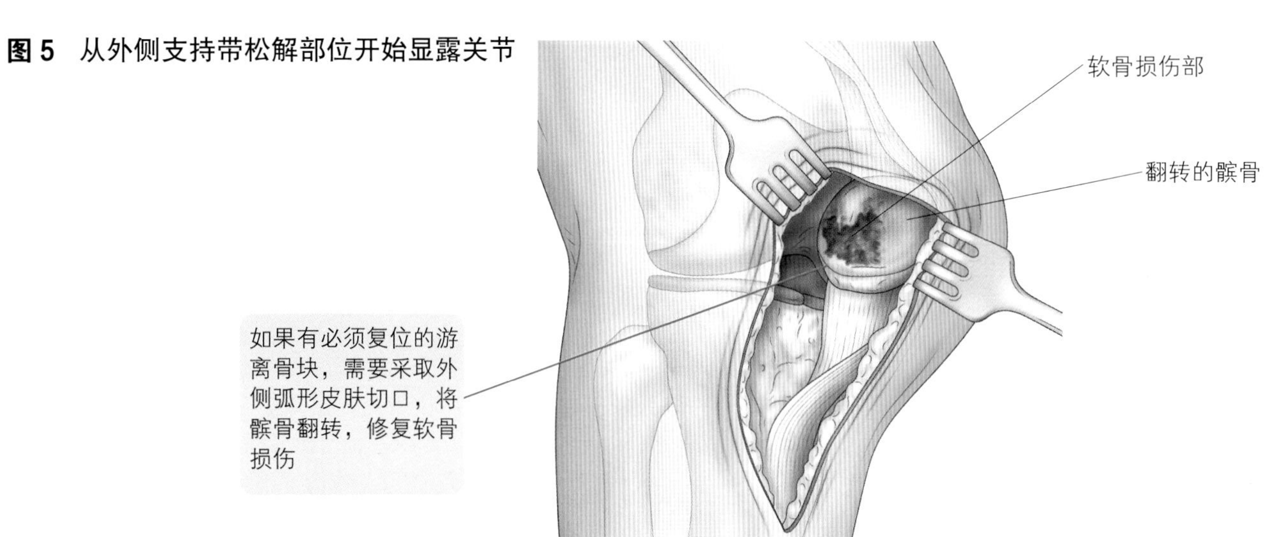

软骨损伤部
翻转的髌骨
如果有必须复位的游离骨块，需要采取外侧弧形皮肤切口，将髌骨翻转，修复软骨损伤

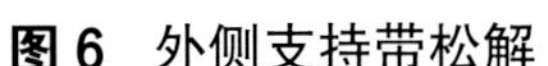

图 6　外侧支持带松解

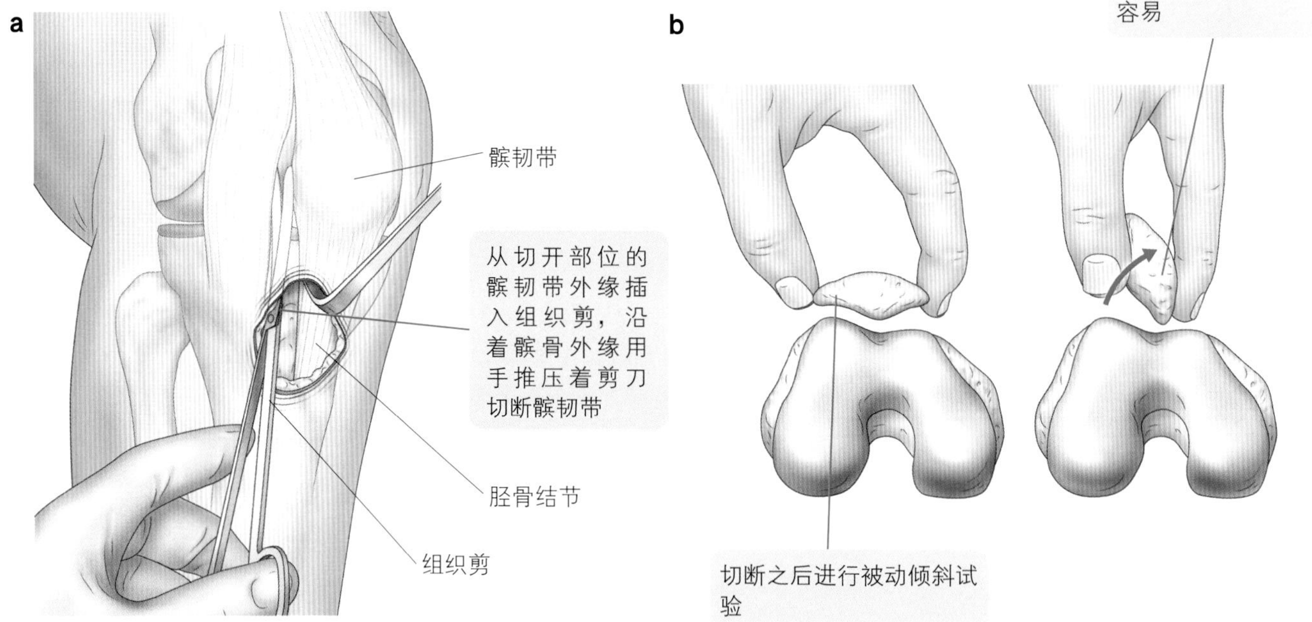

a
髌韧带
从切开部位的髌韧带外缘插入组织剪，沿着髌骨外缘用手推压着剪刀切断髌韧带
胫骨结节
组织剪
b
确认髌骨外缘提起很容易
切断之后进行被动倾斜试验

3 外侧支持带松解

术前评估如果有外侧髌骨支持带挛缩，必须对其进行松解。行髌韧带外侧缘皮下剥离，从髌韧带外侧切开部位插入组织剪进行支持带的切断（**图6**）。这时，用剪刀夹住支持带推压着剪刀向近端切断。用被动髌骨倾斜试验来确认髌骨外侧缘从皮肤上提起很容易。

手术技巧及注意事项

（1）外侧支持带松解如果不沿着髌骨外侧缘进行，那么术后有出血的可能。
（2）如果外侧支持带松解得不彻底，可能是术后残留疼痛的原因。

难点解析

不能在皮下进行外侧髌韧带切断！

如果不能在皮下进行外侧髌韧带切断，可以使用电刀或者高频超声刀在关节镜下切断。另外，用关节镜还可以探查外侧髌骨支持带的状况。

4 胫骨结节截骨

难点

在髌韧带内侧缘的延长线上切开骨膜，向内侧剥离骨膜1~1.5cm。同样在髌韧带外侧缘的延长线上纵行切开胫骨前肌附着部，在骨膜下向外侧剥离胫骨前肌，显露胫骨外侧面（**图7**）。

用骨刀在胫骨结节内侧面做截骨预定线，从内侧前方朝向外侧后方以大约30° 角插入2~3枚克氏针（**图8①**）。沿着这些克氏针的前缘打入骨刀进行截骨（**图8②**），在远端调整控制截骨厚度，使之逐渐变薄（**图9**）。远端截骨部位不完全截断，近端截骨部位插入Cobb骨膜剥离子使远端产生不完全骨折。

图 7 骨膜的剥离

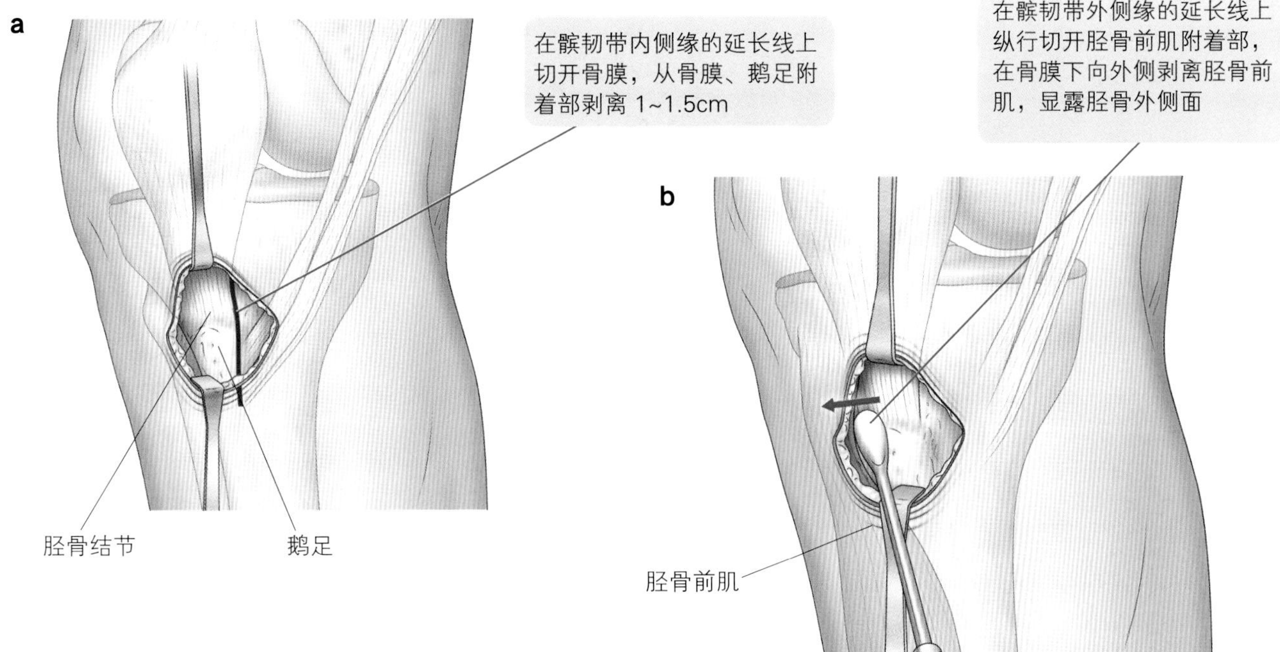
a
在髌韧带内侧缘的延长线上切开骨膜，从骨膜、鹅足附着部剥离 1~1.5cm
胫骨结节
鹅足
b
在髌韧带外侧缘的延长线上纵行切开胫骨前肌附着部，在骨膜下向外侧剥离胫骨前肌，显露胫骨外侧面
胫骨前肌

图 8 截骨部位插入克氏针

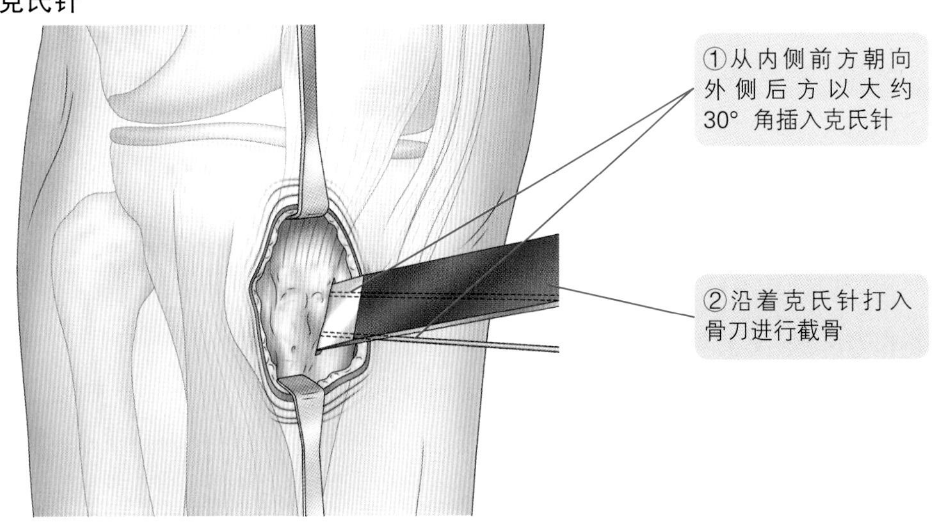
①从内侧前方朝向外侧后方以大约30° 角插入克氏针
②沿着克氏针打入骨刀进行截骨

手术技巧及注意事项

（1）根据克氏针的插入角度（截骨角度）可以调整胫骨结节向前方移动的距离（**图 10**）。

（2）有骨关节炎变化的病例胫骨结节向前方移动距离的增大会降低髌骨偏离力线的效果。

图 9　胫骨结节的截骨

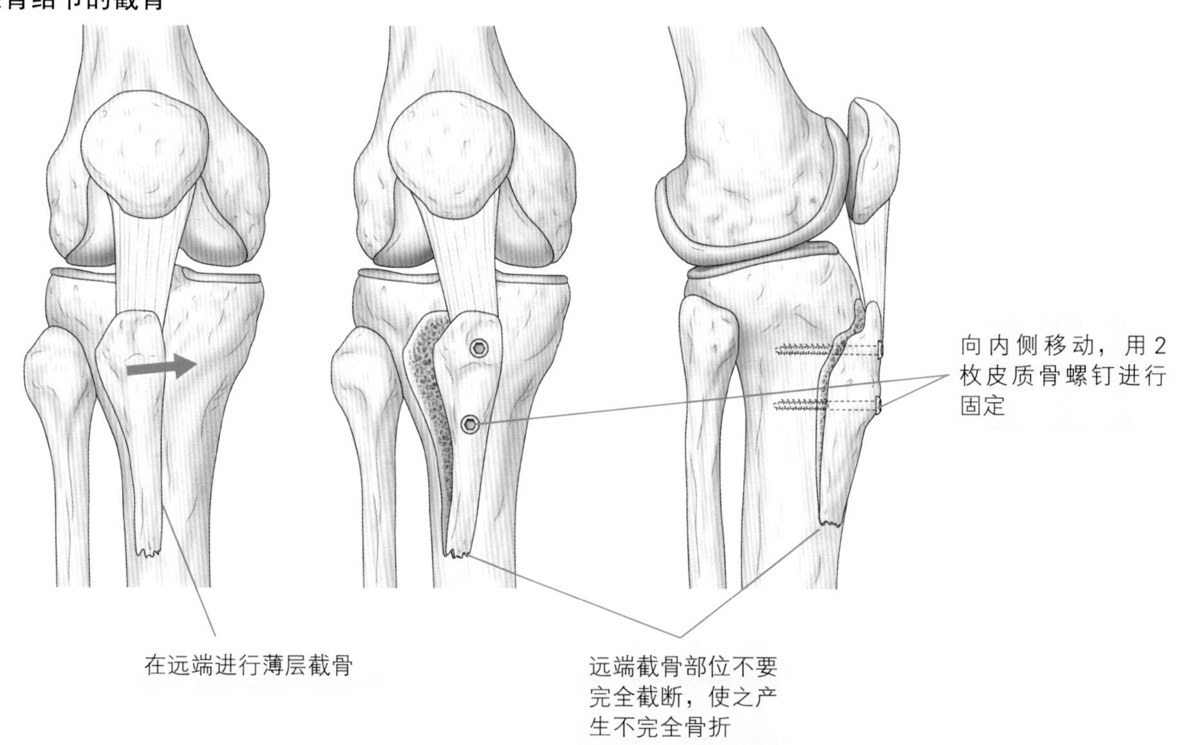
向内侧移动，用 2 枚皮质骨螺钉进行固定
在远端进行薄层截骨
远端截骨部位不要完全截断，使之产生不完全骨折

图 10　截骨角度和内侧移动及前方移动

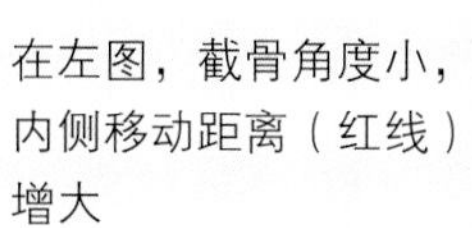
在左图，截骨角度小，内侧移动距离（红线）增大

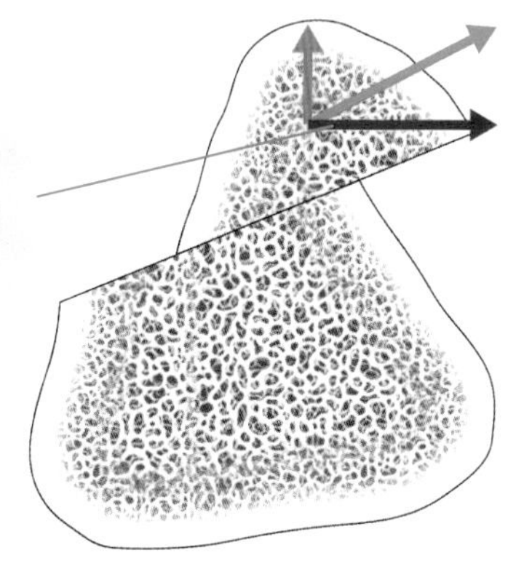

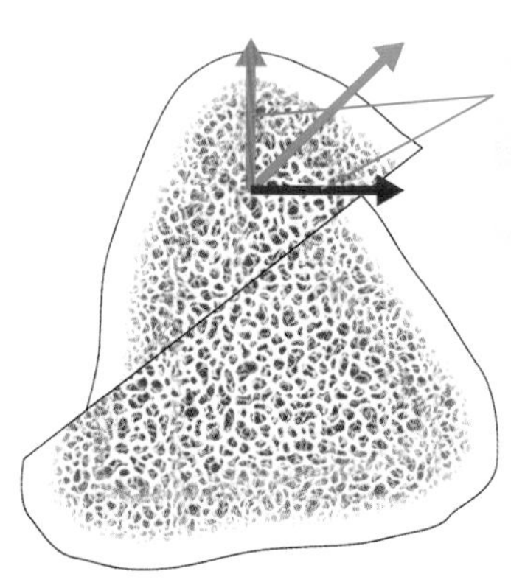
在右图，前方移动距离（橙色）增大，内侧移动距离（红色）减小

5 胫骨结节前内方移位

难点

以远端作为支点，胫骨结节近端向前内方向移位到可以改善Q角为止。通常，前内方向的移动距离大约为15mm。

截骨完成后用克氏针暂时固定，下肢内旋、外旋、中立位屈伸膝关节，确认髌骨轨迹。进一步用髌骨脱位恐惧感试验的检查方法在外侧施加应力屈伸膝关节，确认髌骨没有脱位及亚脱位。

如果在移位后仍然残存不稳定，那么就要考虑是进一步向内侧移位还是追加重建MPFL。髌骨高位的病例，胫骨结节完全截骨，向远端移位也会有效（参考【病例2】）。

难点解析

胫骨结节不能移动！

如果远端的截骨过厚或者截骨不充分，可能会发生胫骨结节移动困难的情况。这种情况需要用骨刀追加远端截骨。如果远端截骨完全截断，在皮肤上向远端推压，近端就有可能很容易向内侧移动。这种情况螺钉固定从远端开始，注意截骨部分不能向上漂浮。

6 胫骨结节的固定

髌骨轨迹稳定后，临时固定胫骨结节用的克氏针不要去除，直接用2枚皮质骨螺钉固定，然后再把临时固定用的克氏针去除（**图9、图11**）。

手术技巧及注意事项

（1）如果参考胫骨结节移动后固定用的克氏针拧入螺钉，即使术中不用透视也可以平行拧入螺钉。

（2）最严重的并发症是电钻和螺钉插入的时候发生神经血管损伤。可以在大腿后方插入叠成圆柱形的手术单使膝关节处于轻度屈曲位，这样神经血管就会相对松弛而不容易损伤（**图 12**）。

图 11 胫骨结节的固定

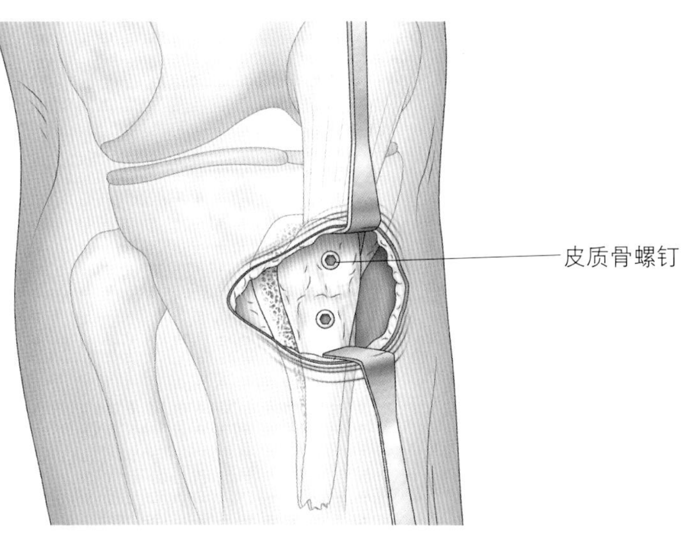
皮质骨螺钉

图 12 胫骨结节固定时的肢体位置

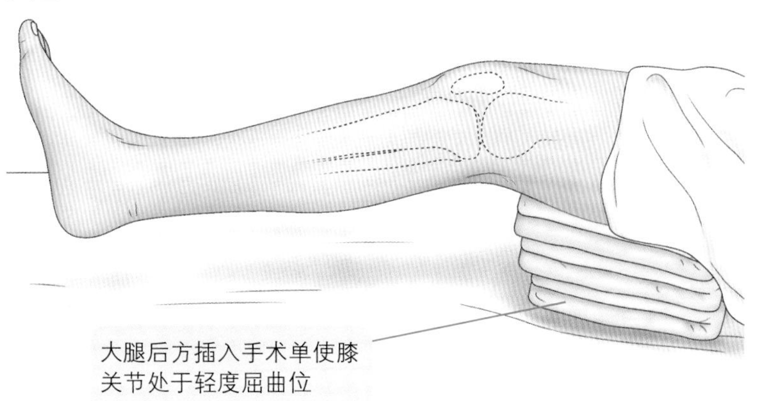
大腿后方插入手术单使膝
关节处于轻度屈曲位

7 植骨和骨膜的缝合

为了促进截骨部位的愈合，在向内侧移动的胫骨结节的后方胫骨内侧骨面用骨刀削去一层皮质，并在同一部位，从胫骨外侧截骨部位采取自体松质骨进行植骨（**图13**）。

截骨之前剥离的骨膜必须和胫骨结节牢固紧密缝合。但如果因为胫骨结节内侧移位，缝合比较困难，可以缝合到胫骨前肌筋膜上。

8 冲洗，留置引流管，闭合切口

充分冲洗，留置引流管，皮下用可吸收线缝合。因为此疾病年轻的女性多见，所以皮肤切口用愈合贴进行闭合。

图 13　植骨

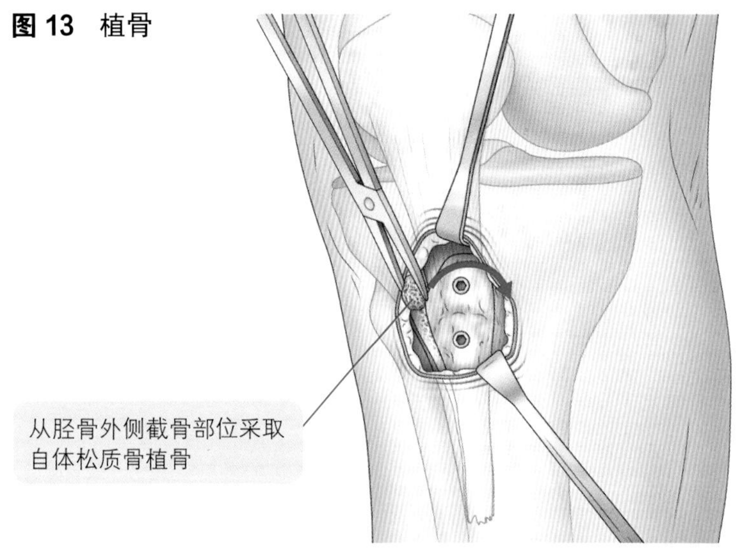
从胫骨外侧截骨部位采取
自体松质骨植骨

典型病例图解

【病例 1】**手术适应证（术后）**

Fulkerson 法术后，可以看到术前厚髌骨现象消失。
ⓐ正位片。
ⓑ侧位片。

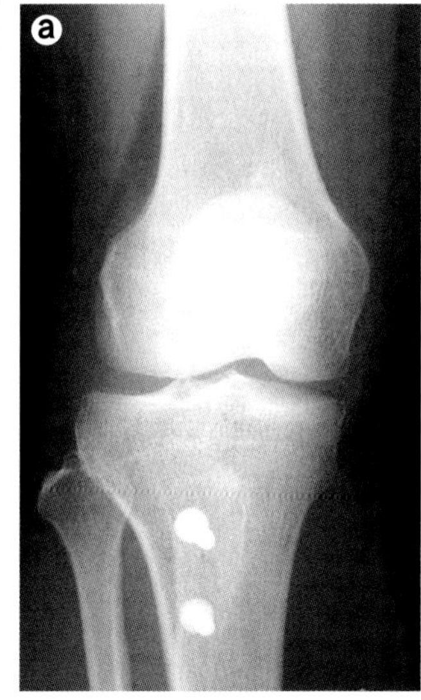
a

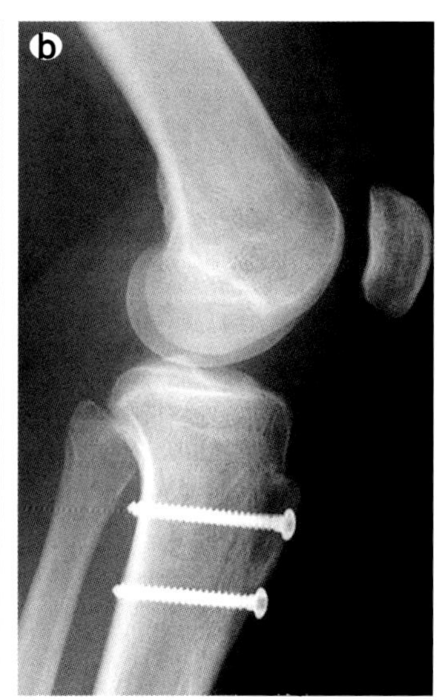
b

【病例 2】**手术适应证（术后）**

在 Fulkerson 法基础上，胫骨结节向远端移位（胫骨结节远端骨切除 1cm，移植在近端——箭头所指处）。
ⓐ正位片。
ⓑ侧位片。

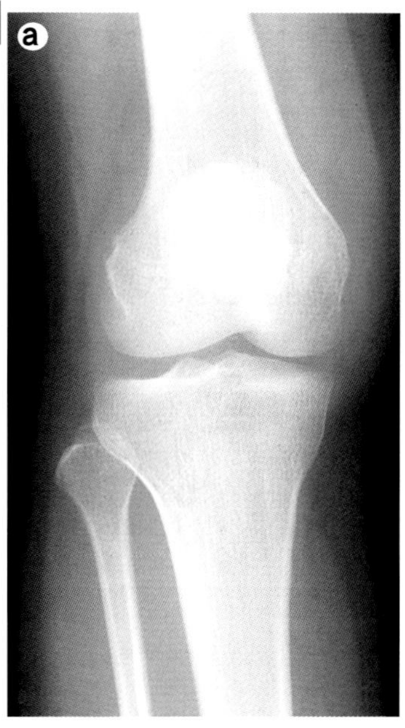
a

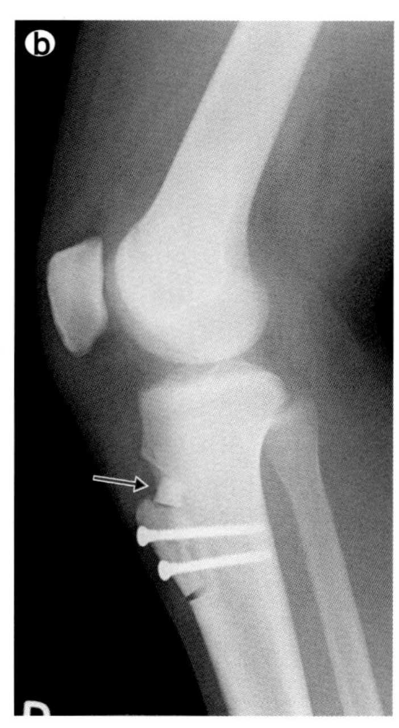
b

术后合并症及处理

如果固定在胫骨的螺钉距离髌韧带附着部很近，一定要注意术后在这一部位有发生骨折的风险。另外，即使截骨部位已经愈合，如果在胫骨骨强度没有十分坚强的时候开始运动，也有在胫骨远端发生骨折的风险。如果截骨部位延迟愈合，使用超声波骨折治疗仪（LIPUS）有促进骨折愈合的作用。

术后康复

术后利用膝关节支具在伸直位固定，并做冰敷冷疗。术后第二天拔除引流管，开始利用CPM进行关节活动度训练、直腿抬高练习等股四头肌训练。早期开始部分负重，根据疼痛情况2周之后开始全负重。

●**文献**

[1] 小林　晶 . 不安定膝蓋大腿関節障害の診断と治療 . 日整会誌 , 1990, 64：993-1015.

[2] FULKERSON J P. Anteromedialization of the tibial tuberosity for patellofemoral malalignment. Clin Orthop, 1983, 177：176-181.

[3] KOLOWICH P A, et al.Lateral release of the patella：Indications and contraindications. Am J Sports Med, 1990, 18：359-365.

[4] ISHIBASHI Y, OKAMURA Y, OHTSUKA H, et al. Lateral patellar retinaculum tension in patellar instability. Clin Orthop, 2002, 397：362-369

[5] SASAKI T, et al. MRI evaluation of growth plate closure rate and pattern in the normal knee joint. Am J Knee Surg, 2002, 15：72-76.

[6] DEJOUR H, et al. Factors of patellar instability：an anatomic radiographic study. Knee Surg Sports Traumatol Arthrosc, 1994, 2：19-26.

[7] TOMATSU T, IMAI N, HANADA T, et al. Simplification of Elmslie-Trillat procedure for patellofemoral malalignment. International Orthop, 1996, 20：211-215.

复发性或习惯性髌骨脱位胫骨结节截骨术

Blauth-Mann 法

NTT 东日本札幌医院骨科主任 井上雅之

复发性或习惯性髌骨脱位是由多种原因集中在一起导致的一种症候群，还有很多的未知问题。如果希望仅使用一种手术方法来治疗这个疾病，目前还不可能实现。所以，需要医生仔仔细细地检查患者，对于发现的问题尽可能用目前医学上最好的方法加以解决。目前主张的主要治疗方法有：

（1）近端力线重建（以下简称PR）；

（2）远端力线重建（以下简称DR）；

（3）PR+DR 法；

（4）外侧松解；

（5）软骨病变的治疗。

另外，髌骨高位、股骨外侧髁低位、肌肉平衡异常等问题目前还没有特别好的方法可以解决。虽然PR的方法常用，但是DR方法更为重要，单独DR或者作为PR联合手术的DR需要采取Blauth-Mann法[1-3]进行手术，所以现在将这种方法介绍给大家。

手术适应证

（1）保守治疗4个月以上（髌骨脱位用膝关节支具、股内收肌肌力训练等）没有症状及影像学改善的病例。

（2）有非常明显的髌骨外侧不稳定并因此有症状的患者。

（3）胫骨结节外侧偏移，Q角在20° 以上的患者。胫骨结节截骨在12~15mm，向内侧移动幅度在12mm以上的病例。

DR法比其他方法的优点

（1）可以调整胫骨结节的高度和内侧移动的距离，所以比Elmslie-Trillat（以下简称ET）法和Fulkerson法的移动幅度大。

（2）和ET法一样，可以避免髌股关节压力增大或者髌韧带损伤。

（3）由于移动的胫骨结节很厚，不容易发生骨折等情况。

（4）虽然实际遇到髌骨高位的可能性比较小，可一旦遇到，ET法、Fulkerson法就无法完成胫骨结节向远端移位，而DR法却可以调节髌骨的高度。

DR法的缺点

（1）胫骨结节恢复到原来的状态需要填补材料。以前一直使用BIOPEX®公司的产品，但最近改用OLYMPUS®的产品进行填补。如果不进行填补会产生凹陷，在美容上存在问题。

（2）也有的患者对移动后的胫骨结节向内侧突出（美容上的问题和站立时疼痛等）有意见。频繁站立的患者会发生移位后胫骨结节疼痛，给予足够的IC治疗是必要的。

（3）向内侧移动距离很大的时候，会发生过度矫正。要根据术前的手术设计，对移动距离和术后Q角进行确认。

术前影像诊断

不仅需要X线轴位片（30°，60°，90°），还需要利用MRI或者CT对半脱位的指标［适合角（congruence angle），倾斜角（ tilting angle），外移程度（lateral shift），Install指数（ Insall-Salvati ratio）等］和关节软骨的状态进行确认。另外，在医院期间还要利用CT对安静状态下和股四头肌用力时髌骨位置的移位程度进行确认。利用MRI对关节软骨损伤程度进行确认（**图1**）。

图 1　术前影像

Q 角增大，髌骨半脱位。

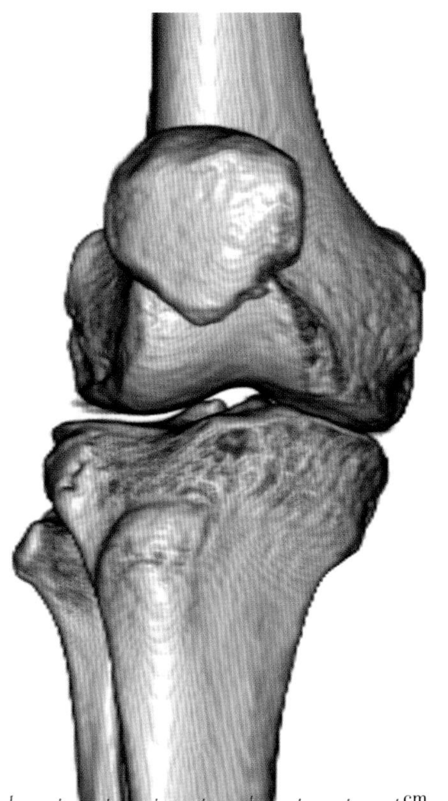
cm

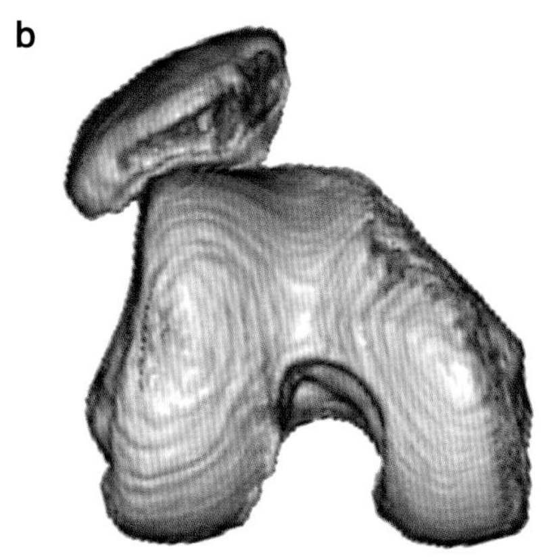
b

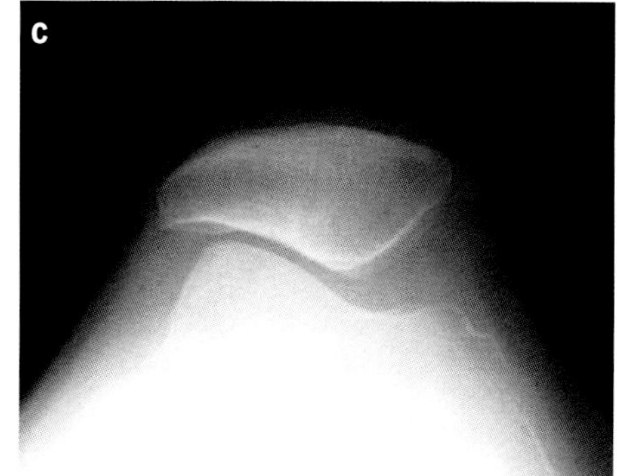
c

手术技术

1 手术入路

关节镜除了可以在髌骨下内侧及下外侧，还可以在髌骨上外侧观察髌骨轨迹。外侧支持带的松解在髌骨下外侧通道利用射频和剪刀进行（**图2**）。在胫骨结节近端横行切开皮肤，长4~5cm（**图3**）。皮下剥离后显露胫骨结节。膝关节屈曲，髌韧带两端用剪刀切开，显露胫骨结节（**图4**）。

图 2 髌骨外侧松解

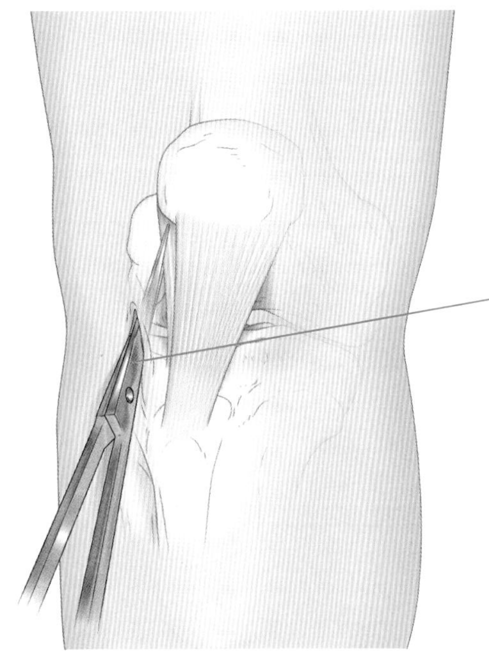
髌骨下外侧通道
用剪刀行外侧松
解，一直到髌骨
近端顶点

图 3 皮肤切口

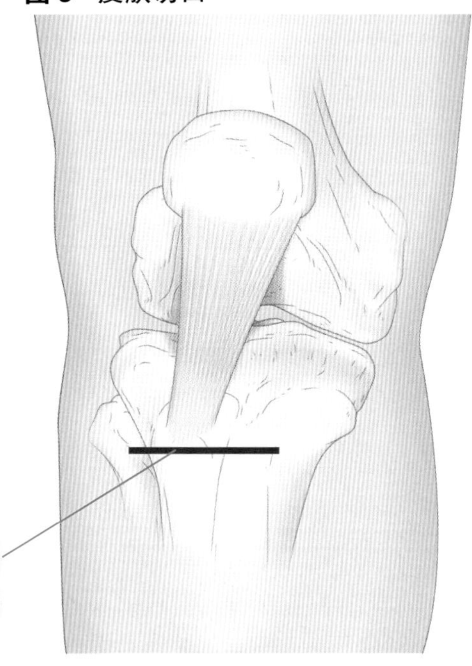
在胫骨结节近端横
行长切开皮肤，
4~5cm

图 4 胫骨结节的显露

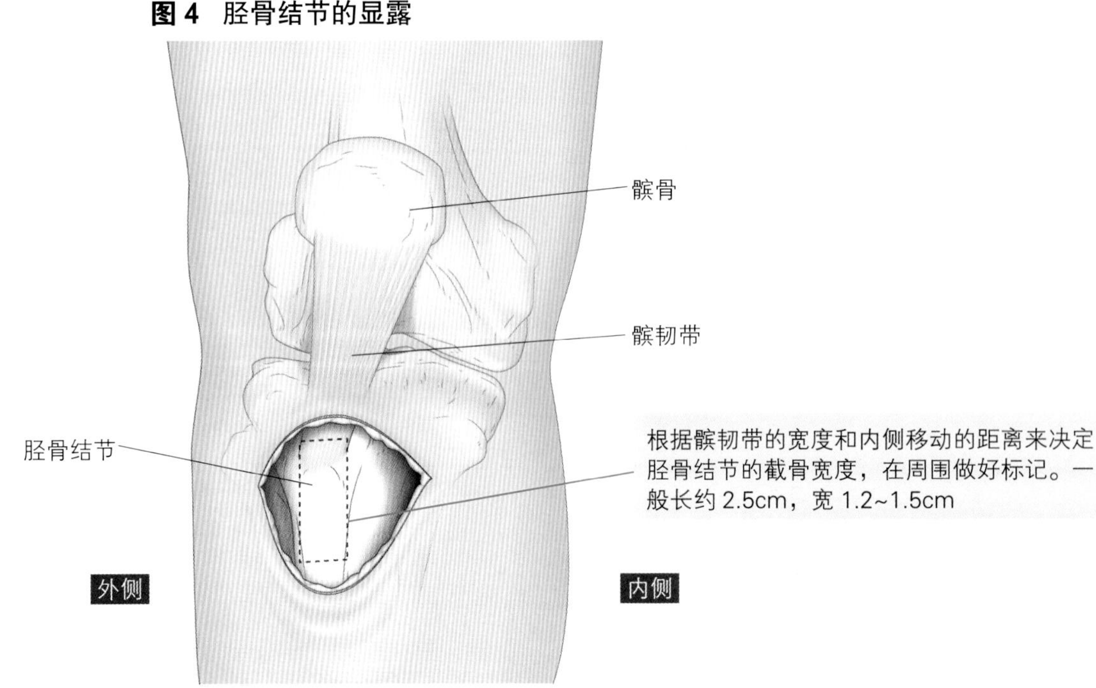
髌骨
髌韧带
胫骨结节
根据髌韧带的宽度和内侧移动的距离来决定
胫骨结节的截骨宽度，在周围做好标记。一
般长约 2.5cm，宽 1.2~1.5cm
外侧
内侧

2 截骨 难点

胫骨结节内侧面的骨膜用刀或者骨膜剥离子进行剥离，用直径1.5mm的克氏针在骨床上钻孔（**图5**）。用记号笔或者骨刀标记后，原则上按照长约2.5cm、宽1.2~1.5cm进行截骨。如果截骨宽度增加，内侧移动距离也会增大，可能会发生过度矫正的风险。因此，需要利用术前CT根据力线来决定。

手术技巧及注意事项

胫骨结节基底部截骨是本术式最有特点的地方，请按**图6**所示进行。截骨的内侧需要垂直于后方，深度为1.5~2cm（**图6a-①**）；外侧需要平行于胫骨内侧面（**图6a-②**）进行截骨，在截骨之前用直径1.5mm的克氏针预先钻孔（**图7**）。为了确保截骨时平行于胫骨内侧面，可利用标尺等进行截骨（**图7c**）。应该注意偶尔会有胫骨结节骨折和胫骨骨折的情况发生。记住，绝对没有必要将后方的骨皮质截断。如果截骨过宽会增加内侧移位，所以一定要在术前决定截骨宽度并且在术中非常注意。

图5　胫骨结节的剥离

图6　胫骨结节的截骨方向和胫骨结节移动后的状态

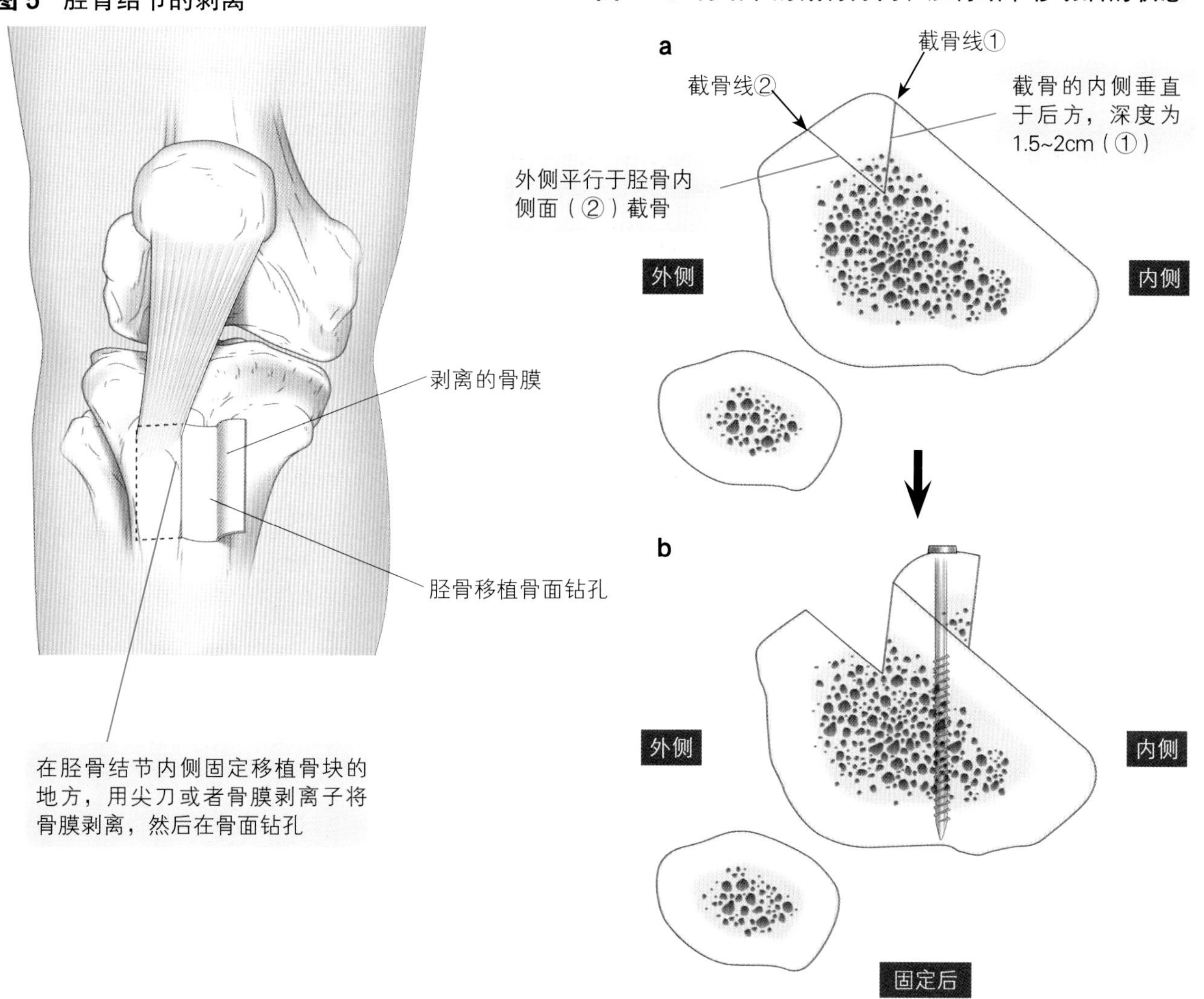
剥离的骨膜
胫骨移植骨面钻孔
在胫骨结节内侧固定移植骨块的地方，用尖刀或者骨膜剥离子将骨膜剥离，然后在骨面钻孔
a
截骨线①
截骨线②
截骨的内侧垂直于后方，深度为1.5~2cm（①）
外侧平行于胫骨内侧面（②）截骨
外侧
内侧
b
外侧
内侧
固定后

图 7　截骨

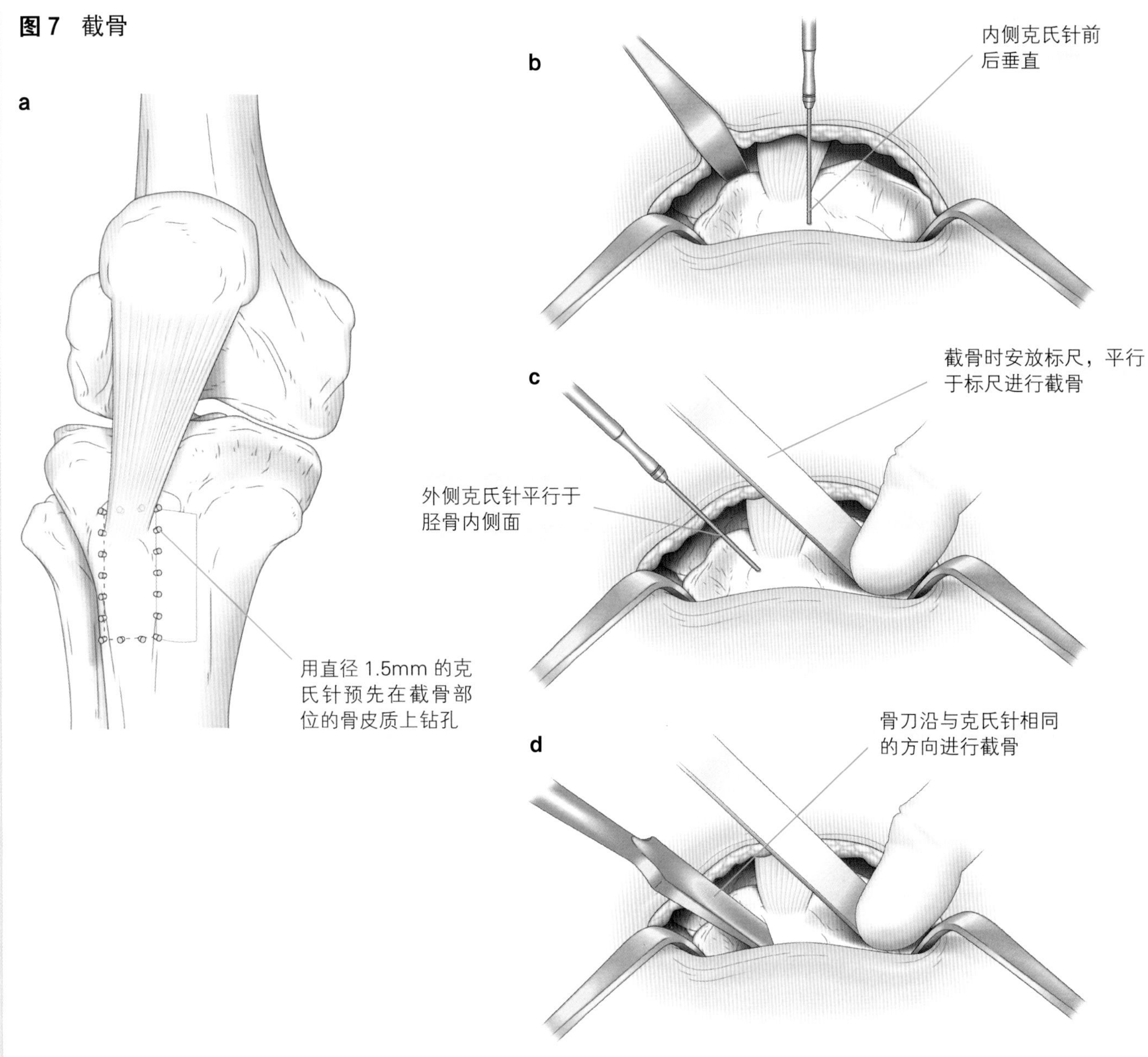
a
用直径 1.5mm 的克
氏针预先在截骨部
位的骨皮质上钻孔
b
内侧克氏针前
后垂直
c
截骨时安放标尺，平行
于标尺进行截骨
外侧克氏针平行于
胫骨内侧面
d
骨刀沿与克氏针相同
的方向进行截骨

3 胫骨结节的固定

胫骨结节的固定高度可以多少进行一些调整。为了使胫骨结节和髌韧带成为一体，需要在髌韧带后方和髌下脂肪垫之间进行剥离，使髌骨可以自由地向内侧移动。原则上按照Q角0° 来移动胫骨结节。用2枚空心螺钉导针固定，徒手或者利用关节镜根据髌骨轨迹来调节移动程度（**图8，图6b**）。如果确认此位置良好，则用2枚空心螺钉和垫片进行固定（**图9**）。移位后如果胫骨结节周围有不平整的地方，用摆锯修理平整。原来的胫骨结节部位缺损凹陷可以给予骨填充材料进行填充。最近OLYMPUS生产的骨填充材料（オスフェリオン®）得到了广泛使用，可以防止凹陷[4]。用オスフェリオン®尽可能覆盖骨膜和软组织，冲洗，留置引流管，缝合皮下组织及皮肤（**图10**）。

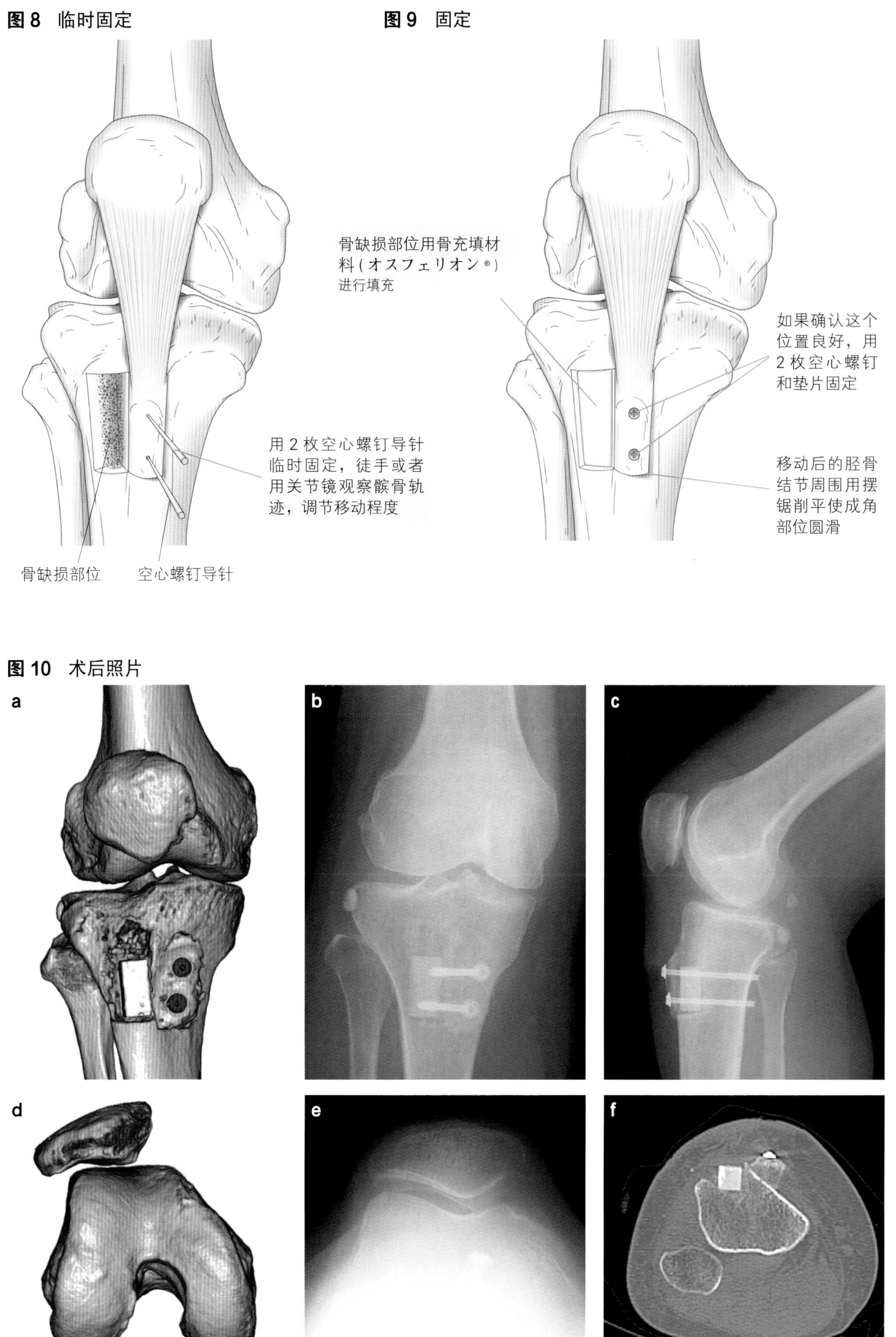
图 8 临时固定
用 2 枚空心螺钉导针临时固定，徒手或者用关节镜观察髌骨轨迹，调节移动程度
骨缺损部位
空心螺钉导针
图 9 固定
骨缺损部位用骨充填材料(オスフェリオン®)进行填充
如果确认这个位置良好，用 2 枚空心螺钉和垫片固定
移动后的胫骨结节周围用摆锯削平使成角部位圆滑
图 10 术后照片
a
b
c
d
e
f

术后并发症

◆过度矫正

一般来说，胫骨结节向内侧移动时，会出现截骨过宽导致过度矫正的可能性，需要注意。当移动距离不足的时候，可以通过减少截骨宽度来调整移动距离进行解决。当移动距离变小的时候，胫骨结节会向前方轻微移动，为了使胫骨结节高度合适，需要将胫骨结节的底部部分切除。为了防止这种情况的发生，术中在临时固定后，采取关节镜或者C臂机确认下肢力线是非常重要的。

◆其他并发症

（1）移位后由于胫骨结节或者螺钉钉头的原因，站立、跪坐时疼痛，胫骨结节突出。

（2）胫骨结节骨折或者形成假关节。

术后康复

从术后3日开始使用CPM训练关节活动度，以第一周90°、第二周120°为目标。从术后2周开始1/3负重、3周开始1/2负重、4周开始全负重。

●文献

[1] BLAUTH W, MANN M. Medialversetzung Tuberositas tibiaeund gleichzeitige Vorverlagerung. Z Orthop, 1977, 115：252-255.

[2] 中野　薫, 安田和則, ほか. 反復性膝蓋骨脱臼および亜脱臼に対する Blauth 法および Green 変法合併手術例の臨床成績. 北整災誌, 1992, 36：25-31.

[3] YASUDA K, TANABE Y, et al. The Blauth-Mann anteromedialization procedure of the tibial tuberosity for atheletes with recurrent dislocation of the patella. Am J of knee Surg, 1994, 7：151-158.

[4] 菅　寛之, 渡邊信佳, ほか. β-TCP· 自家海綿骨を補填剤とした Blauth 法術後の脛骨粗面骨欠損部の X 線学的変化. 中部整災誌, 2004, 47：1163-1164.

踝关节

针对 Blount 病的胫骨截骨术

手稻溪仁会医院骨科主任 辻野　淳

针对婴儿型Blount病的截骨术，进行手术的时机至关重要，在确诊且畸形进行性进展时，需在3~4岁，发生不可逆性的干骺端畸形以前进行手术治疗[1, 2]。

对于婴儿，如果保留骨膜，则即使截骨部不紧密接触也能获得良好的骨愈合。

由于骨愈合2年后进行重建，因此，为了保持矫正效果，稍微过度矫正的截骨较佳。

手术技术

1 体位

患儿取仰卧位，由于术中需要通过X线透视进行确认，因此将患儿移动至可透视整个下肢的位置。

2 腓骨的截骨

截骨在神经血管损伤的危险性较小的腓骨上1/3的部位进行。由于婴儿的骨膜较厚且坚固，因此要小心地剥离骨膜，通过插入小骨膜起子进行安全截骨。笔者使用微摆锯，但也可以用克氏针穿孔后用骨刀进行截骨。骨切除0.5 ~ 1cm即可（**图1**）。

手术技巧及注意事项

在使用微摆锯的情况下，为了防止热量造成的损伤，使用生理盐水进行降温。

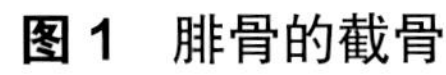

图1　腓骨的截骨

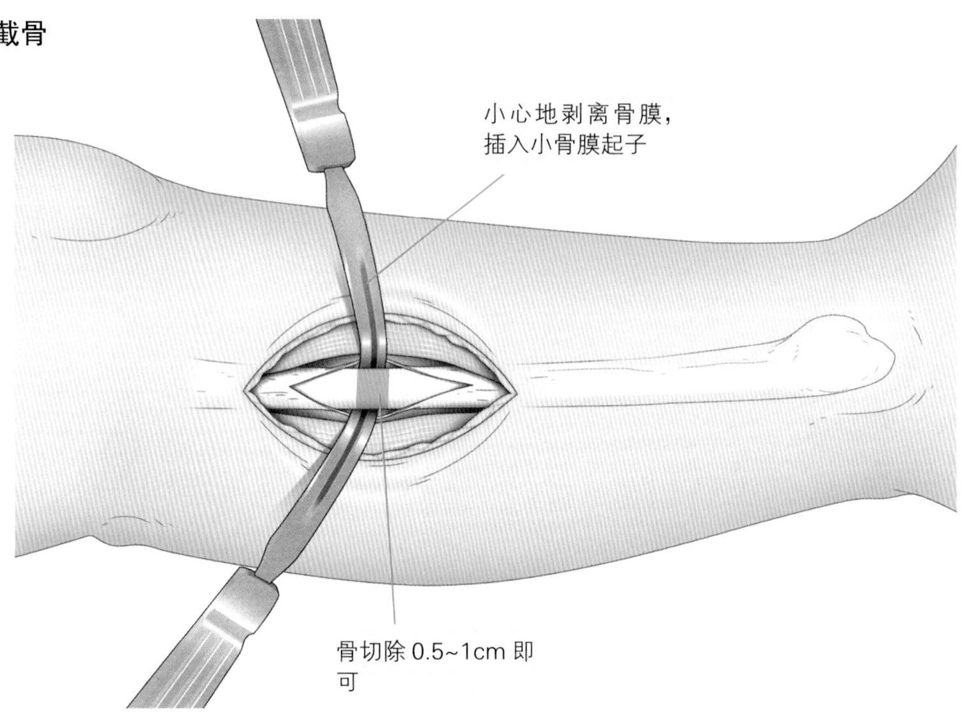
小心地剥离骨膜，
插入小骨膜起子
骨切除 0.5~1cm 即
可

图2　显露胫骨

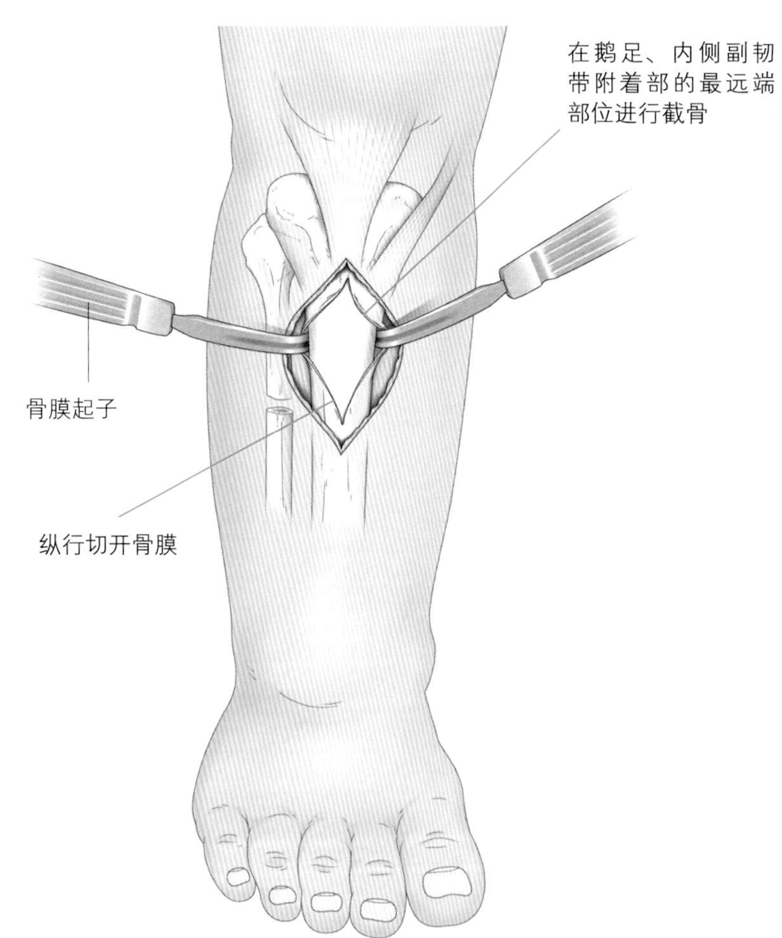
在鹅足、内侧副韧
带附着部的最远端
部位进行截骨
骨膜起子
纵行切开骨膜

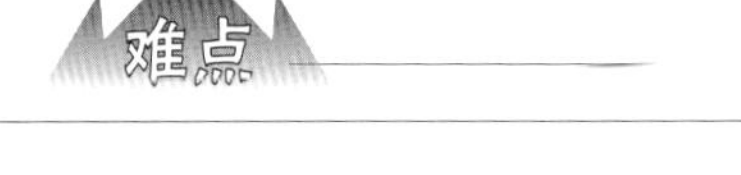

3 胫骨截骨　难点

从胫骨结节的远端做一个长约3cm的纵切口。纵行切开骨膜，插入骨膜起子的同时小心地将骨膜向胫骨后方剥离。截骨在鹅足及内侧副韧带附着部的最远端的部位，在保护后方软组织的状态下进行（**图2**）。截骨后，在保持小腿远端稳定且近端向内侧移动的同时将胫骨截骨远端外侧部向截骨近端的髓腔内嵌入的方式进行矫正（**图3**）。关于矫正角度，在X线透视下利用软线，连接股骨头中心与踝关节中心，即Mikulicz线，Mikulicz线通过膝关节面中点外侧（**图4**）。矫正后用克氏针临时固定（**图5**）。

4 外固定架的设置

以前使用贯穿型的Sturla Heise式外固定架™，但是现在已弃用。现在使用Ilizarov外固定架™。在近端使用1个圆环，在远端使用2个圆环。在近端由于存在包括胫骨结节部的骨骺线，因此首选贯通钉。在远端可以适当并用半钉（**图6**）。得到充分的固定后拔除克氏针。最后在X线透视下再次确认矫正角度并关闭创口。

图 3　截骨后的矫正

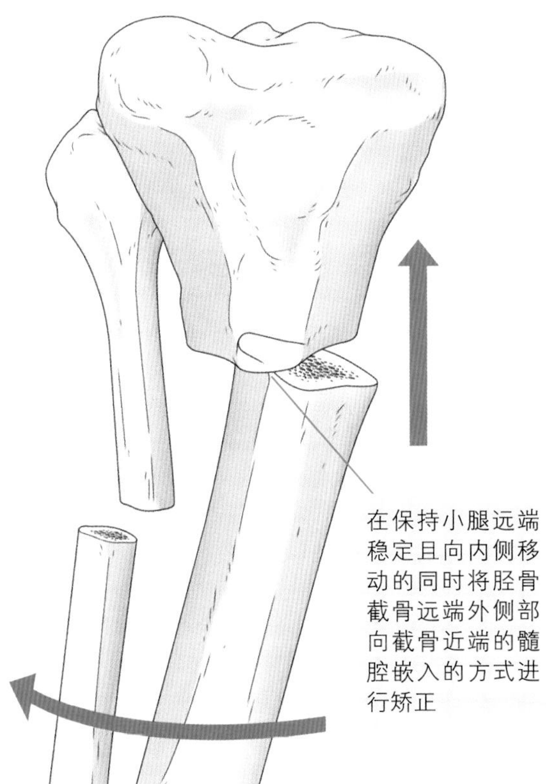
在保持小腿远端稳定且向内侧移动的同时将胫骨截骨远端外侧部向截骨近端的髓腔嵌入的方式进行矫正

图 4　矫正角度的确认

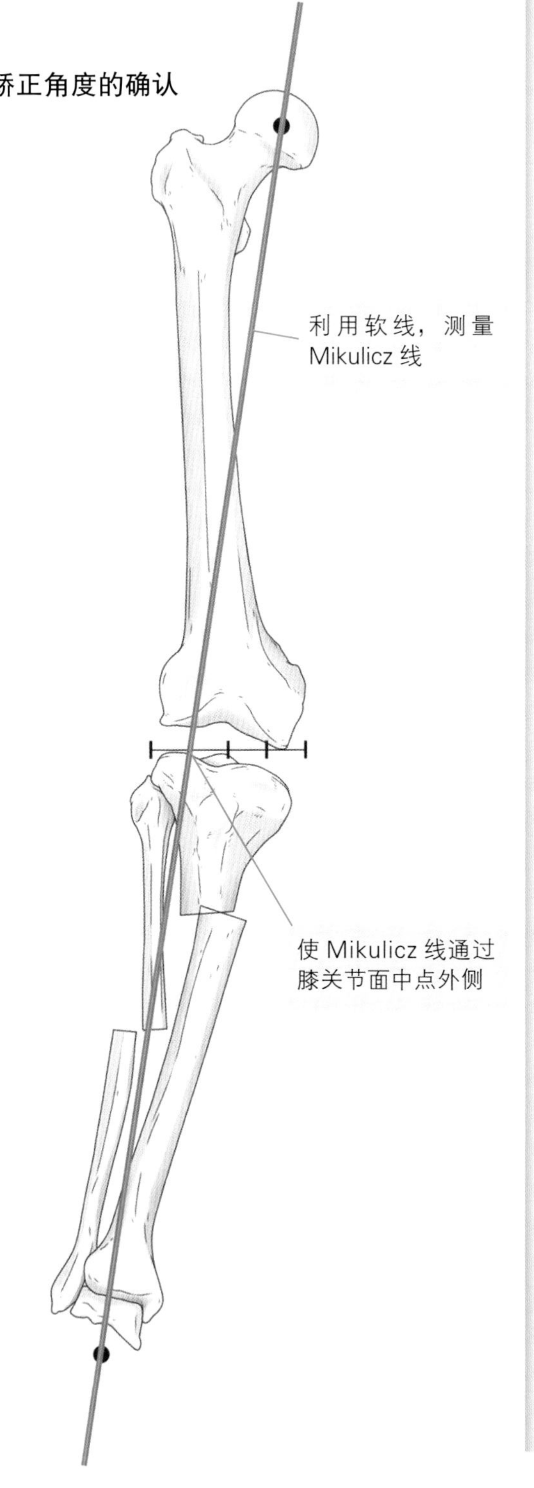
利用软线，测量Mikulicz 线
使 Mikulicz 线通过膝关节面中点外侧

图 5 临时固定

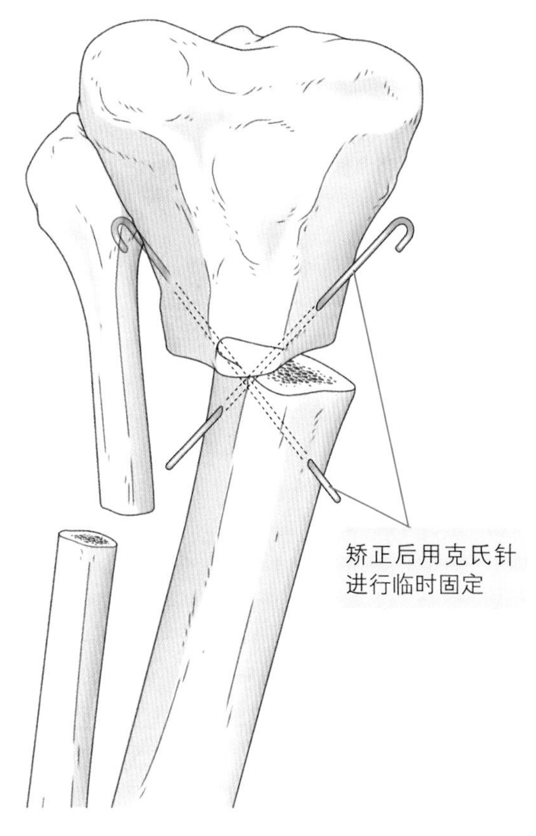
矫正后用克氏针
进行临时固定

图 6 通过 Ilizarov 外固定架™进行固定

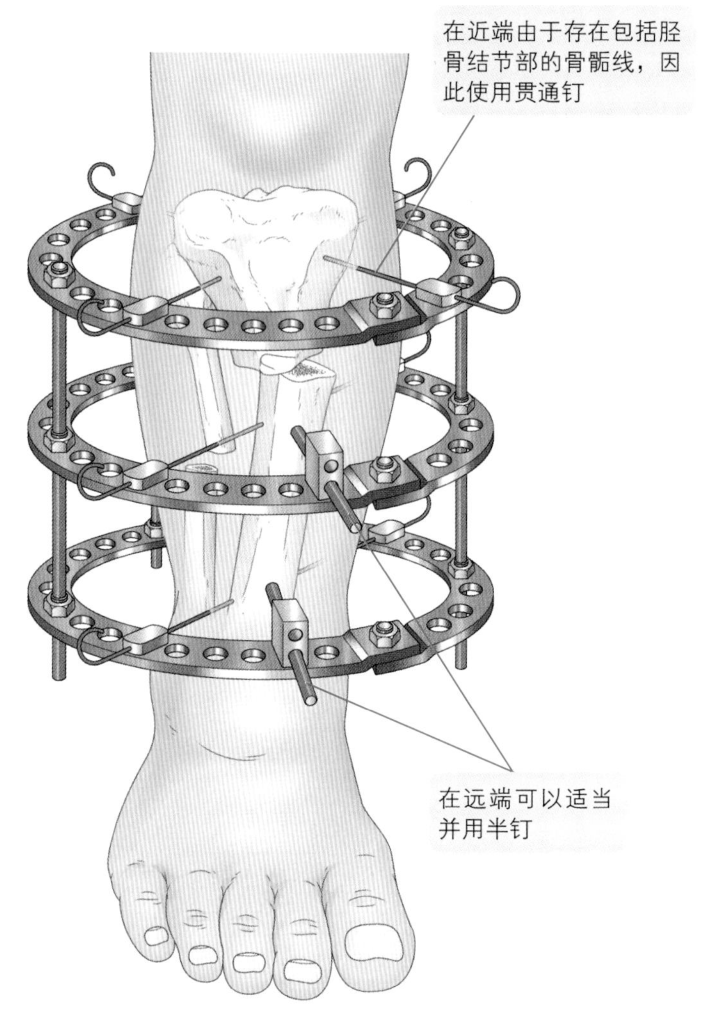
在近端由于存在包括胫
骨结节部的骨骺线，因
此使用贯通钉
在远端可以适当
并用半钉

手术技巧及注意事项

虽然不推荐使用单边外固定架，但在不得已时可以使用。由于在压迫截骨部易出现内翻，因此继续保留克氏针。

●文献

［1］辻野　淳，安田和則．Infantile type Blount 病の診断と治療法．膝，1993, 19：61-65.

［2］辻野　淳，安田和則．幼児期 O 脚変形における鑑別診断と治療法の選択．日小整会誌，1996, 5：364-368.

踝关节

针对踝关节骨性关节炎的胫骨远端截骨术

奈良县立医科大学骨科　谷口　晃
奈良县立医科大学骨科　田中康仁

针对进展期的踝关节骨性关节炎，治疗方法有踝关节融合术和人工踝关节置换术（以下简称TAA）[1]。但是，对于中期的踝关节骨性关节炎，牺牲关节功能的踝关节融合术和存在下沉等并发症危险性的TAA创伤较大，不宜使用。

笔者们对特征为关节间隙局部变窄的Ⅱ期和关节间隙的消失局限在踝关节内侧面的Ⅱ-a期踝关节骨性关节炎进行踝上截骨术取得了良好的效果[2, 3]。在本手术方法中，通过纠正针对下肢负荷轴的踝关节力线，能够保留踝关节功能，同时可以减轻疼痛并恢复步行能力。本章主要对胫骨远端截骨术的手术方法进行解说。

手术技术

1 术前设计

在距内踝尖5cm的近端设定截骨线，以截骨术后正位上胫骨远端关节面角（TAS角）96°、侧位上胫骨远端关节面角（TLS角）81°对开放式楔形截骨的方式进行作图，确定骨移植块的大小。

2 腓骨截骨

以距外踝尖上方约7cm的位置为中心，沿腓骨轴线长约2cm的皮肤切口（**图1**）。为避免损伤腓骨肌腱将其向后牵拉，暴露腓骨，并在近端前方向远端后方的平面进行截骨（**图2**）。

3 胫骨截骨　难点

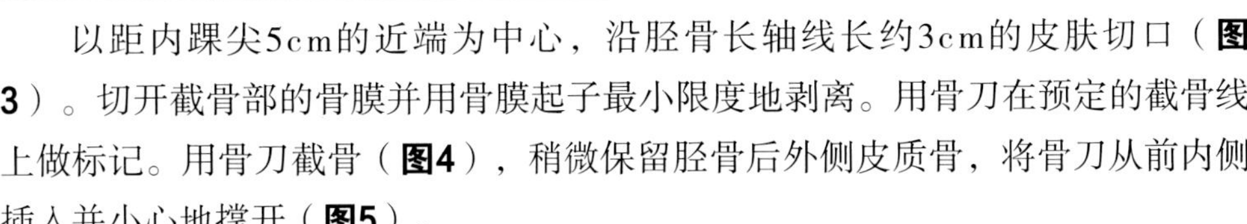

以距内踝尖5cm的近端为中心，沿胫骨长轴线长约3cm的皮肤切口（**图3**）。切开截骨部的骨膜并用骨膜起子最小限度地剥离。用骨刀在预定的截骨线上做标记。用骨刀截骨（**图4**），稍微保留胫骨后外侧皮质骨，将骨刀从前内侧插入并小心地撑开（**图5**）。

图 1　腓骨截骨的皮肤切口

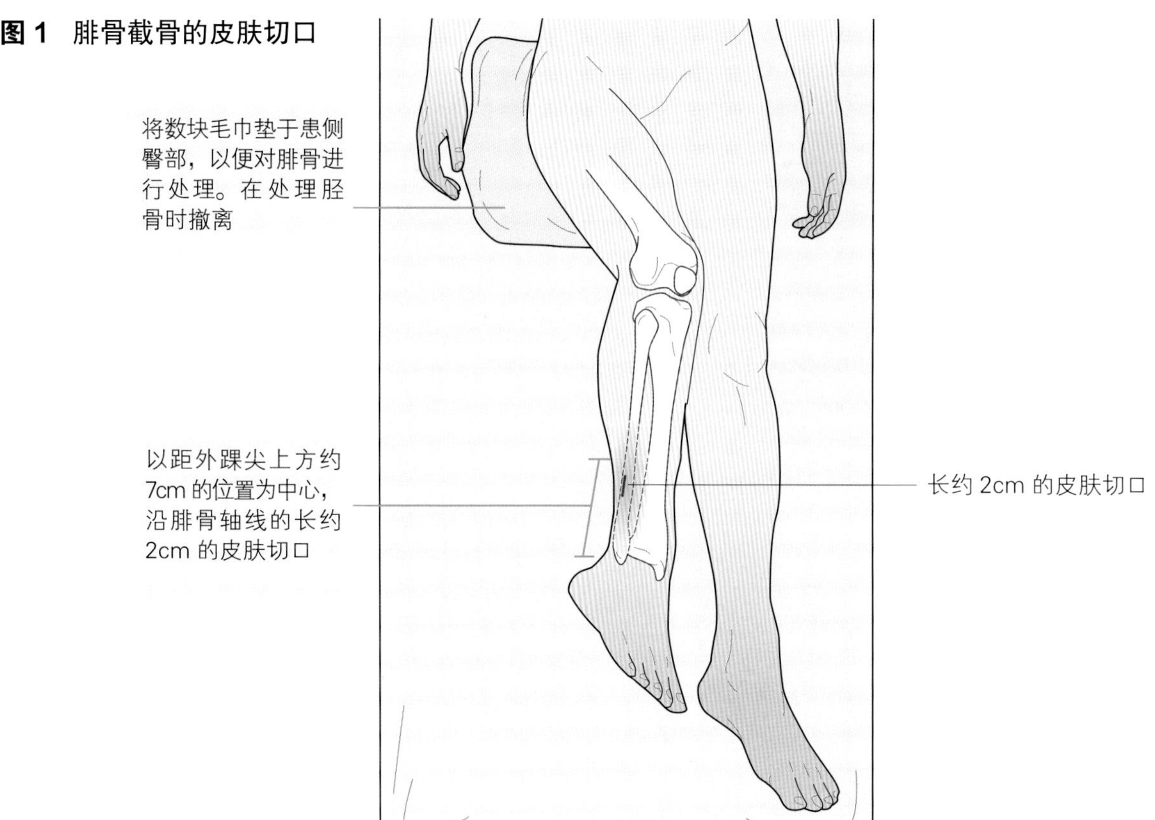
将数块毛巾垫于患侧臀部，以便对腓骨进行处理。在处理胫骨时撤离
以距外踝尖上方约7cm的位置为中心，沿腓骨轴线的长约2cm的皮肤切口
长约2cm的皮肤切口

图 2　显露腓骨

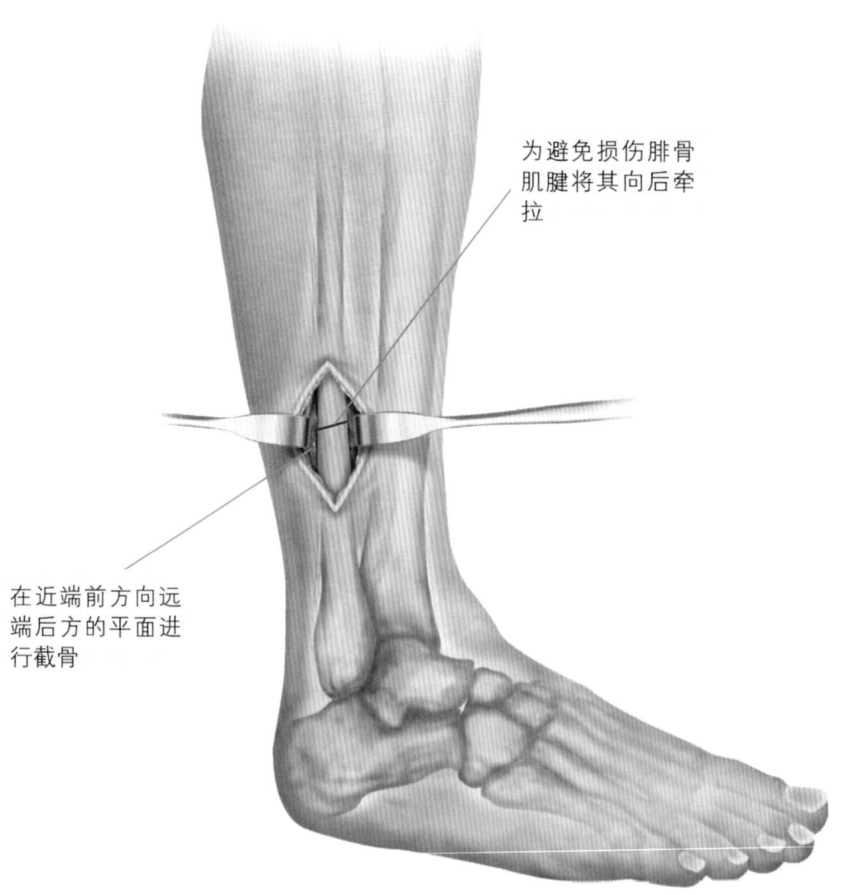
为避免损伤腓骨肌腱将其向后牵拉
在近端前方向远端后方的平面进行截骨

图 3 胫骨截骨处的皮肤切口

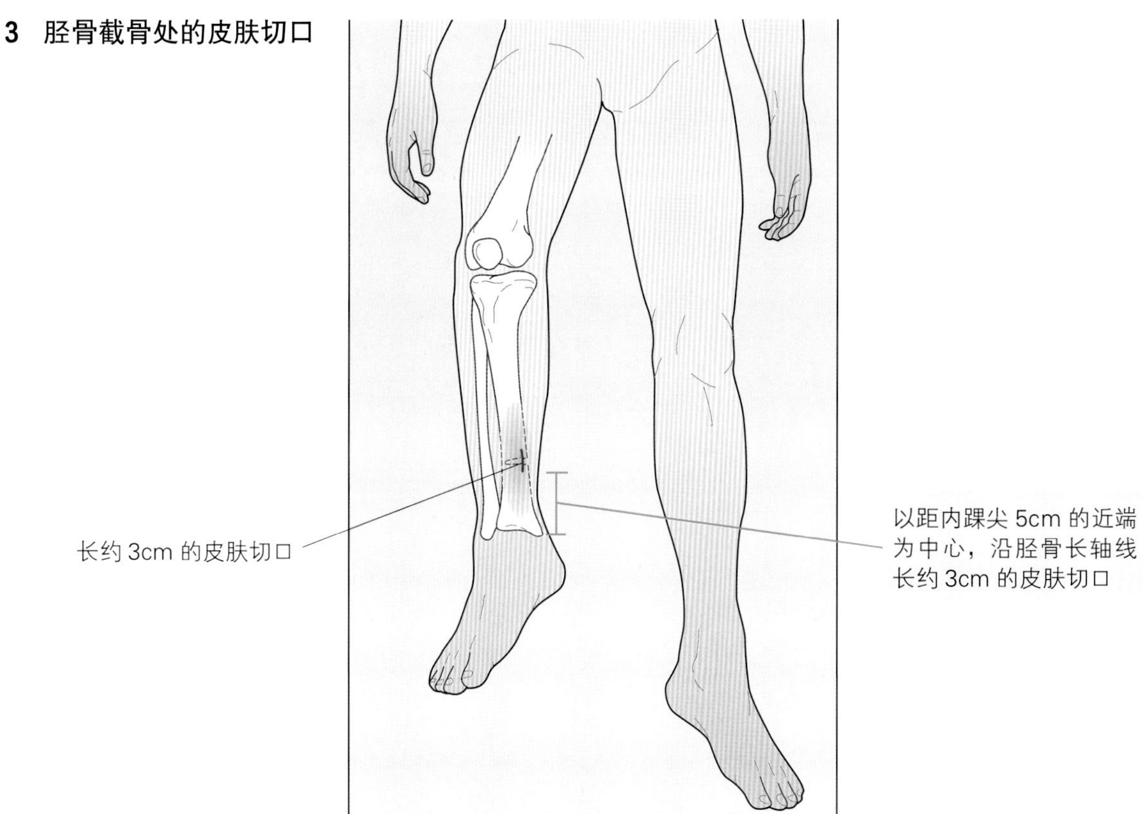
长约 3cm 的皮肤切口
以距内踝尖 5cm 的近端
为中心，沿胫骨长轴线
长约 3cm 的皮肤切口

图 4 胫骨截骨

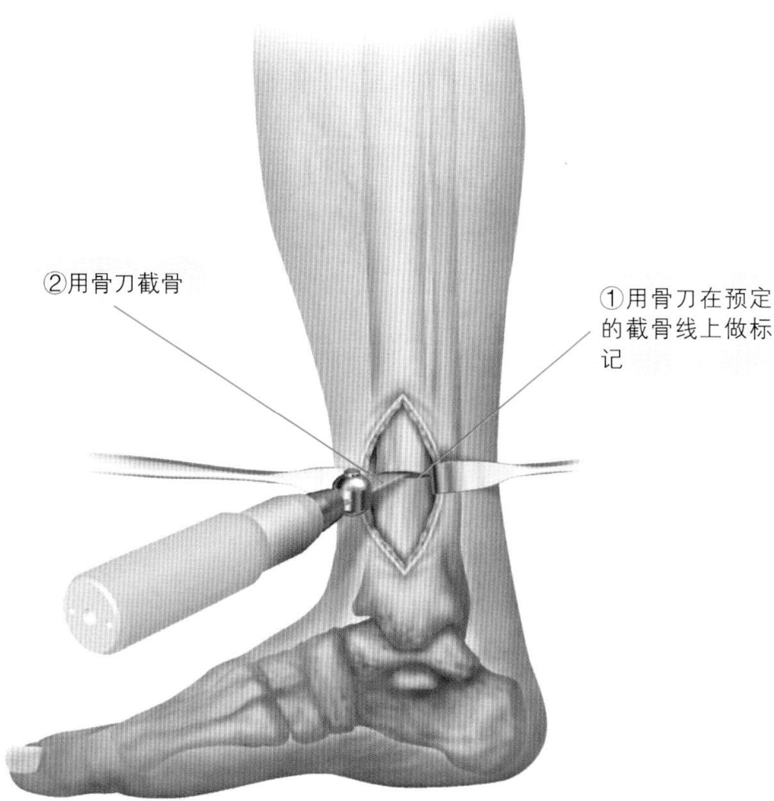
②用骨刀截骨
①用骨刀在预定
的截骨线上做标
记

图 5　撑开截骨部

a

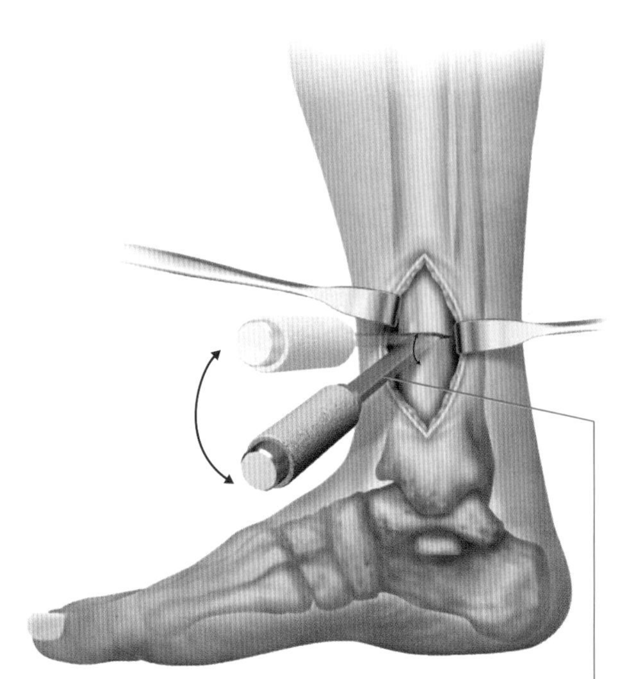
将骨刀从前内侧
插入，并小心地
撑开截骨部

b

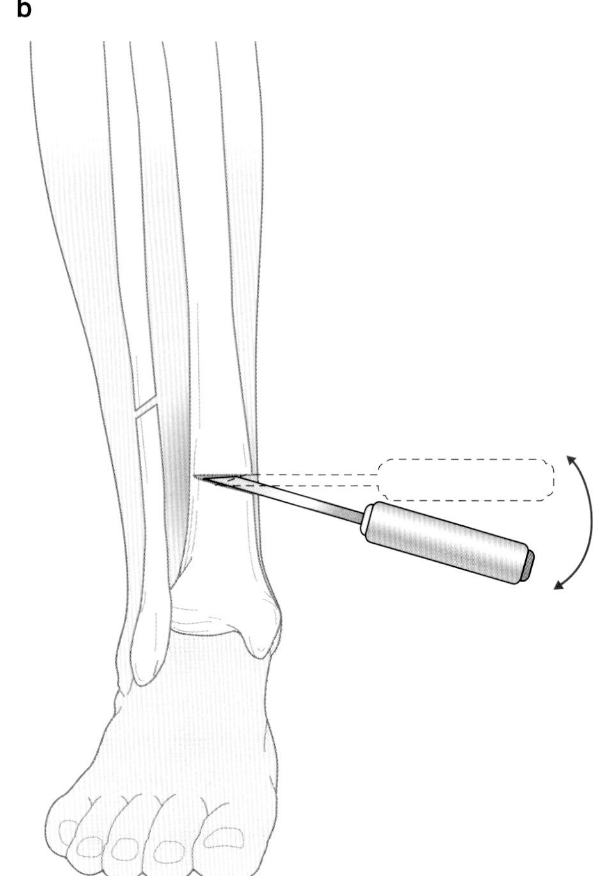

4 取骨

沿髂骨翼切一长约4cm的皮肤切口，注意避免损伤股外侧皮神经的同时，从髂骨采集由作图确定尺寸大小的移植骨。

5 骨移植

将采集的移植骨块填充在撑开的截骨部（**图6**）。这时，如果强行插入移植骨，就会损伤后外侧保留的皮质骨，在固定时由于不稳定而给手术带来困难。

6 固定

在胫骨的固定中，沿矫正后的胫骨远端内侧的形状植入预弯的锁定接骨板。以MIPPO方式插入接骨板（**图7**），在螺钉孔的正上方切一个小口并用锁定螺钉固定（**图8**）。另外，在截骨部间隙填充松质骨。腓骨截骨处用克氏针固定（**图9**）。

术后进行4～6周的小腿石膏绷带固定。2周后允许10kg左右的负重。在去除石膏后可以进行部分负重步行，完全负重需要术后2个月。

图 6　填充移植骨

a

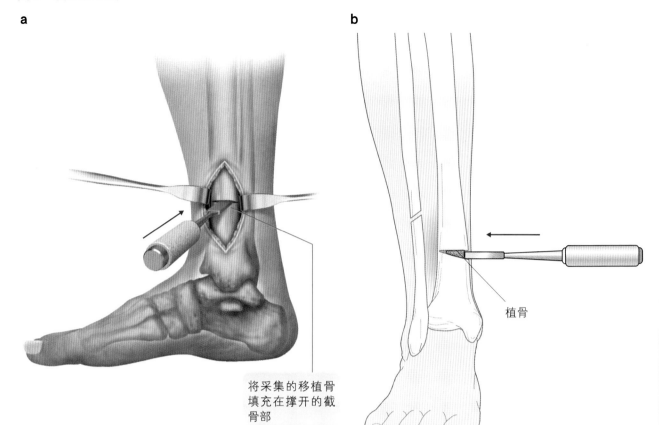

将采集的移植骨填充在撑开的截骨部

b

植骨

图 7　插入锁定接骨板

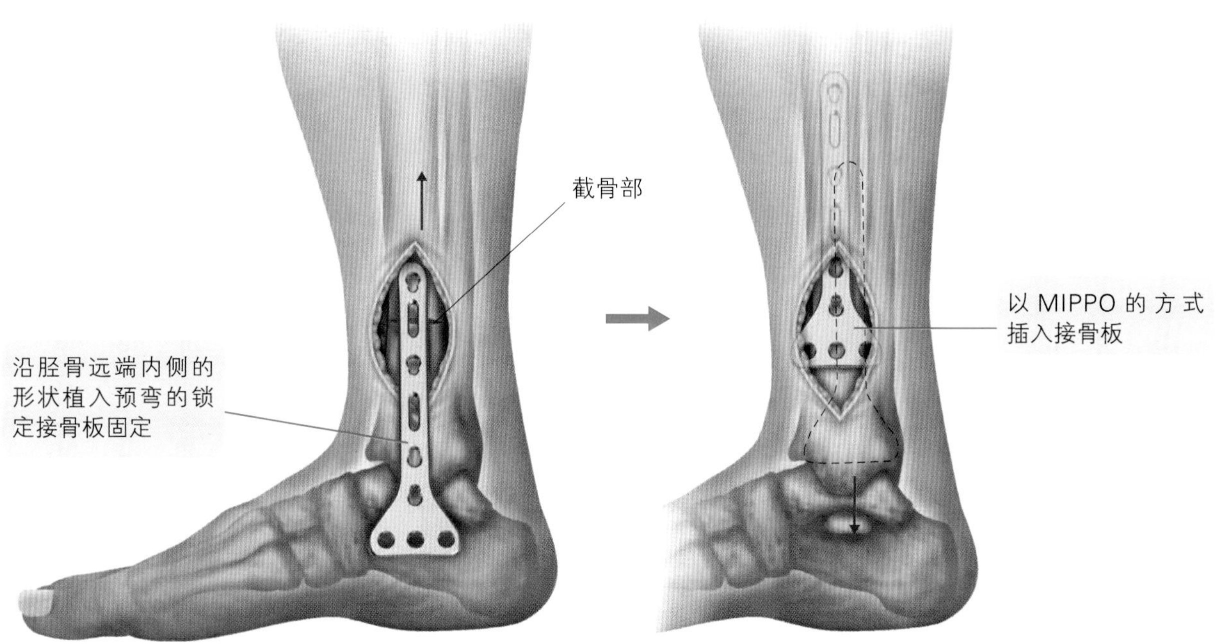
截骨部
沿胫骨远端内侧的形状植入预弯的锁定接骨板固定
以 MIPPO 的方式插入接骨板

图 8　固定锁定接骨板

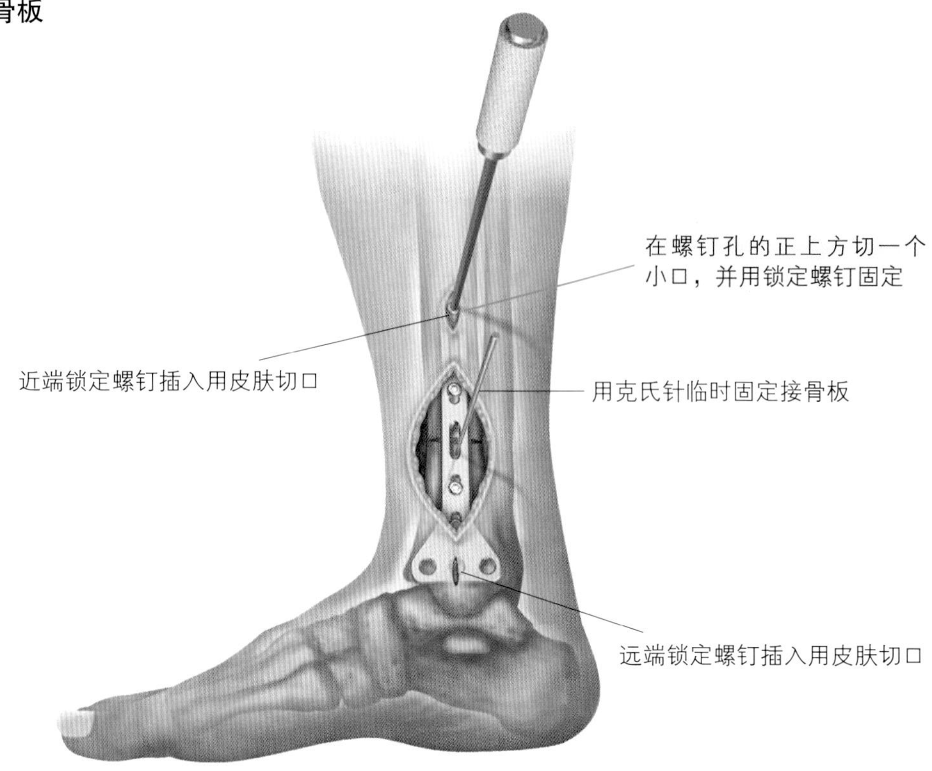
在螺钉孔的正上方切一个
小口，并用锁定螺钉固定
近端锁定螺钉插入用皮肤切口
用克氏针临时固定接骨板
远端锁定螺钉插入用皮肤切口

图 9　腓骨的固定

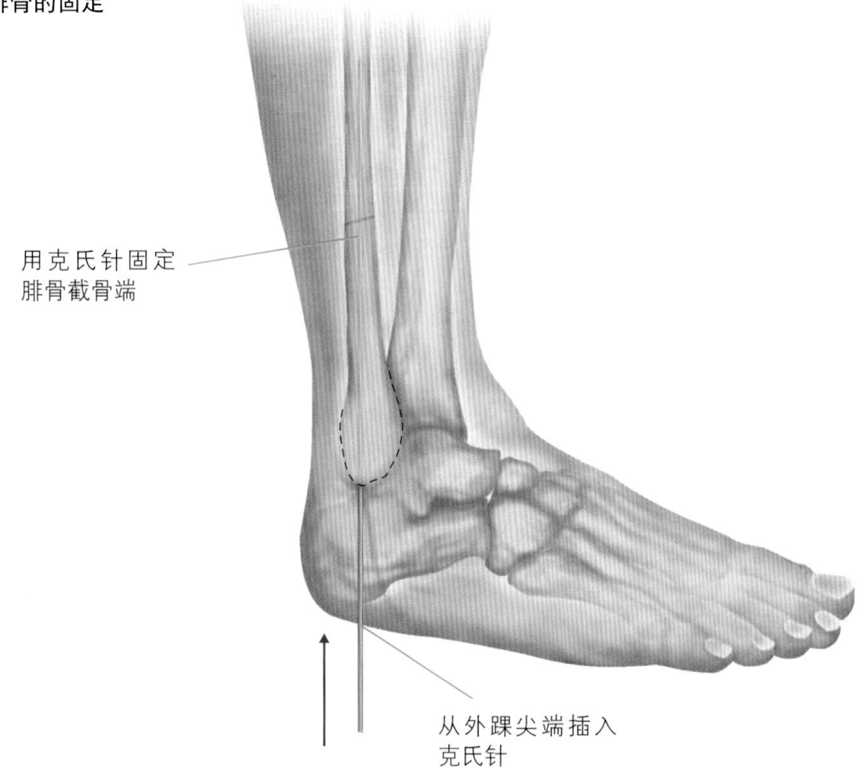
用克氏针固定
腓骨截骨端
从外踝尖端插入
克氏针

●文献

［1］TAKAKURA Y, TANAKA Y, KUMAI T, et al. Low tibial osteotomy for osteoarthritis of the ankle. J Bone Joint Surg, 1995, 77-B：50-54.

［2］田中康仁, 高倉義典, 熊井　司, ほか. 内反型変形性足関節症に対する下位脛骨骨切り術. 別冊整形外科, 2008, 53：121-124.

［3］TANAKA Y, TAKAKURA Y, HAYASHI K, et al. Low tibial osteotomy for varus-type osteoarthritis of the ankle. J Bone Joint Surg, 2006, 88-B：909-913.

针对成人足部畸形的三关节融合术

内翻足畸形

奈良县综合康复中心所长　北田 力

手术适应证

本术式的适应证为前足内收、后足内翻、尖足的所有的畸形，不能使整个足底触地的跖行行走的15岁以上的病例（**图1**）。

术前计划

为了设计手术，可进行踝关节正、侧位和足部正、侧位的X线摄片。在踝关节的X线片中，确认踝关节没有发生关节炎，通过动态侧位X线片测量关节活动度。在足部正位X线片中评价前足内收畸形，在侧位X线片中，评价距下关节中的跟骨尖足及内翻。这时，足部最大背屈位侧位X线片是评价尖足及足弓的矫正程度必不可少的。

图 1　手术适应病例（脚背走路病例）

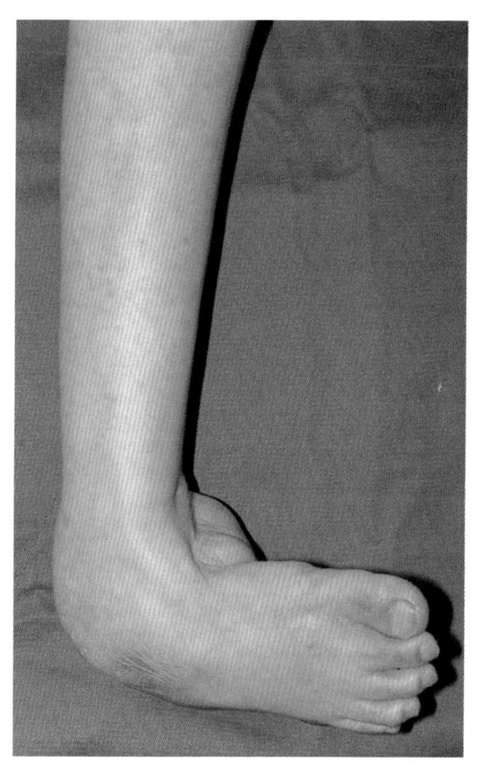

术前复查

◆ 术前计划

使用描图纸，根据正位X线片及最大背屈位侧位X线片描画跗骨和跖骨。在正位X线片上，在Chopart关节上制作对用于矫正前足内收的骨切除范围（**图2**）；在最大背屈位侧位X线片上，对制作矫正距下关节上的尖足和Chopart关节上的足弓的骨切除范围（**图3**）。在术前动态侧位X线片上，如果踝关节活动度较大，即使残留少许的尖足，也能用足、踝关节来弥补，因而没有问题，但是很多距

图2 X线正位片的描图

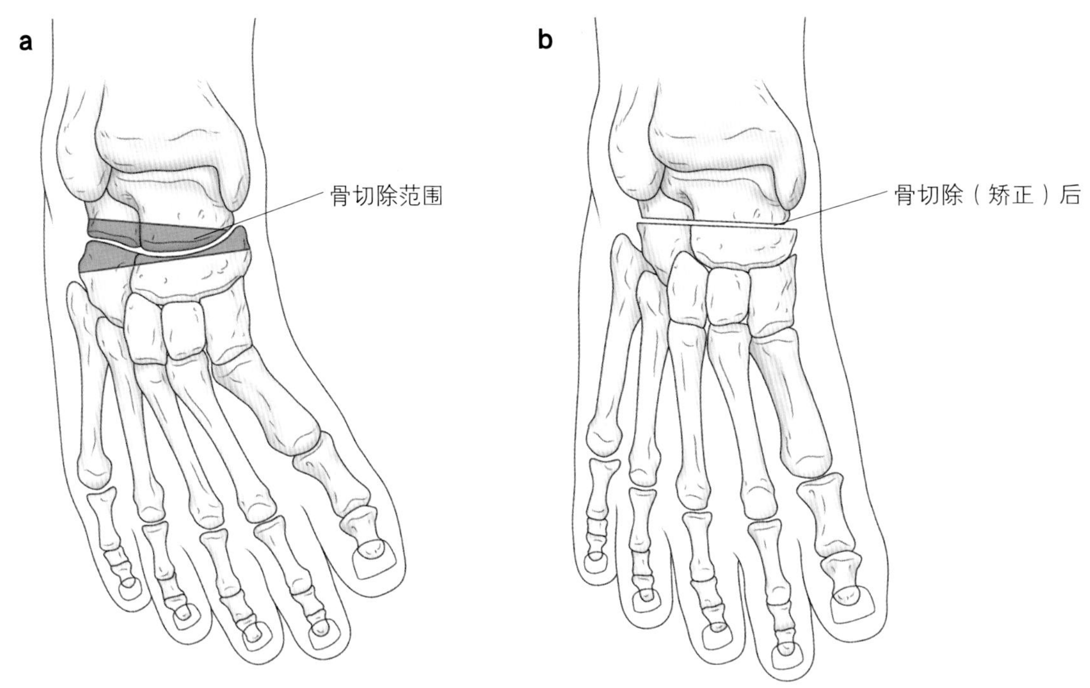
a
骨切除范围
b
骨切除（矫正）后

图3 X线侧位片的描图

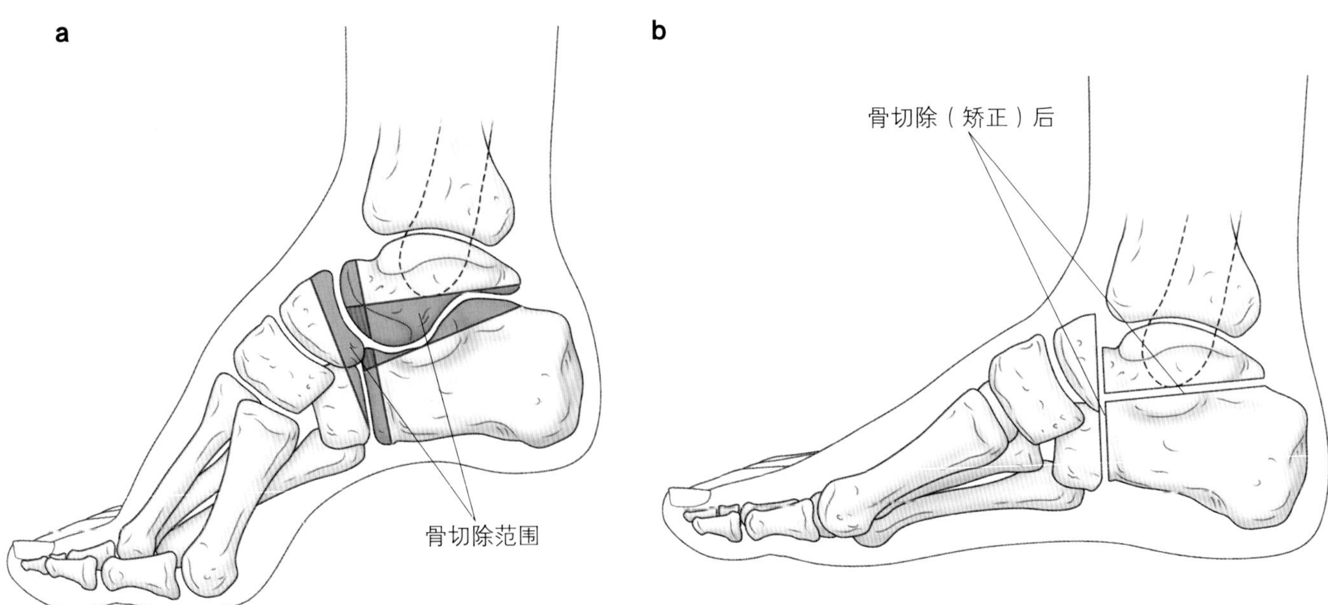
a
骨切除范围
b
骨切除（矫正）后

图 4 后方的描图

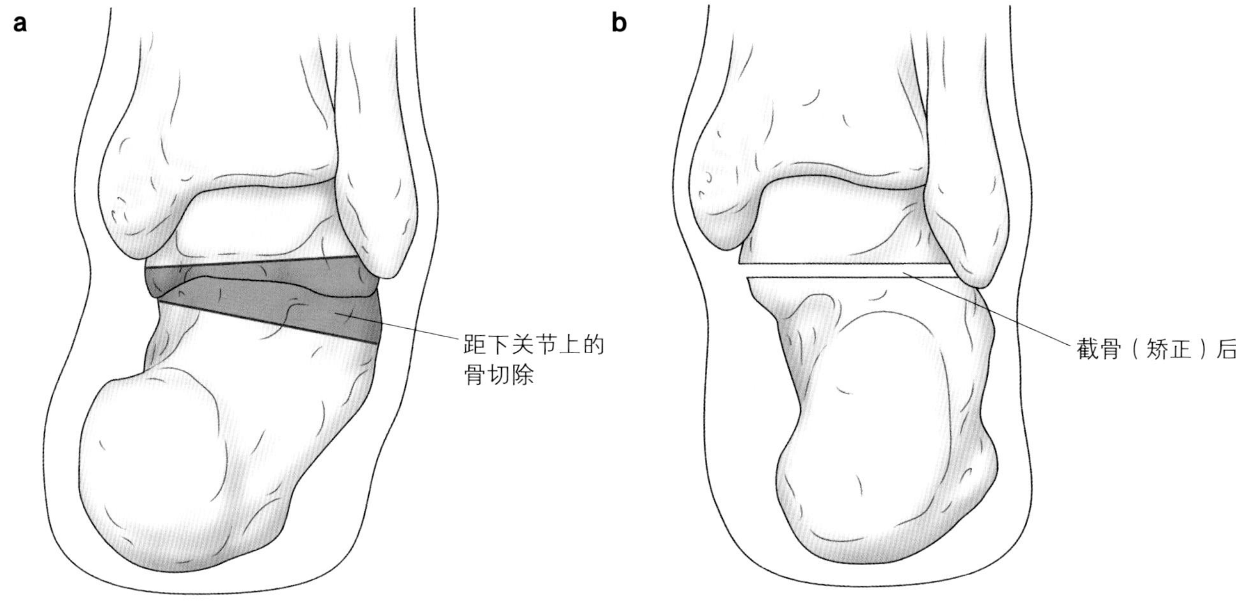
a
b
距下关节上的
骨切除
截骨（矫正）后

骨变形，踝关节活动度较小的病例必须进行三关节融合术。在踝关节最大背屈位，如果踝关节不能达到中位就无法跖行，要注意根据这一点对骨切除范围进行术前设计。另外，骨切除范围的设计还必须满足能够在尽量小的范围进行矫正。

手术技巧及注意事项

距下关节上的内翻足残留畸形为相对距骨的跟骨的内翻、内收、尖足（roll in），而 Chopart 关节上的残留畸形主要为前足部的内收及高弓足。在这些畸形全部残留的病例实施三关节融合术。因此，在距下关节上进行截骨时，首先通过增加前方骨切除量的楔形截骨来矫正距下关节上的尖足。也就是说，在矫正尖足时，要领是增加距骨头部的截骨量。

另外，在矫正距下关节的内翻畸形时，在跟骨外侧截骨为底部楔形的骨块（**图 4**）；在 Chopart 关节上进行矫形时，在外侧和足背部截骨为底部楔形的骨块，以矫正前足部的内收和高弓足。另外，为了防止足部变小，必须牢记以最小骨切除量进行矫正。

◆ 麻醉

由于在使用止血带的无血视野进行手术及短时间内手术难度大等原因，最好实施全身麻醉。

手术流程

1 松解足底腱膜

2 Ollier 的处理

3 切除跟骰关节 难点

4 切除距舟关节 难点

5 切除距下关节 
难点

6 确认矫正状态

7 骰骨、跟骨、舟骨、距骨的内固定

8 冲洗，引流，创口缝合，石膏绷带固定

典型病例图解

【病例】手术适应证（术前）

18 岁，男性。
初诊时，患者诉其为右侧先天性内翻足，小时候接受过后方松解术，但后来畸形复发，不能跖行行走。残留前足部内收、后足内翻及尖足畸形，前足部外缘触地行走。
ⓐⓑ：踝关节 X 线片。在踝关节没有发关节炎，但距骨变扁平。
ⓒⓓ：足部正、侧位 X 线片。前足部内收非常明显，在最大背伸位侧位片中还存在高弓足畸形。第一跖骨跖屈很明显。侧位片中踝关节上的距骨活动度为 10° 左右，非常小。

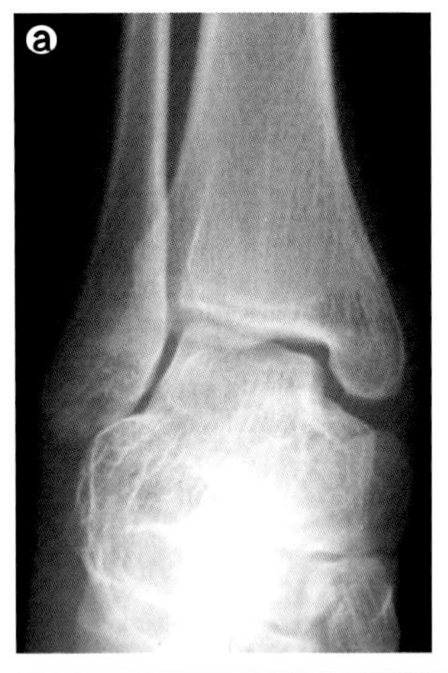
a

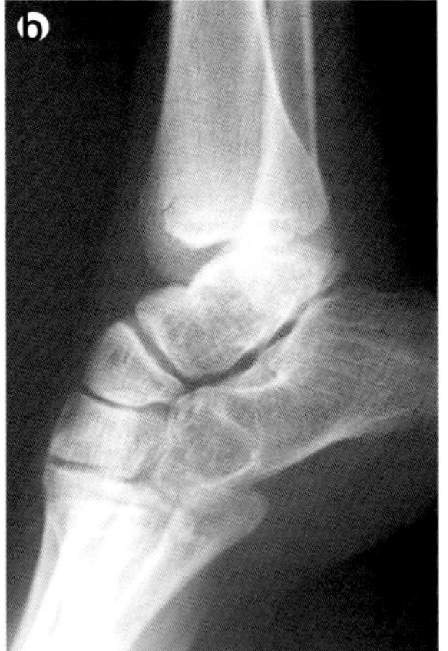
b

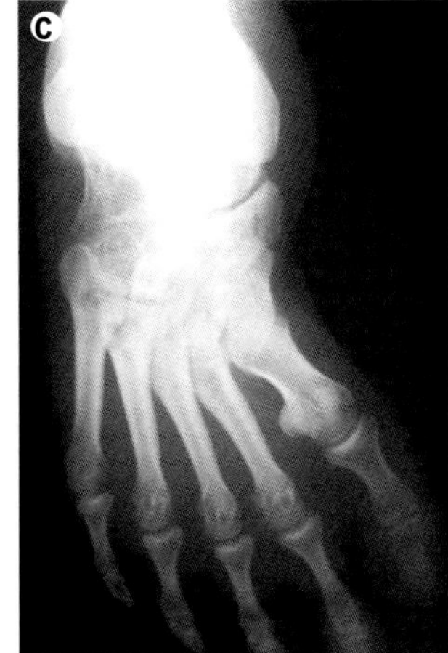
c

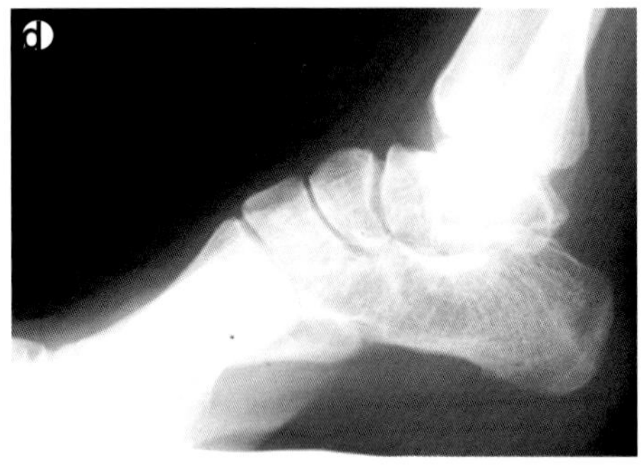
d

（ⓒⓓ摘自北田力《图说足的临床》（修订 3 版）“先天性内翻足”，Medical View，2010，64–74.）

手术技术

1 松解足底腱膜

为了矫正高弓足，在仰卧位进行Steindler手术，即切断足底腱膜（**图5**）[1,2]。在跟骨内侧与足底平面平行切一个长约4cm的皮肤切口。将足底的脂肪组织与足底腱膜底面分开，暴露跟骨止点处的足底腱膜，将其在跟骨止点处快速松解后，使前足背伸，进行手动操控，矫正高弓足（**图6**）。

2 Ollier 的处理

将体位变为患侧朝上的侧卧位。使用Ollier的皮肤切口，实现距下关节部和Chopart关节的显露（**图7**）[3]。由于切开皮下组织后腓肠神经暴露，注意避开。接着，松解腓骨肌下支持带，显露腓骨长短肌腱（**图8**）。根据情况不同，也会松解腓骨肌上支持带，以便能够从上或下避开腓骨长短肌腱。

图 5　Steindler 的皮肤切口

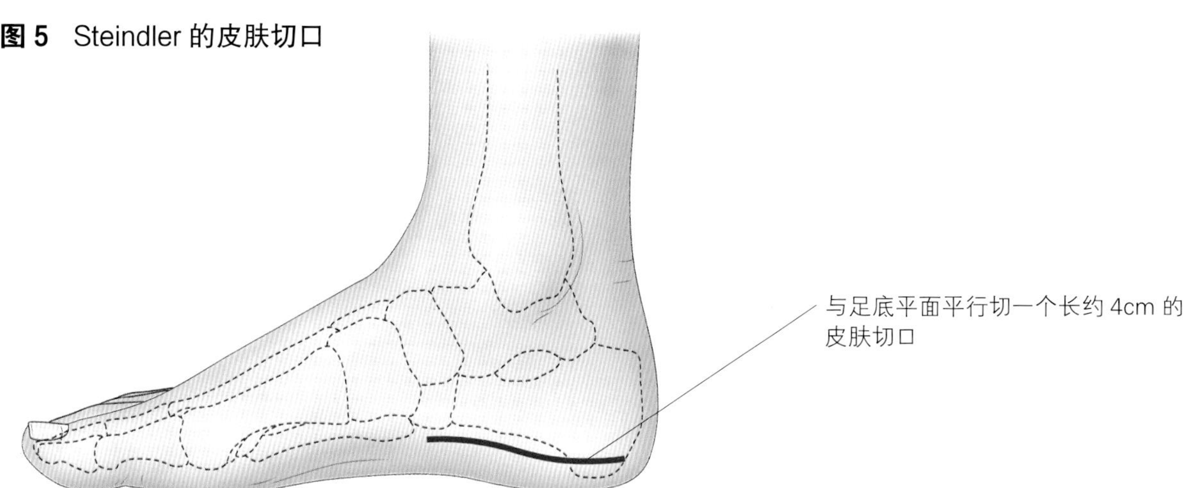
与足底平面平行切一个长约 4cm 的
皮肤切口

图 6　足底腱膜的松解

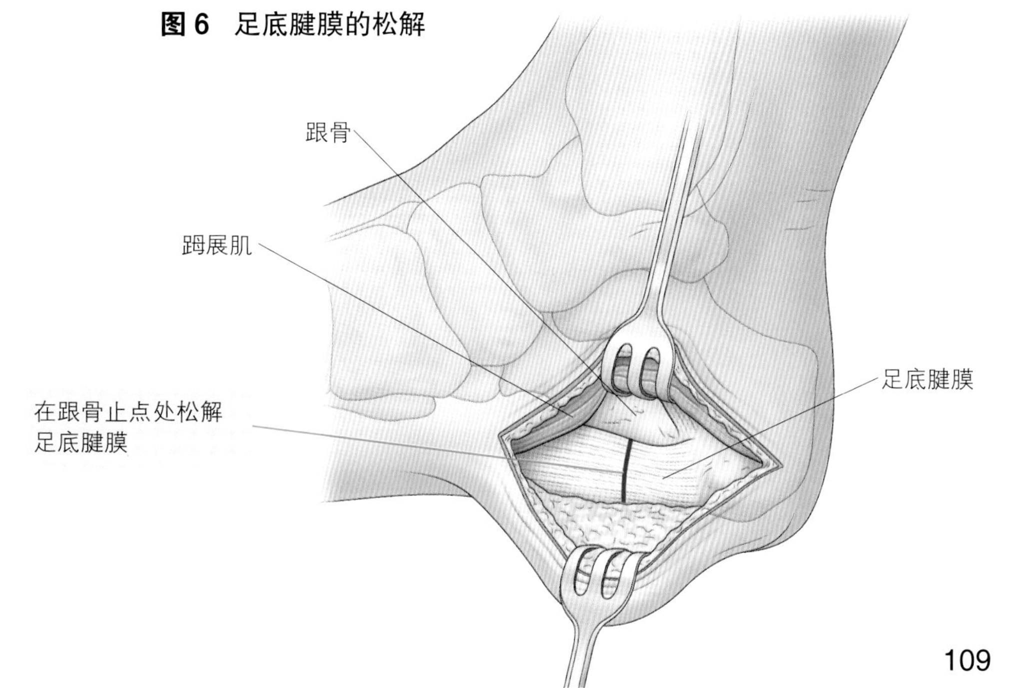
跟骨
踇展肌
足底腱膜
在跟骨止点处松解
足底腱膜

图 7 Ollier 的皮肤切口

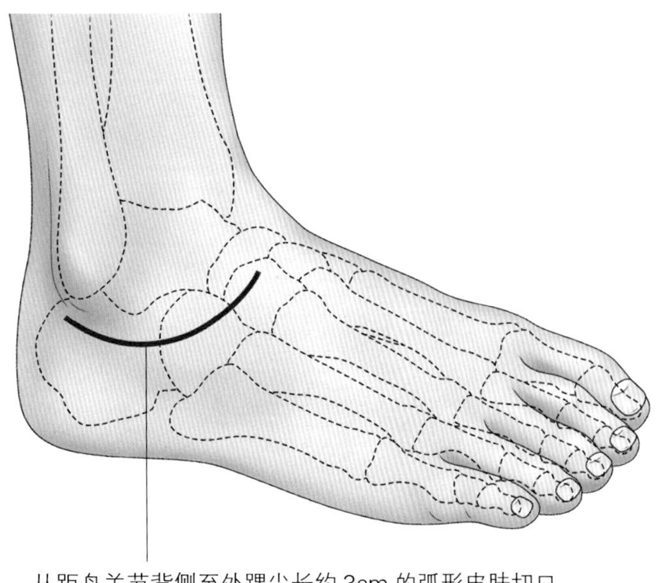
从距舟关节背侧至外踝尖长约 3cm 的弧形皮肤切口

图 8 腓骨肌腱的露出

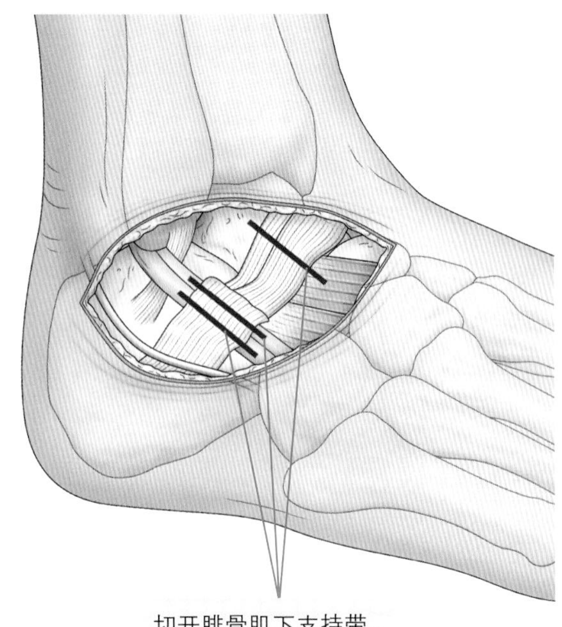
切开腓骨肌下支持带，
显露腓骨肌腱

图 9 切除跟骰关节

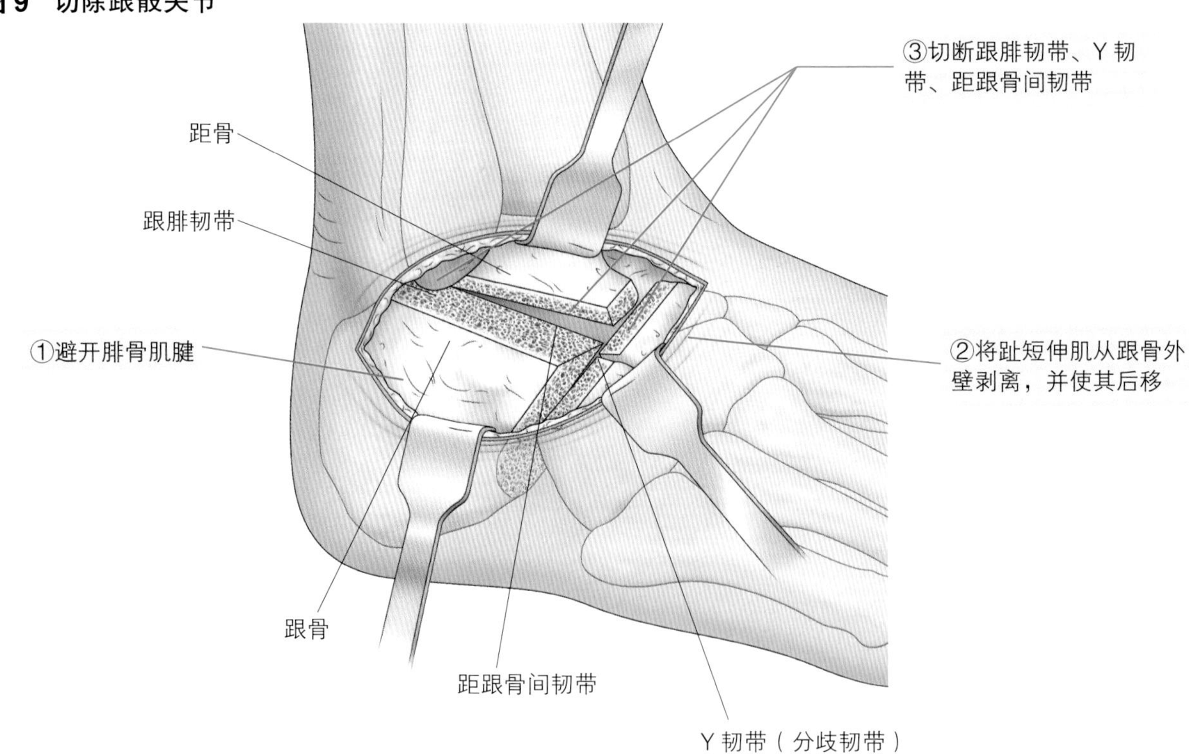
③切断跟腓韧带、Y 韧带、距跟骨间韧带
距骨
跟腓韧带
①避开腓骨肌腱
②将趾短伸肌从跟骨外壁剥离，并使其后移
跟骨
距跟骨间韧带
Y 韧带（分歧韧带）

3 切除跟骰关节

难点

进一步向前方显露，将趾短伸肌从跟骨外壁剥离，暴露跟骰关节。这时，跟腓韧带、Y韧带（分歧韧带）、距跟骨间韧带等显露，将其切除（**图9**）。

另外，为了从距骨颈部剥离舟骨，继续向内侧剥离。这时，要注意避免损伤趾总伸肌腱和腓浅神经。剥离至此，可以显露全部跟骰关节、距下关节、距舟关节。

手术技巧及注意事项

在进行截骨时应注意的是一开始截骨量不宜过大。如果过多地切除骨质，矫正确实变得容易，但相反，足会不必要地变小。

按跟骰关节、距舟关节、距下关节的顺序，使用薄骨刀实施骨切除。在作图计划的范围，在跟骰关节面进行外侧楔形截骨（**图10**）。骰骨也同样进行关节软骨的截骨。

4 切除距舟关节

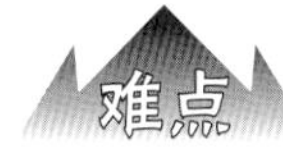
难点

在跟骨切除面的延长线上实施距舟关节面的截骨。去掉距骨头部关节面后，显露舟骨关节面，因此，在骰骨切除面的延长线上对凹面的舟骨关节面进行截骨，使之成为平面。在内侧进行舟骨的骨切除时，注意避免损伤胫骨后肌腱。

5 切除距下关节

难点

转移到距下关节的骨切除术。首先，在距骨的距下关节面进行骨切除。为了矫正距下关节上的尖足，在距下关节面实施以距骨头为底的楔形截骨。骨切除面与踝关节面平行即可。接着，在跟骨进行骨切除，这时，为了矫正跟骨内翻而进行在外侧为底的楔形截骨。距下关节的形态复杂，尤其是后距下关节，距骨为凹面，而跟骨呈凸面，因此，在骨切除时必须使这部分成为平面（**图11**）。

图 10 骨切除

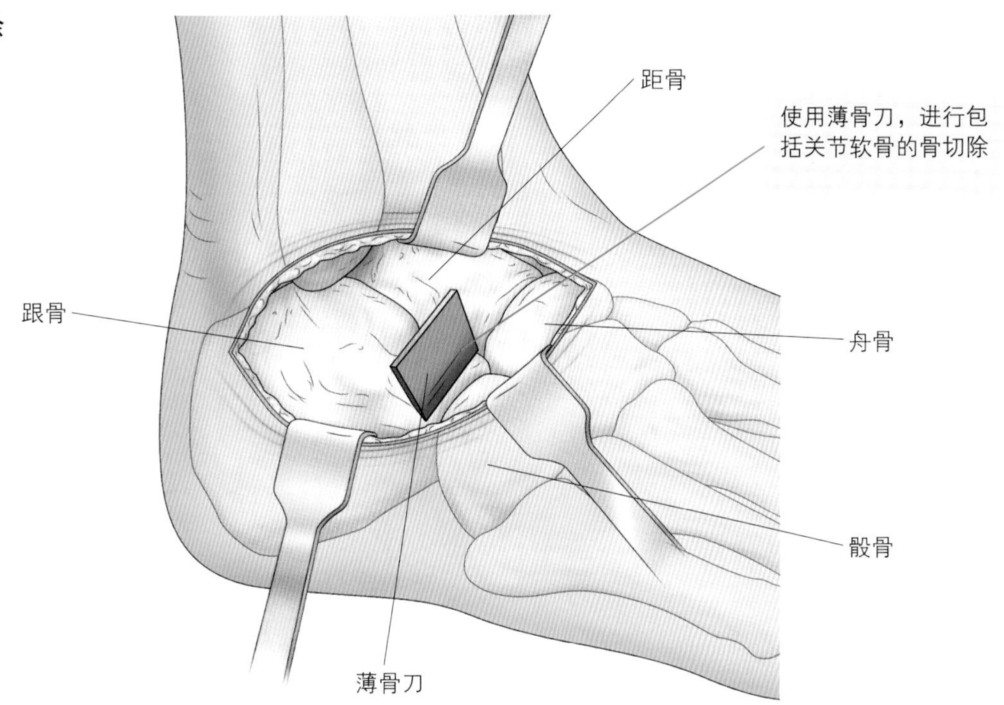
距骨
使用薄骨刀，进行包括关节软骨的骨切除
跟骨
舟骨
骰骨
薄骨刀

图 11　切除距下关节

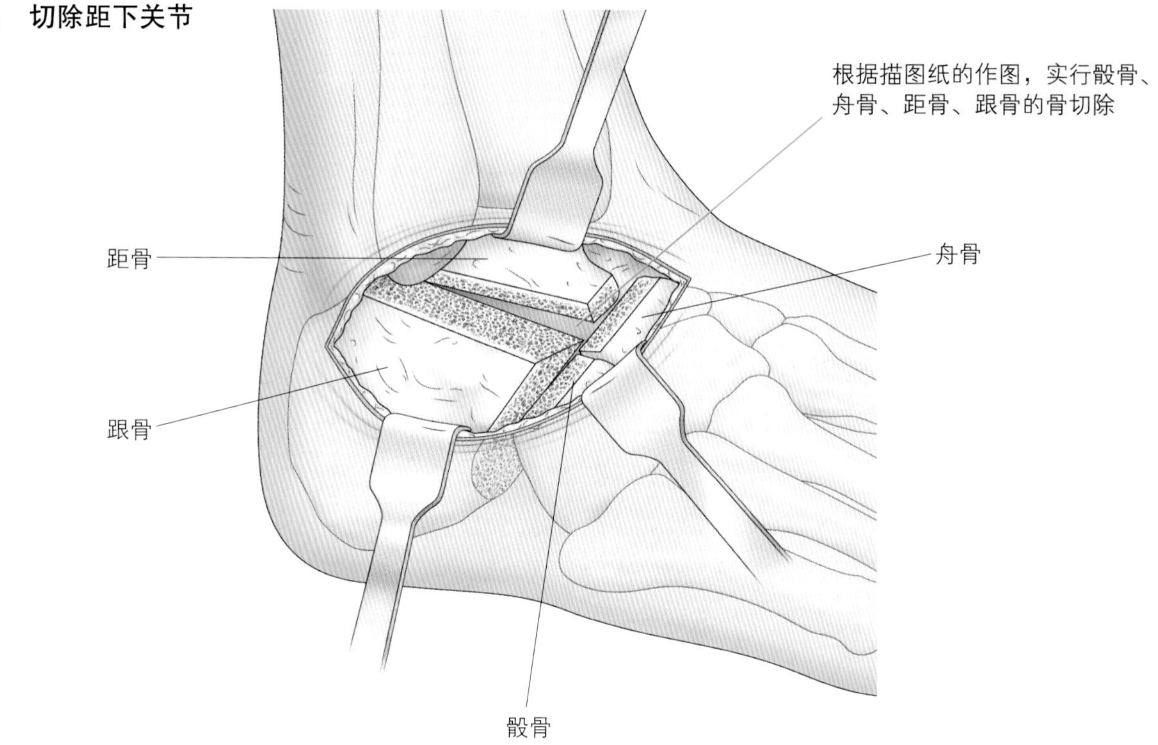
根据描图纸的作图，实行骰骨、舟骨、距骨、跟骨的骨切除
距骨
舟骨
跟骨
骰骨

6 确认矫正状态

矫正跟骨与骰骨的骨切除面并用克氏针固定。接着，使舟骨向距骨头部的外上方移位，矫正距骨与跟骨的骨切除面并用克氏针临时固定，观察矫正形态。

首先确认以下几点：

（1）相对于踝关节，足底部是否位于中立位，是否残留尖足；

（2）是否残留后足内翻；

（3）前足内收是否矫正。

难点解析

矫正不足！

如果各部位的矫正不足，则进一步实施骨切除以实现矫正。

接着确认在截骨部位是否存在较大的间隙。如果稍有间隙，用切除的骨填充即可。

7 骰骨、跟骨、舟骨、距骨的内固定

如果矫正形态没有问题，则用订书钉内固定距骨、跟骨、骰骨、舟骨（**图 12**）。

8 冲洗，引流，切口缝合，石膏绷带固定

将剥离的趾短伸肌缝合在周围的软组织上，缝合切开的腓骨肌上支持带后，进行皮肤缝合。放置一枚引流管，进行加压包扎固定，并进行石膏绷带固定。

图 12　内固定

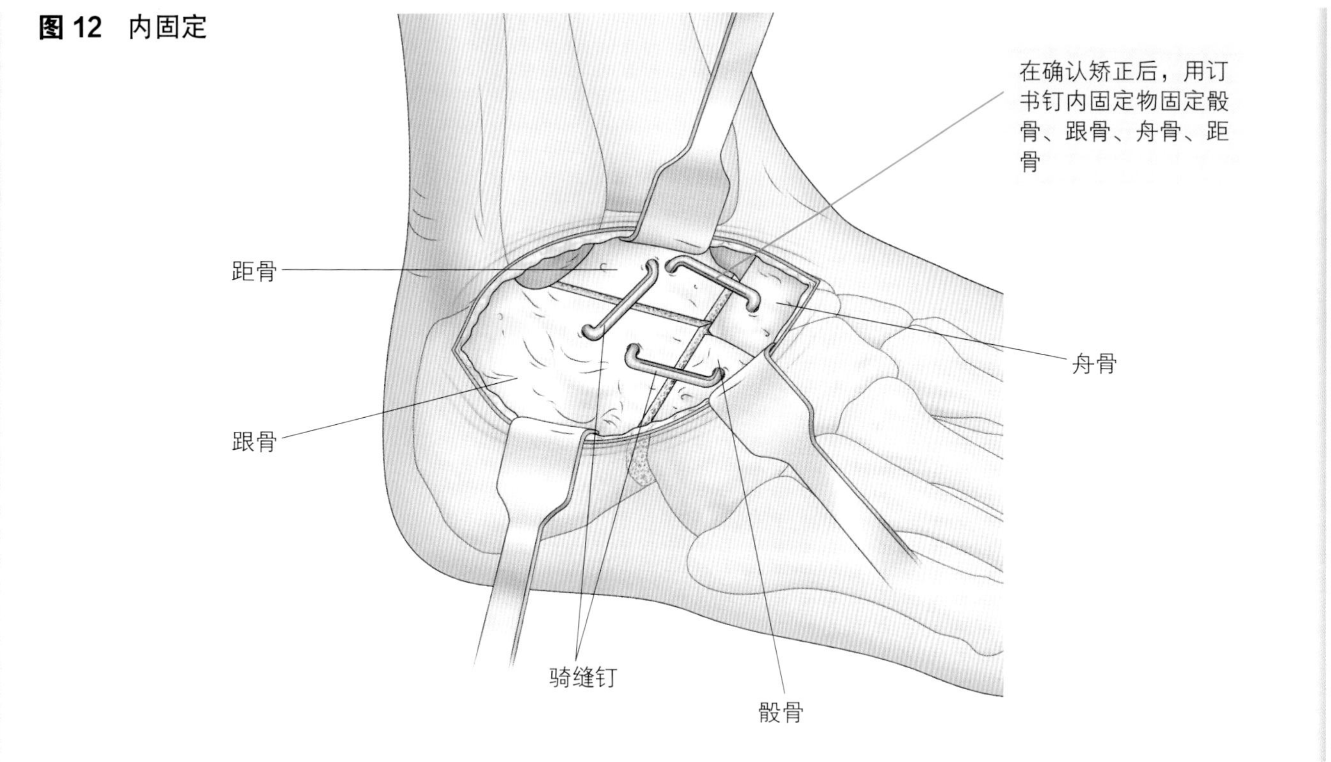
在确认矫正后，用订书钉内固定物固定骰骨、跟骨、舟骨、距骨
距骨
舟骨
跟骨
骑缝钉
骰骨

典型病例图解

【病例】手术适应证（术后）

此为三关节融合术的适应病例。从术后的 X 线片可以看出，矫正了前足内收、后足内翻、尖足、高弓足，并能够跖行行走（ⓐⓑ）。
ⓐ正位 X 线片。矫正前足内收畸形。
ⓑ足部最大背伸位侧位 X 线片。矫正高弓足、尖足畸形，踝关节为中立位。

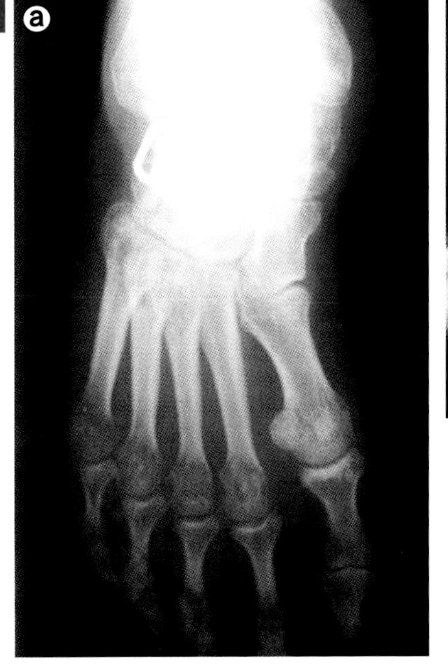
ⓐ

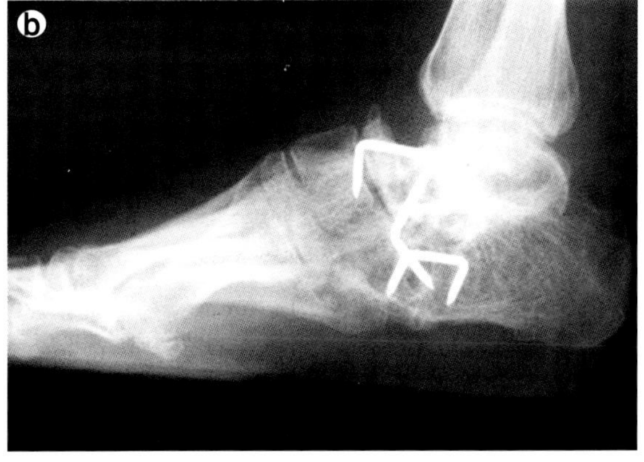
ⓑ

（摘自北田力《图说足的临床》（修订 3 版）“先天性内翻足”，Medical View，2010，64–74.）

术后康复

从膝上至足趾至少6周石膏绷带固定。每2周进行一次X线摄片，确认矫正位是否异常。如果矫正状态没有问题，再进行4周的膝下石膏绷带固定。在石膏绷带固定过程中，也要积极进行各足趾的背伸、跖屈运动。去除石膏后逐渐增加负重。

●文献

[1] INGRAM A J. Anterior poliomyelitis. Campbell's Operative Orthopaedics, 5th ed. CV Mosby Company, 1971：1537.

[2] SAGE F P. Congenital anomalies. Campbell's Operative Orthopaedics, 5th ed. CV Mosby Company, 1971, 1919-1922.

[3] BOYD H B. Surgical approaches, Campbell's Operative Orthopaedics, 5th ed. CV Mosby Company, 1971：62.

踝关节

跗骨截骨术治疗成人高弓足

独协医科大学越谷医院骨科主任教授　**大关 觉**

后天高弓足畸形大多由CMT病（Charcot-Merie-Tooth病）等神经肌肉病及脑脊髓病变性疾病引起。这类疾病导致的肌力下降或肌肉麻痹、肌肉痉挛破坏了足部肌肉的平衡，因此产生足部畸形。成人高弓足亦可为外伤或先天性内翻足的残留畸形，但比较少见。考虑到此病的基础疾病多呈进行性，选择手术效果至少能维持10年以上的治疗效果就很有必要了。

高弓足治疗的基本战略

◆ 外形正常化

应将足的外形矫正为全足底接触地面负重的跖行足。成年患者，根据关节的挛缩程度，大多需采用截骨术和部分后足关节融合术相结合的方法。

◆ 保留后足关节

距下关节和跟骨周围其他关节的活动度小，在足跟着地时能够充分地吸收冲击力。选择最低限度的关节融合术兼顾畸形矫正和保留关节活动度的方法，可获得稳定的长期疗效。

◆ 纠正肌力不平衡

足部肌肉的肌力不平衡导致的高弓足，通过肌腱移位调整肌力平衡，可以把下肢的推进力向前足传导。

病理及特征

◆ 弛缓性麻痹产生的高弓足

◉足外翻肌肌力不足所致的高弓足

引起胫前肌群和腓骨肌肌力下降的神经肌肉病（如CMT病）和脊髓前角细胞功能障碍所致的脊髓灰质炎皆易形成前足下垂的高弓足畸形（**图1**）。足内侧纵弓较外侧纵弓变形明显，产生内旋畸形，多为足底肌肉挛缩所致。常常伴有距下关节内翻、前足内旋，形成高弓内翻马蹄足。

◉踝关节跖屈肌肌力不足所致的高弓足

伴有硬脊膜膨出和脊柱裂的骶髓水平麻痹的患者，小腿三头肌等踝关节跖屈肌肌力不足，导致步态推进期足部不稳定，做扭转动作困难。后足背伸，形成跟骨

图 1　高弓内翻足

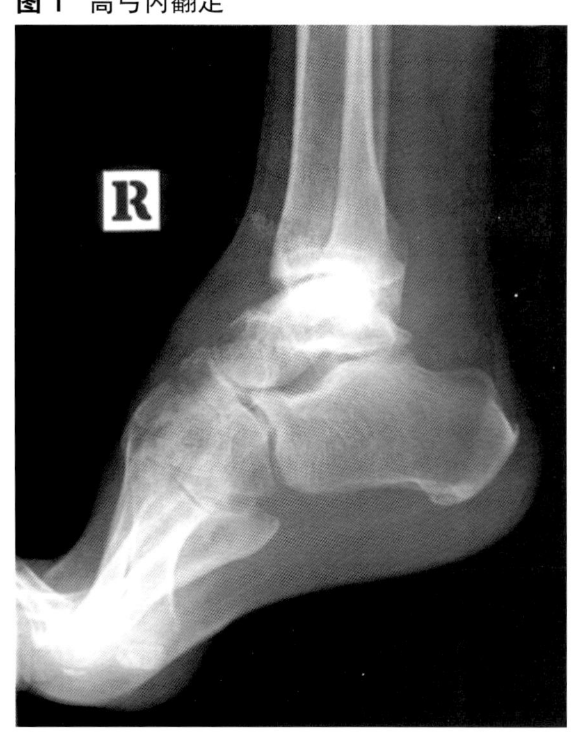
R

图 2　后足高弓足

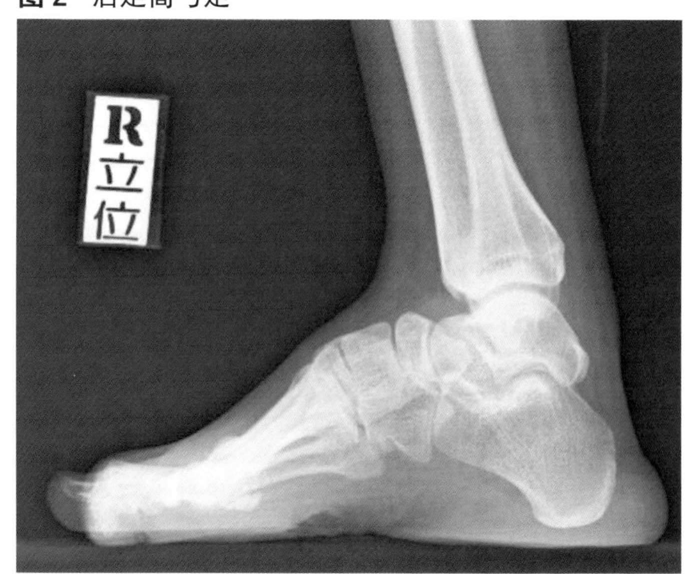
R
立
位

高弓足畸形（**图2**）。常常在足跟部形成胼胝体，如进一步形成皮肤溃疡，治疗起来相当困难。

◆ 痉挛性麻痹产生的高弓足

脑瘫和脊髓变性性疾病等患者下肢肌肉反射亢进，踝关节跖屈肌强烈收缩，往往形成高弓内翻足畸形。

◆ 先天性内翻足的残余畸形

由于足底肌肉发育不良导致前足相对于后足出现内旋，容易形成高弓内翻足残留畸形。

诊断和畸形评价

◆ 普通X线

对于三维立体的足部畸形，不以踝关节内、外踝连线作为基线拍摄X线片，就很难对畸形进行评价。需要拍摄足（负重位）正位片、侧位片及轴位片，以及踝关节的负重位正、侧位片。

◉ Coleman木块试验

该试验对于评价距下关节的活动度是必需的[1]。将后足置于2.5cm厚的木块上，足蹈趾趾腹着地拍片，用以评价足的旋前畸形（**图3**）。

◆ 三维CT

立体定位拍片更容易理解足的畸形（**图4**）。

◆ 足底压力检测

如果可能的话，事先评价术前、术后足底着地和负重状态下足底压力的变化，有利于治疗效果的判断。

图 3 Coleman 木块试验

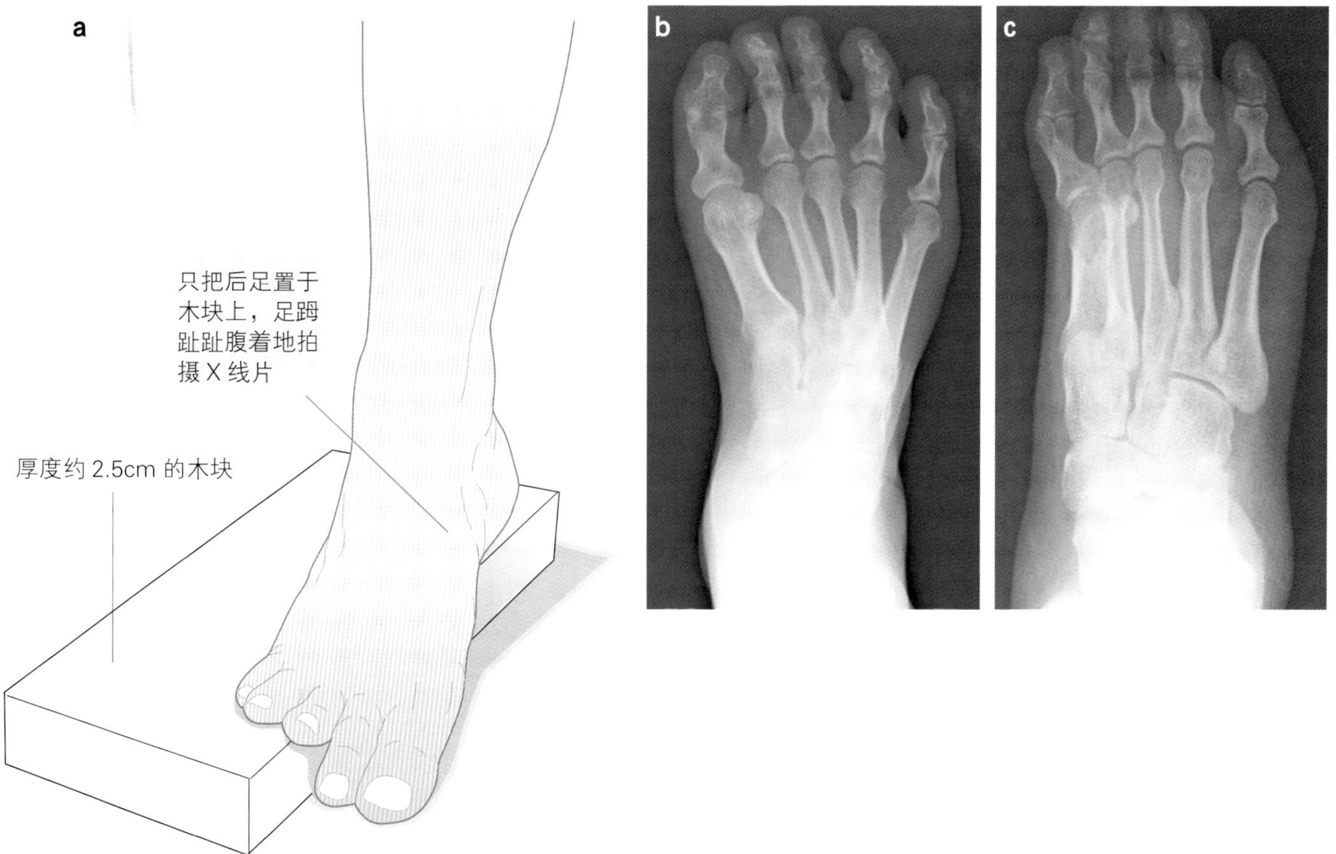
a
b
c
只把后足置于木块上，足蹞趾趾腹着地拍摄 X 线片
厚度约 2.5cm 的木块

图 4 后足高弓足的三维 CT

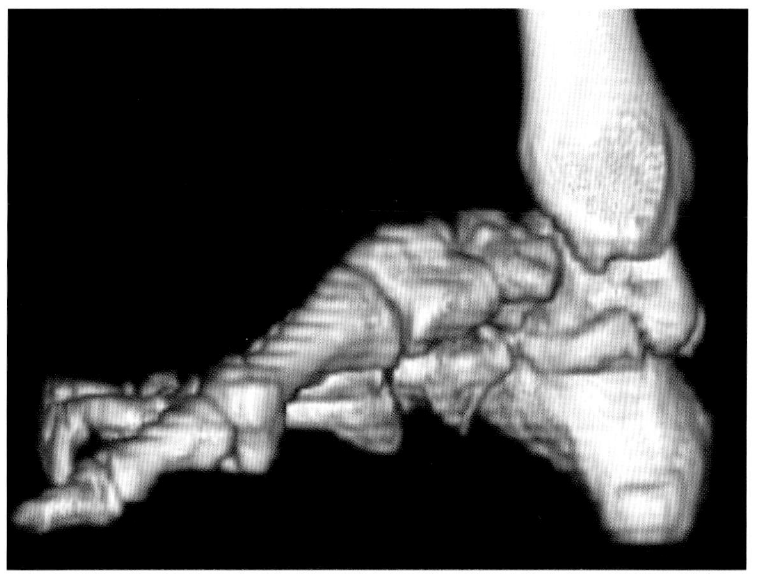

手术技术

首先确认足部畸形可通过手法矫正的程度，并针对不能以手法矫正的结构性改变制订截骨手术计划。虽然融合距下关节和跗横关节的三关节融合术能够足以矫正畸形，但由于足部吸收冲击力的功能丧失，踝关节和足跟部负荷将增大。

神经肌肉病所致的高弓足

CMT等神经肌肉病患者的肌肉麻痹呈进行性进展，为了防止畸形进一步发展，往往需要行跗横关节截骨融合术。过去50年脊髓灰质炎的新发病例在日本国内已逐渐消失，最年轻的患者也都在55岁以上，出现了以肌肉麻痹和严重畸形为主要表现的“后脊髓灰质炎综合征”。需要行畸形矫正手术，同时将残存的肌肉中肌力相对较强者行肌腱移位以达到平衡肌力的目的。

手术技巧及注意事项

术前根据肌肉麻痹的特点来计划肌力平衡手术，即使肌肉麻痹仍在进展，为了使矫正的畸形不再复发，也应行最低限度的跗骨截骨融合术。

1 畸形矫正

高弓足患者的跖腱膜和足底肌肉明显挛缩，行Steindler足底松解术是十分必要的[2]。若上述方法矫正效果仍不理想，应在足底内侧追加Gould足底松解术[3]。

对前足施加旋前、外旋力，使距下关节达到最大外翻、外旋位，然后以一枚克氏针将距下关节临时固定于该位置。如果此时前足没有残留旋后、内收畸形，只通过第一跖骨基底背侧闭合楔形截骨矫形术（**图5**）矫正足内侧的高弓畸形就可以达到恢复跖行的目的。

图 5　第一跖骨基底部背侧闭合楔形截骨矫形术

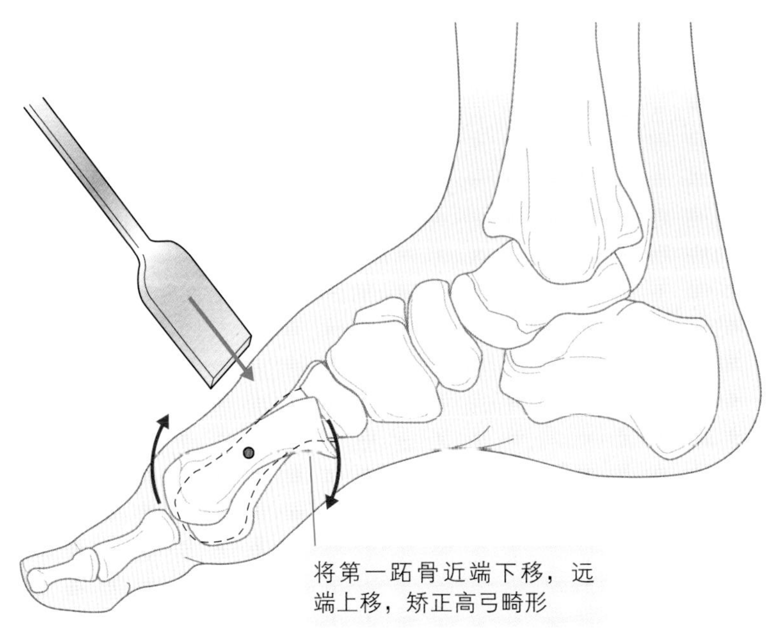
将第一跖骨近端下移，远端上移，矫正高弓畸形

◆前足仍残留旋后、内收畸形

如果前足仍残留旋后、内收畸形，可通过Japas V形截骨术[4]将前足旋前、外展，使足底形成与小腿轴线相垂直的平面（**图6**）。

手术技巧及注意事项

（1）通常对于严重的高弓畸形，单纯行 Japas V 形截骨术往往会残留内侧柱的跖屈畸形，需追加第一跖骨基底部背侧闭合楔形截骨术。

（2）行 Japas V 形截骨术时，应分别以克氏针标记足舟骨、内侧楔骨及骰骨，并于 X 线下确认。骨刀最好采用脊柱外科用的薄刃骨刀。截骨后将远侧部分的顶部骨质去除一小部分有利于矫正畸形。旋转足部，将内侧柱旋前，同时外展前足，并将截骨端挤压对合，矫正畸形。对于严重的内侧柱高弓畸形，需通过追加第一跖骨基底背侧闭合楔形截骨术达到矫形的目的[5]。

◆伴距下关节严重挛缩

距下关节严重挛缩时，如果跟骨内翻难以矫正，可行Dwyer跟骨截骨术[6]（**图7**）。如果存在明显的高弓足畸形，可在截骨前行Hoke跟腱延长术[7]。

手术技巧及注意事项

Dwyer 跟骨截骨术时，将跟骨外移约 7mm，可较轻松地达到外翻矫正的目的。

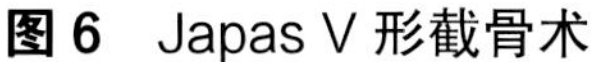
图 6 Japas V 形截骨术

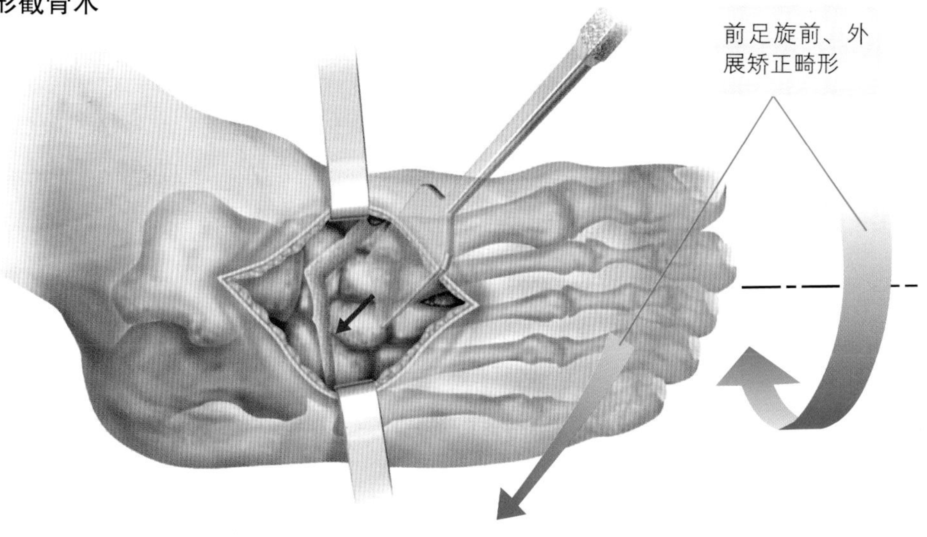
前足旋前、外
展矫正畸形

图 7 Dwyer 跟骨截骨术

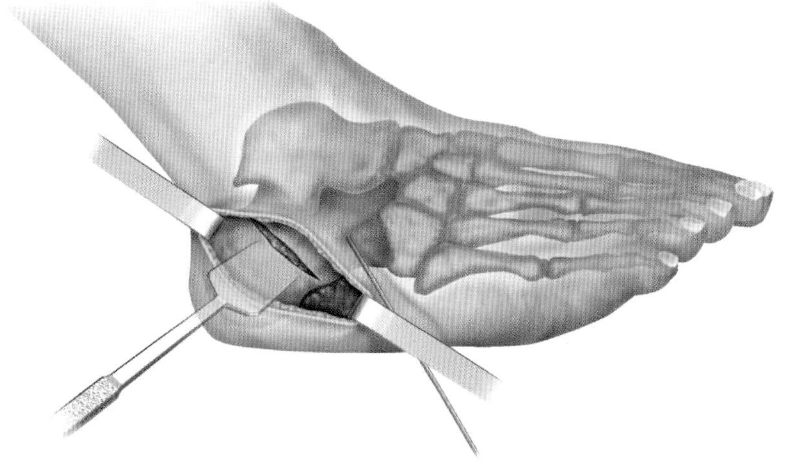

2 应用外固定架矫正畸形

如果要一期矫正足部畸形，可应用Ilizarov外固定架于踝关节中立位将足固定于理想的矫形位置（**图8**）。应鼓励患者尽早开始足部负重练习。延长足部非负重状态易导致患肢循环障碍，是发生反射性交感神经营养不良症（RSD）的原因。

3 肌力不平衡的调整

矫正CMT病等的前足高弓畸形时应降低足内翻力，增强踝关节背伸力。即使腓骨肌麻痹，但只要胫前肌保留足够强大的肌力，也可将胫骨前肌腱向外侧移位于外侧楔骨。止点的固定，采用订书钉和垫片结合螺钉固定的方法较传统的抽出钢丝法更为牢固。笔者多采用直径5.5mm、长25mm的空心螺钉。

胫前肌肌力不足时，为了增强踝关节的背伸力量，可应用将趾长伸肌腱移位于外侧楔骨的改良Hibbs法[6,8]（**图9**）。同时，可追加将踇长伸肌腱移位至第一跖骨的改良Jones法[6,9]（**图10**）。

如果这也无效的话，可以将胫骨后肌从胫腓骨之间转到前方外侧楔骨，进行Watkins-Bar手术。

图 8　应用外固定架矫正畸形

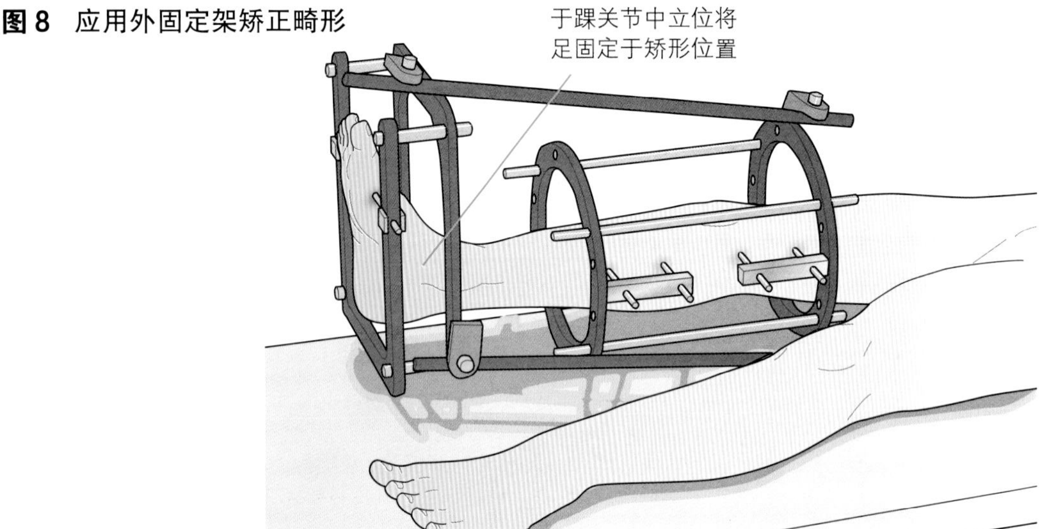
于踝关节中立位将
足固定于矫形位置

图 9　改良 Hibbs 法

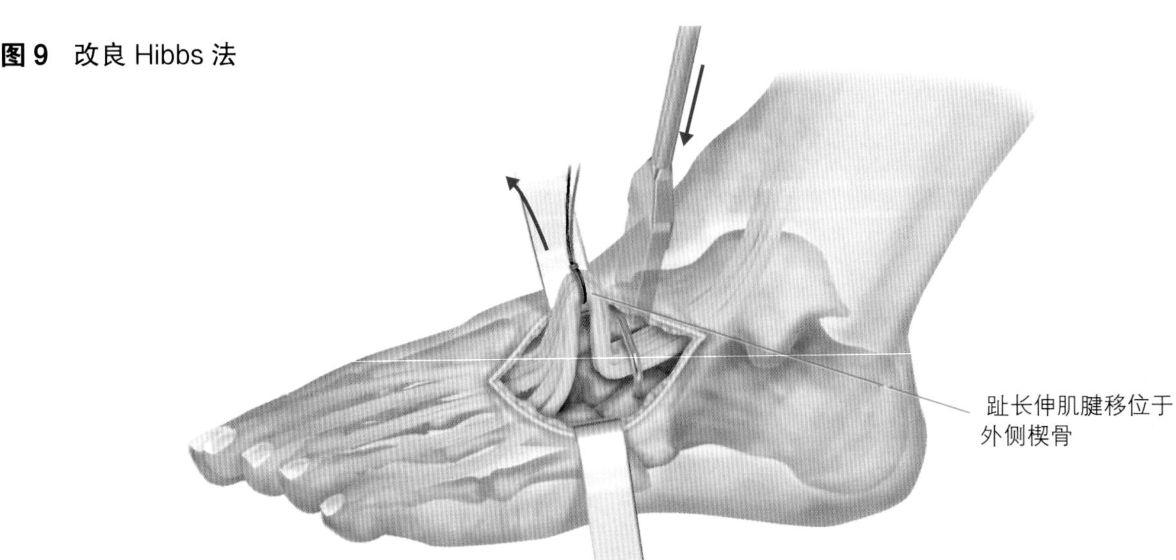
趾长伸肌腱移位于
外侧楔骨

图 10 改良 Jones 法

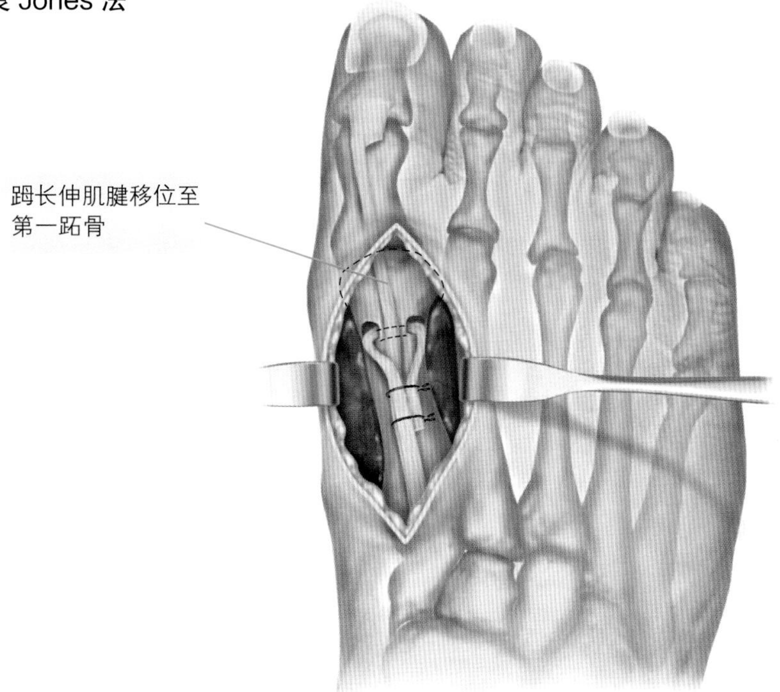
踇长伸肌腱移位至
第一跖骨

跟骨高弓畸形

对于脊柱裂等所致的跟骨高弓畸形，应增强踝关节跖屈肌肌力。将后足矫正至中立位，把距下关节和踝关节临时固定，通过前述的方法矫正前足跖屈畸形。如胫前肌肌力佳，采用Beabody法[11]经骨间膜转位至跟腱。

先天性高弓畸形

对于内翻足等先天性畸形，可采用跗骨逐渐延长的方法得以矫正。这种情况下，应以克氏针将足趾固定于伸直位，直至矫形结束。

爪形趾畸形

足趾存在爪形趾畸形时，应将趾长屈肌腱于跖侧切断、延长，并行IP关节（趾间关节）融合术。

术后康复

Ilizarov外固定架安装后第二天即应开始足底触地练习，全负重练习须自术后4周开始，外固定架于术后8周左右去除。

●文献

[1] COLEMAN S S, CHESTNUT W J. A simple test for hindfoot flexibility in the cavovarus foot. Clin Orthop Relat Res, 1977, 123：60-62.

[2] STEINDLER A. Stripping of the os calcis. J Bone Joint Surg, 1920, 2-A：8-12.

[3] GOULD N. Surgery in advanced Charcot-Marie-Tooth disease. Foot Ankle, 1984, 4： 267-273.

[4] JAPAS L M. Surgical Treatment of Pes Cavus by Tarsal V-Osteotomy：Preliminary report. J Bone Joint Surg, 1968, 50-A：927-944.

[5] 大関　覚，辻野　淳. 距骨下関節温存骨切り術. OS NOW No.26, メジカルビュー社，1997: 26-34.

[6] DWYER F C. The present status of the problem of pes cavus. Clin Orthop Relat Res, 1975, 106：254-275.

[7] HOKE M. An operation for stabilizing paralytic feet. J Bone Joint Surg, 1921, 3-A：494 -507.

[8] HIBBS R A. An oreration for"claw foot."JAMA, 1919, 73：1583-1585.

[9] JONES R. The solder's foot and the treatement of common deformity of the foot：part 2. Claw-foot. Br Med J, 1916, 1：749-753.

[10] WATKINS M B, JONES J B, RYDER C T Jr, et al. Transplantation of the posterior tibial tendon. J Bone Joint Surg, 1954, 36-A：1181-1189.

[11] PEABODY C W. Tendon Transplantation in the Lower Extremity. Tendon Transposition in the Paralytic Foot. Instructional Course Lectures, The American Academy of Orthopaedic Surgeons, Vol. 6, Ann Arbor ed, J. W. Edwards, 1949：178-188.

成人踝关节畸形的截骨矫形治疗

创伤性踝关节畸形

长崎友爱医院副院长 寺本 司

截骨矫形术的手术适应证

迄今为止，手术术式的选择大多依据Takalnla分期进行，3a期之前多选择胫骨远端截骨，3b期和4期选择人工关节置换或关节融合术。踝关节创伤性关节炎经药物治疗、支具治疗（包括足底支撑板或踝关节固定用装置等）、运动疗法等保守治疗后临床症状无明显改善者是截骨矫形术的适应证。胫骨远端楔形截骨术的适应证包括Takalnla分期的2期、3a期和3b期，也包括一部分4期踝关节创伤性关节炎。但对于踝关节关节间隙已经消失的4期病例应行关节融合术。

术前再确认

◆ 手术时机的再确认

关节炎症状重、踝关节肿胀明显的患者，应入院先行保守治疗，待肿胀消退后再行手术治疗。病程中出现假性痛风或初期类风湿关节炎表现的患者，术前应进行各项检查及严格掌握临床病史。

◆ 术中体位及麻醉的再确认

手术需采取仰卧位进行。与其他手术相同，由于术中需取髂骨植骨，因此需在臀下垫枕，将髂骨抬高，以便于取骨。在对侧髂骨区设置侧板以固定骨盆，防止骨盆移动。

一般情况下，应采取全身麻醉。对于哮喘发作、必须避免全身麻醉的患者，可以采用硬膜外麻醉或长效的腰椎麻醉，但只适用于畸形程度较轻的患者。

◆ 手术器械的再确认

由于截骨矫形术后采用Ilizarov外固定架固定，因此需在术前再次确认Ilizarov外固定系统的器材，特别是Ilizarov环的数量、针固定钮的数量、连接杆的长度和数量、杆的长度及半针的配套等都需再次确认。由于要使用3个环，因此，直径16cm到20cm的半环需要各准备6个，通常情况下，大多使用18cm的环。

另外，特别重要的是撑开器，每个型号的各准备一个，如果没有专门的撑开器，也可以应用腰椎手术用的椎板撑开器。

手术流程

1 髂骨取骨

2 安装胫骨近端 Ilizarov 环

3 胫骨远端皮肤切口或皮下剥离

4 胫骨远端截骨 
难点

5 应用撑开器撑开截骨端

6 安装胫骨干部 Ilizarov 环

7 胫骨远端应用 Ilizarov 环固定

8 切除骨赘，截骨端撑开后，如出现垂足畸形，则应行跟腱延长术

9 植骨

10 冲洗，引流，闭合切口

典型病例图解

【病例 1】**手术适应证（术前）**

47 岁，女性。创伤性踝关节骨性关节炎。20 年前踝关节骨折，行手术治疗。几年前出现踝关节疼痛，行走时经常需要使用拐杖。
ⓐ站立位踝关节正位片。
ⓑ站立位踝关节侧位片。

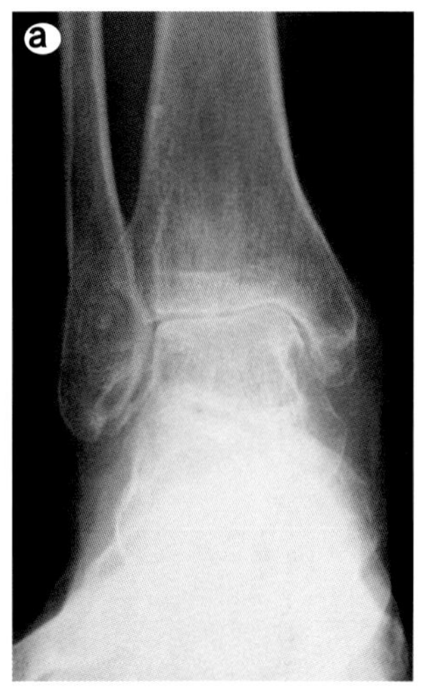

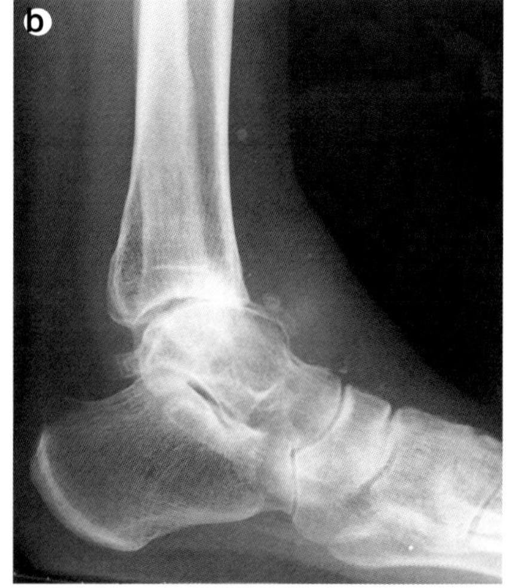

【病例 2】**手术适应证（术前）**

44 岁，男性。小腿骨折畸形愈合，创伤性踝关节骨性关节炎。8 年前因外伤致多发骨折，手术后畸形愈合。最近，踝关节疼痛加重。
ⓐ站立位踝关节正位片。
ⓑ站立位踝关节正位片的放大图。
ⓒ站立位踝关节侧位片。

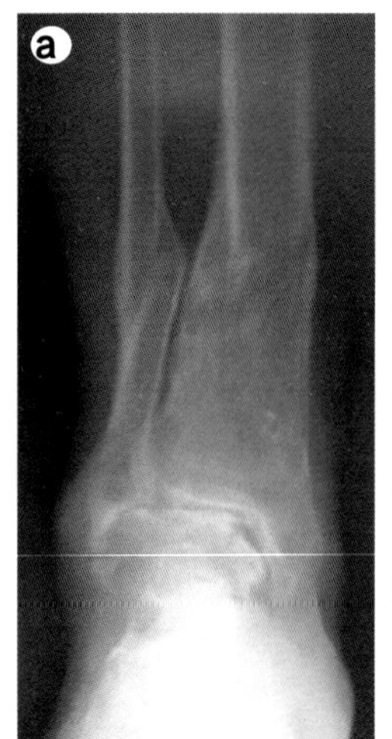

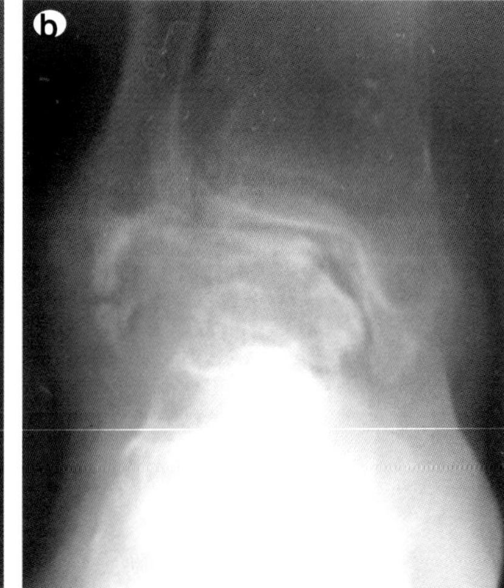

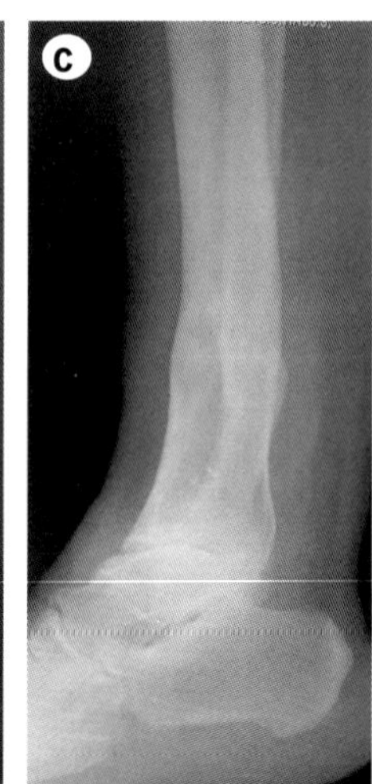

手术技术

1 髂骨取骨

沿着髂骨嵴做长约7cm的皮肤切口，逐层切开后用牵开器牵开。用电刀将髂骨嵴表面的软组织切开，取全层髂骨，大小约3cm×4cm。髂骨内板行骨膜下剥离，将纱布塞入骨膜下剥离区，并逐渐扩大剥离，直至把要采取的髂骨内板完全自骨膜下剥离，用电刀将附着于髂骨嵴的臀肌腱性部分予以切断，以骨膜剥离子尖端将纱布顶入髂骨外板的骨膜下进行剥离。在预定采取的髂骨区的后界处将骨刀打入约3cm，在其前方约4cm处的前界将骨刀打入约3cm，于此采骨区外板打入骨刀。最后，将骨刀刺入内板，以折断的方式将髂骨取出。

2 安装胫骨近端 Ilizarov 环

Ilizarov环安装的部位包括以下三处，即胫骨结节稍下方、胫骨干部、截骨处胫骨远端骨块的踝上方。

首先，垂直于胫骨干轴线于透视下将Ilizarov固定针打入胫骨结节稍下方的骨质内（**图1**）。Ilizarov环的位置与骨折治疗时的情况不同，将其安装于小腿中央部分的前外侧。踝关节处的Ilizarov环安装在踝关节中央的前外侧，如果与最初安装的Ilizarov环的位置不相匹配的话，接下来的手术操作将会变得困难。因此，决定最初安装Ilizarov环的位置是最重要的。并且，Ilizarov固定针应自小腿的前外侧向后内侧打入。此时，因为Ilizarov环的刺入角度是锐角，环的固定效果不理想。可以利用装在Ilizarov环上的五孔管追加两枚直径5.0mm的半针。

图1 安装胫骨近端 Ilizarov 环

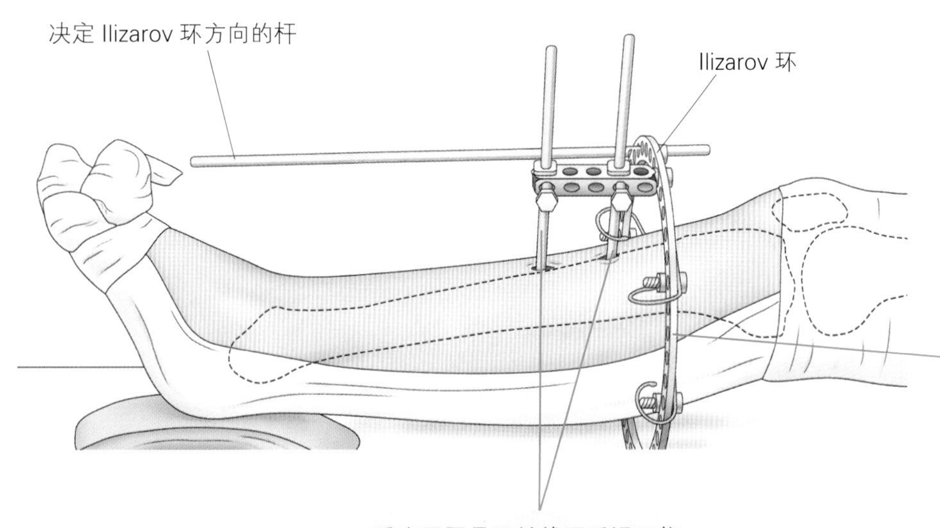
决定 Ilizarov 环方向的杆
Ilizarov 环
将 Ilizarov 环设置于小腿中央部分的前外侧。踝关节处的 Ilizarov 环安装在踝关节中央的前外侧，如果与最初安装 Ilizarov 环的位置不相匹配的话，接下来的手术操作将会变得困难
垂直于胫骨干轴线于透视下将 Ilizarov 固定针打入胫骨结节下方的骨质内

3 胫骨远端皮肤切口或皮下剥离

在踝关节上方约6cm处于胫骨内侧设计一长约3cm的皮肤切口，逐层切开，剥离皮下组织和骨膜（**图2**）。在预定的截骨部位的胫骨前、后侧分别剥离宽约1cm的骨膜，其他部位的骨膜尽量不予剥离。皮肤切口应稍向前，因为胫骨前方视野好，截骨操作容易。沿着截骨的方向，于骨膜下方剥离软组织。由于后方存在神经血管束，需多加注意。

4 胫骨远端截骨 

难点

选取内踝近侧曲率变化处向近端约7mm处为截骨起始点。向下胫腓联合的中央打入一枚直径1.8mm的克氏针作为导针（**图3**）。与以往的截骨不同之处在于，虽然行胫骨截骨、撑开，但不做腓骨截骨，在将胫骨截骨部撑开时，为了不因

图2　胫骨的前、后方剥离

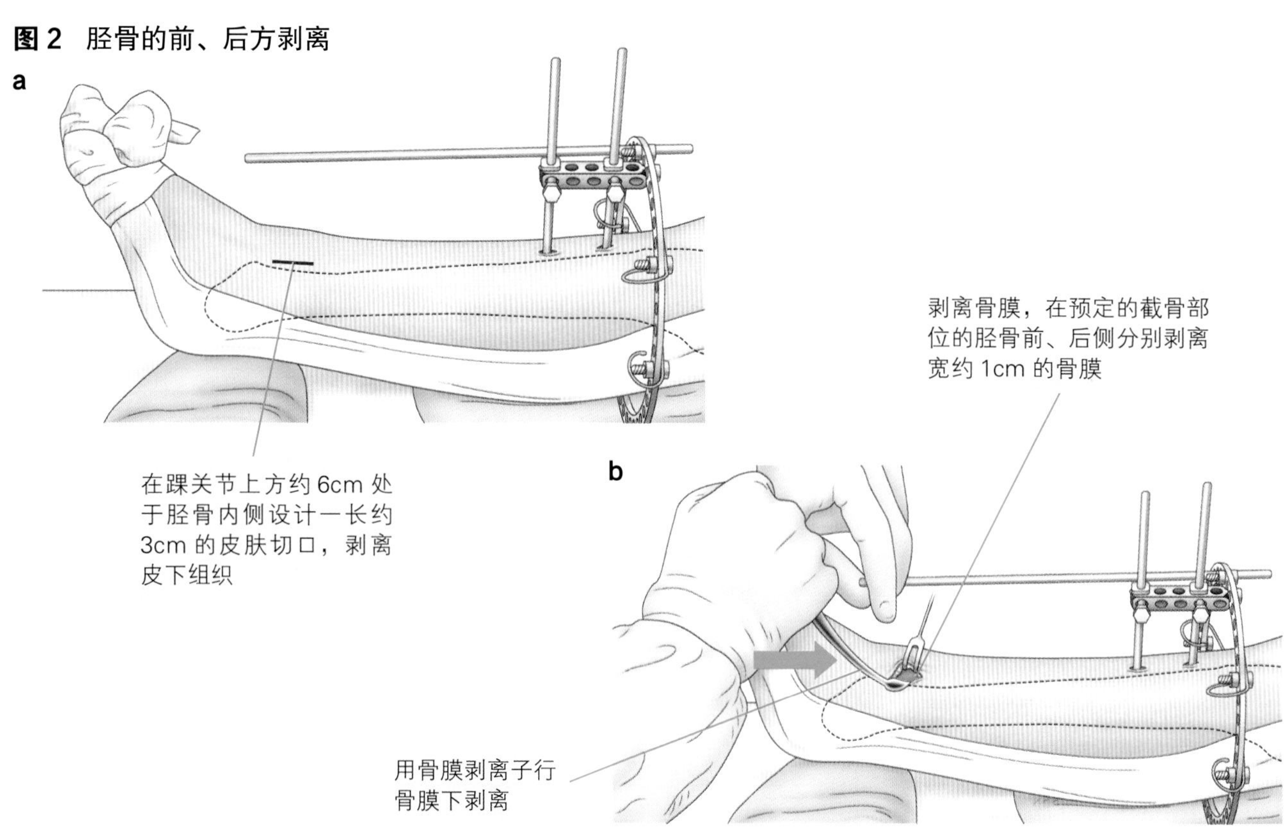

a
在踝关节上方约6cm处于胫骨内侧设计一长约3cm的皮肤切口，剥离皮下组织
b
剥离骨膜，在预定的截骨部位的胫骨前、后侧分别剥离宽约1cm的骨膜
用骨膜剥离子行骨膜下剥离

图3　于胫骨远端打入导针

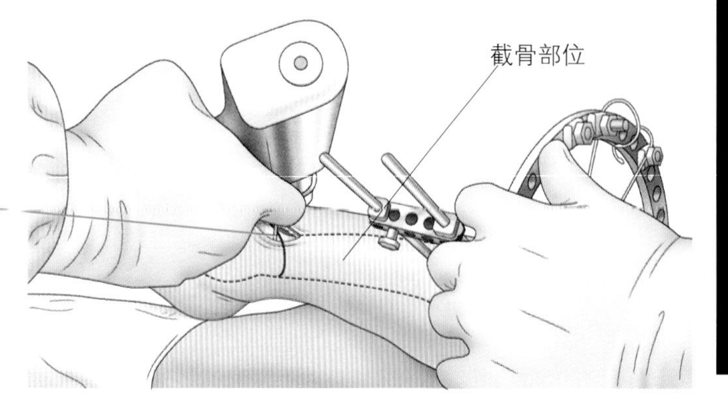

截骨部位
自胫骨内侧向下胫腓联合的中央打入一枚直径1.8mm的克氏针作为截骨线导针

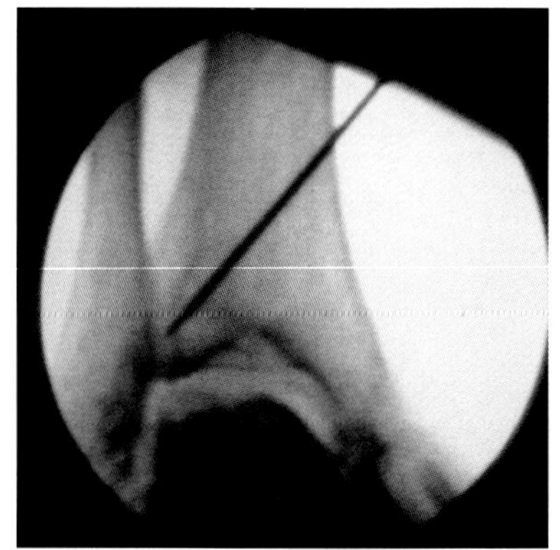

撑开而损伤胫腓骨骨间膜，截骨线自胫骨远端斜向下胫腓联合的中央进入（**图4**）。

手术技巧及注意事项

应在透视下边观察踝关节正位片边进行截骨，应充分注意胫骨远端的解剖形态。也就是说，腓骨在后方，胫骨较宽的部分是胫骨的前面，边思考边进行截骨。

5 应用撑开器撑开截骨端

截骨完成后，用宽骨刀插入截骨端，通过骨刀的适当剥离，即可使截骨端形成骨折（**图5**）。然后撑开截骨端并确认（**图6**）。以直径1.5mm的克氏针行胫腓

图 4　沿导针行胫骨远端截骨

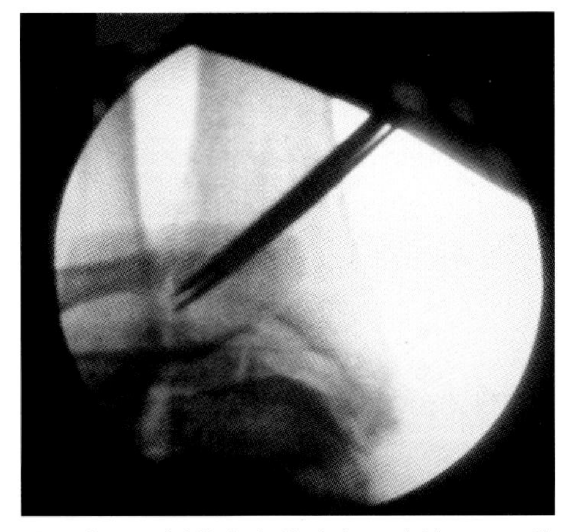

选取内踝近侧曲率变化处向近端约 7mm 处为截骨起始点

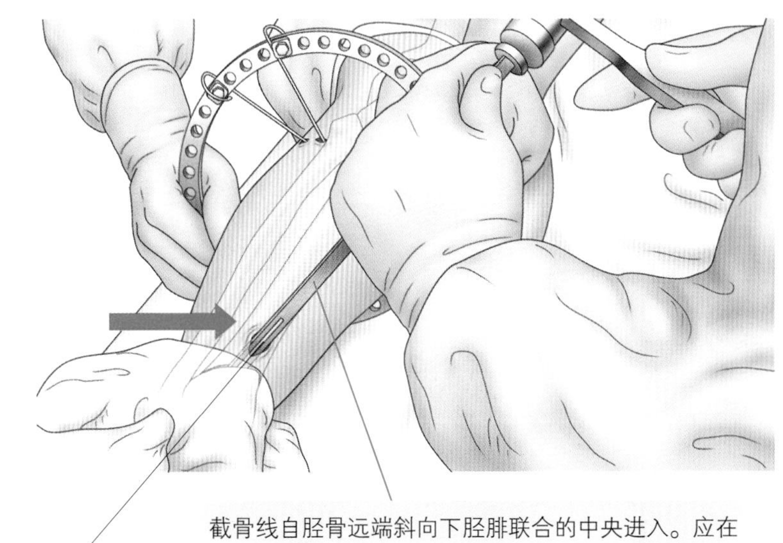

作为导针的克氏针

截骨线自胫骨远端斜向下胫腓联合的中央进入。应在透视下边观察踝关节正位片边进行截骨。腓骨在后方，胫骨较宽的部分是胫骨的前面，边思考边进行截骨

图 5　使用骨刀撑开截骨端

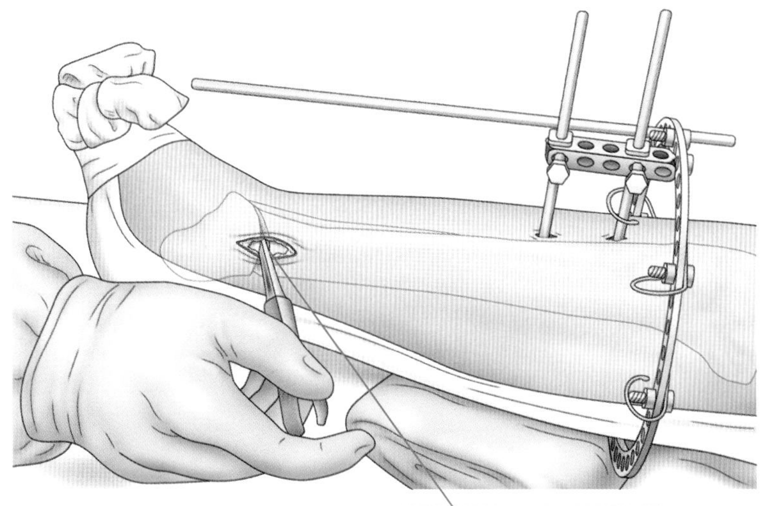

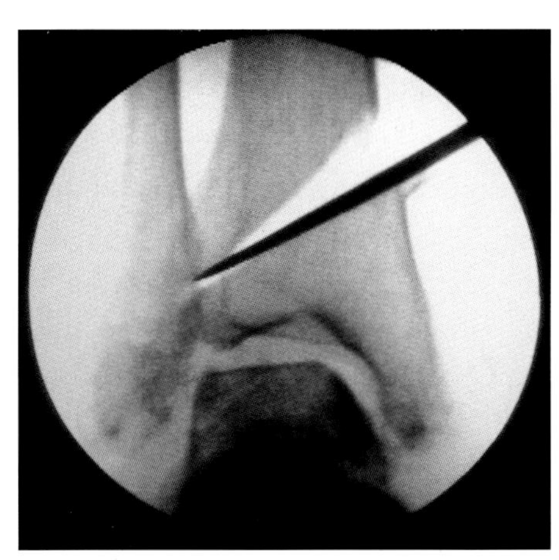

在截骨端插入骨刀，并确认截骨端已撑开

骨间固定。虽然这个步骤是否真的必要还有待商榷，但基于治疗膝关节骨性关节炎的胫骨髁部外翻截骨的经验，在行胫骨远端斜行截骨时也采取该方法。此时截骨端的撑开，减轻了术前的不稳定，考虑到距骨关节面与胫骨干轴线的关系及由内外踝和胫骨远端关节面组成的踝关节面与距骨整体关节面之间的关系，如果达到了能够获得良好结果的矫正位置，就可以在胫骨骨干部和胫骨远端安装Ilizarov环固定截骨端。

6 安装胫骨干部 Ilizarov 环

撤掉撑开截骨部位的撑开器，将与胫骨干部和胫骨近端相同型号的Ilizarov环通过4枚连接杆相连，水平置入Ilizarov固定针，在该环的近侧端连接空心杆，固定直径5.0mm的半针。

7 胫骨远端应用 Ilizarov 环固定

确认撑开的截骨端位置没有发生改变后，利用Ilizarov环固定胫骨远端（**图7**）。固定时首先应注意Ilizarov环固定在踝关节稍上方而不能通过踝关节，其次应目测该环与胫骨干Ilizarov环的平行状态，然后打入Ilizarov固定针。该Ilizarov固

图 6　截骨端撑开

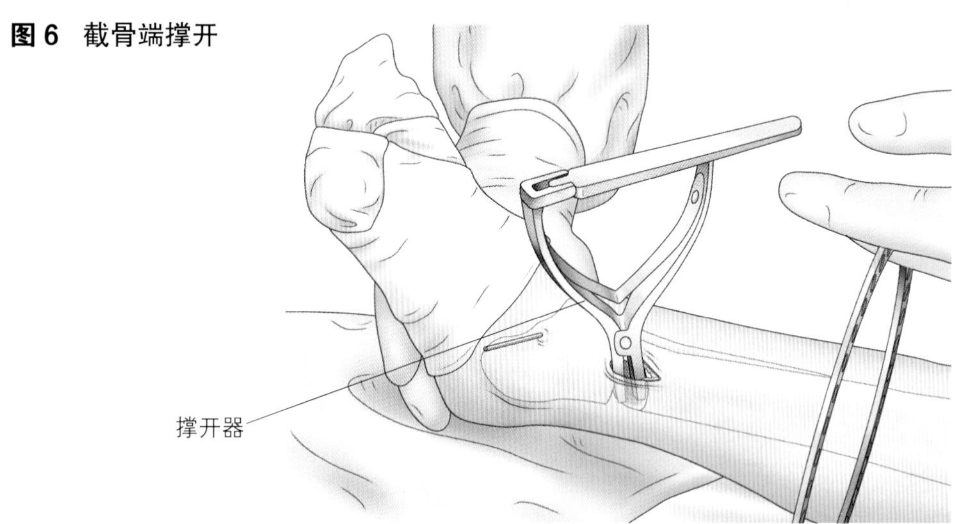
撑开器

图 7　应用 Ilizarov 环固定

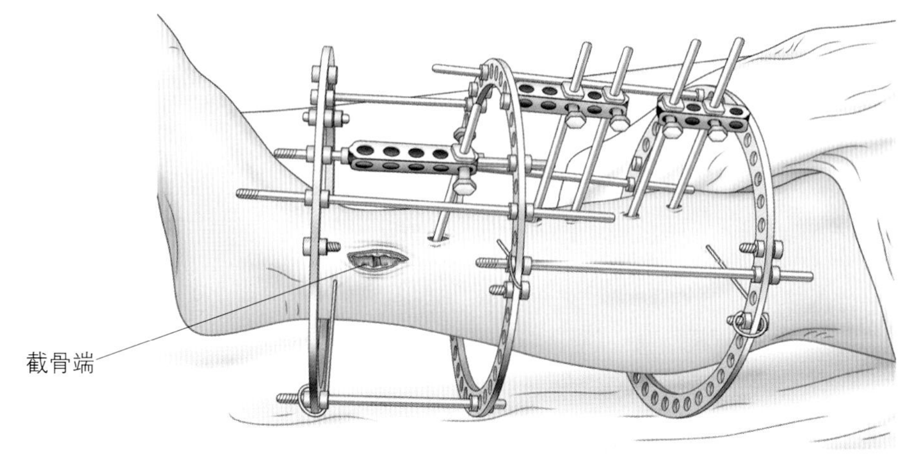
截骨端

定针的打入方向非常重要，近侧的Ilizarov环应与固定截骨端远侧胫骨远端骨块的Ilizarov环呈平行状态。如果这两个Ilizarov环不能平行，就不能使用高自由度的垫片等与连接管相连接，因此就会减少Ilizarov固定针施加于胫骨上的力量，这一点非常重要。通过4根连杆与胫骨干部Ilizarov环相连接的胫骨远端环，与打入踝关节上方的Ilizarov固定针连接固定。远端使用两根Ilizarov固定针交叉固定。打入的针中应至少有一枚为橄榄针。将连接杆固定于胫骨干部和胫骨远端的Ilizarov环上，可以经连接管的孔追加1~2枚半针固定。

8 切除骨赘，截骨端撑开后，如出现垂足畸形，则应行跟腱延长术

虽然对于轻度病例切除骨赘并延长跟腱的必要性并不大，但有时确实需要行骨赘切除和跟腱延长术。如果撑开截骨端后仍不能充分地矫正畸形，可能是由于骨赘妨碍了畸形矫正，因此需要行骨赘切除术（**图8**）。另外，如果截骨端撑开时踝关节背伸角度小于0° ，足部呈垂足畸形，此时应考虑行跟腱延长术。还有的病例会出现距骨相对胫骨向前方半脱位，即使截骨端撑开后半脱位仍难以复位的情况。将踝关节的侧位片，置于C臂透视下观察踝关节的背伸、跖屈运动，在距骨半脱位的情况下，距骨顶在背伸时会和胫骨远端关节面相撞击，从而不能完成完全弧形运动。如果距骨背伸时出现的是合页式运动，应考虑为截骨端矫形不充分所致。此种情况下，应考虑行跟腱延长术。将跟腱Z字形切开后，再次撑开截骨端（**图9**）。

图 8　骨赘切除

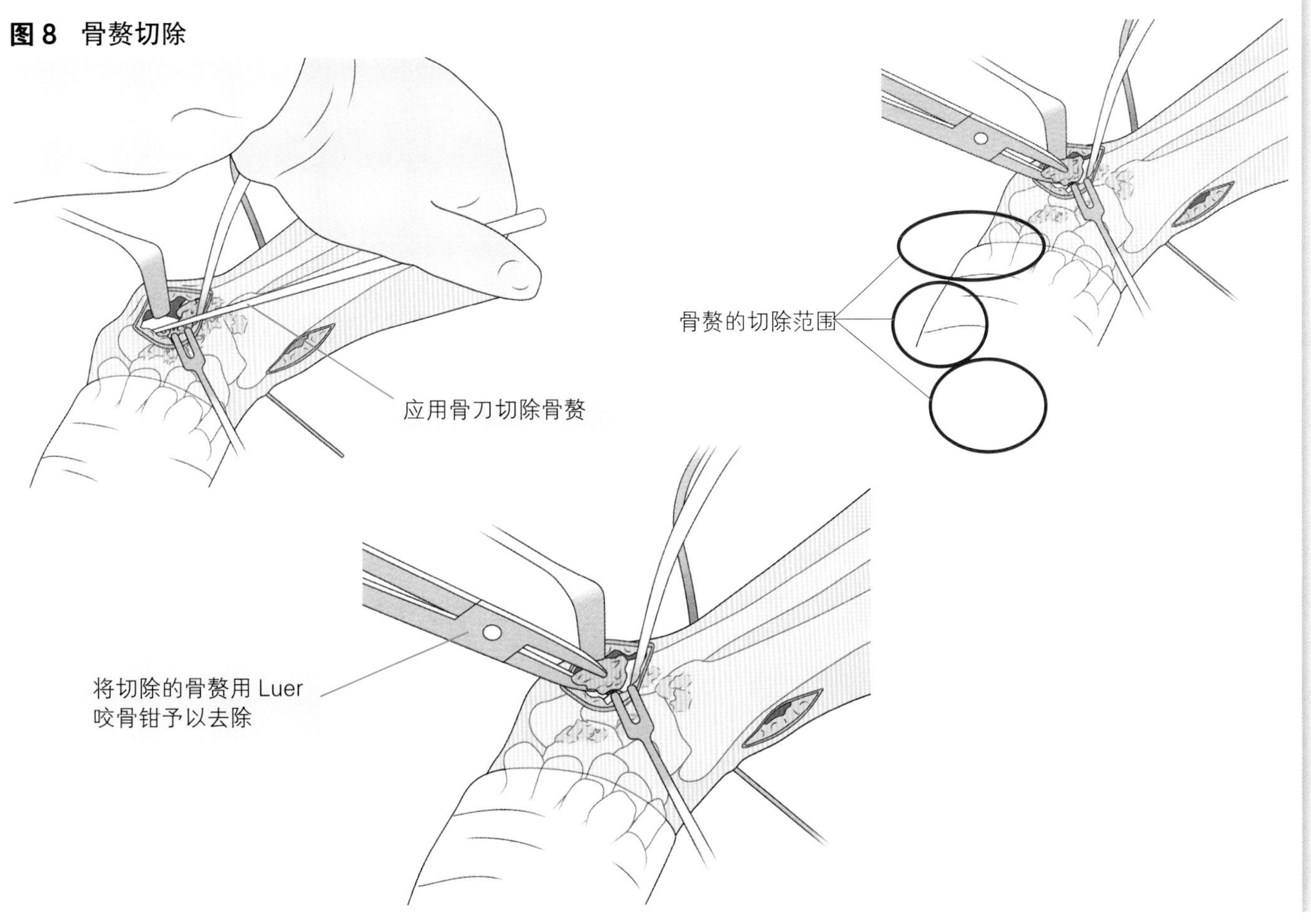
骨赘的切除范围
应用骨刀切除骨赘
将切除的骨赘用 Luer
咬骨钳予以去除

图 9　跟腱延长

a

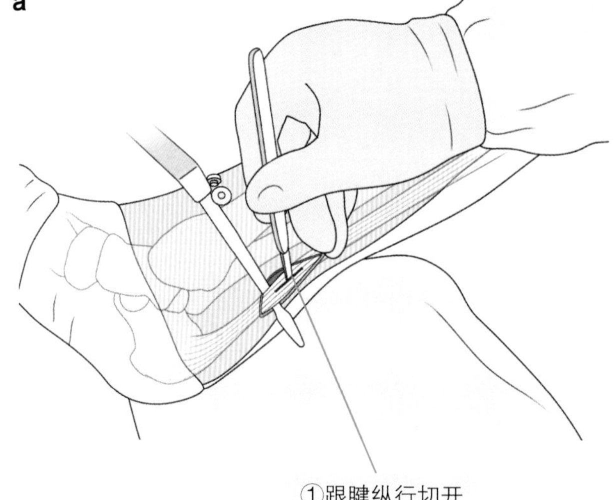
①跟腱纵行切开

b

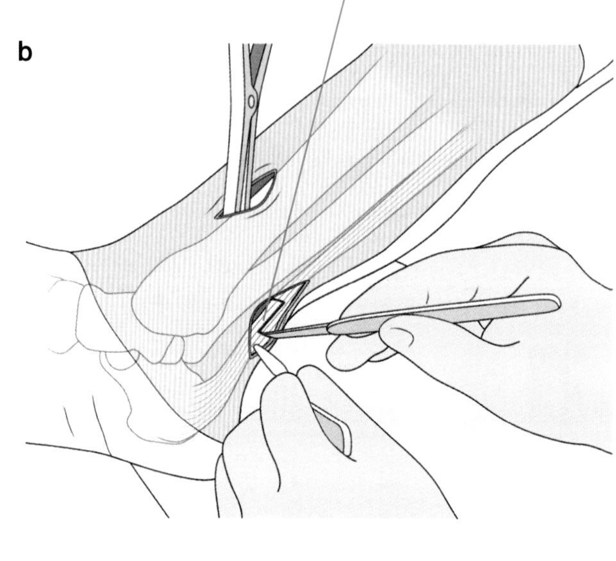
②跟腱 Z 字形切断

c

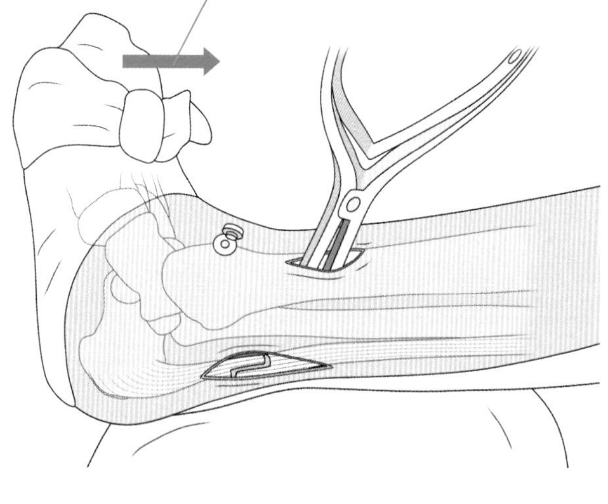
③跟腱切断后踝关节背伸

d

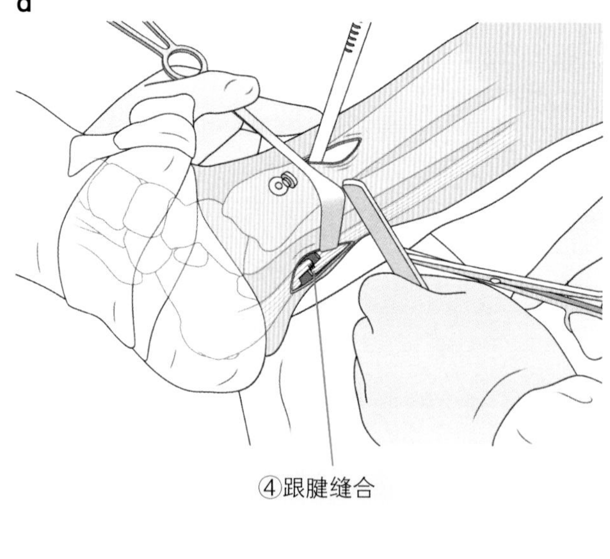
④跟腱缝合

图 9-1　跟腱延长前后

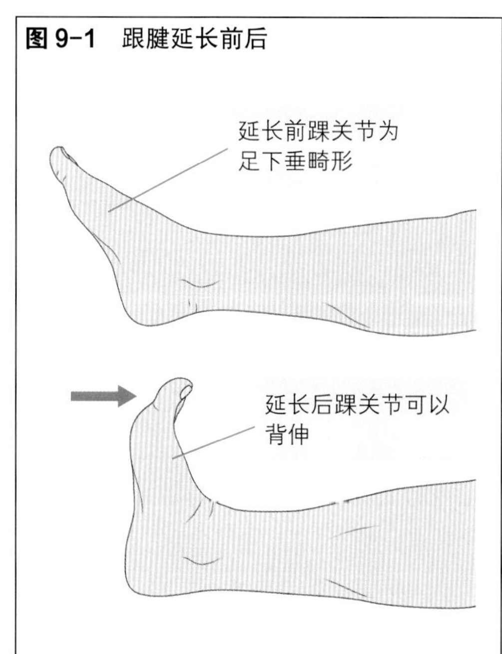
延长前踝关节为
足下垂畸形
延长后踝关节可以
背伸

图 10 植骨

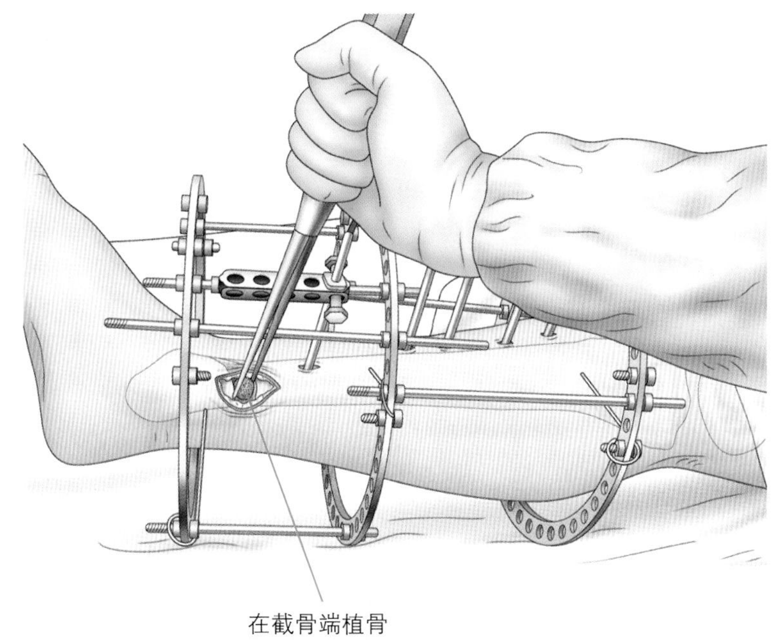
在截骨端植骨

9 植骨

在截骨端撑开处最里面植入松质骨。将髂骨骨块修剪成与截骨端撑开处大小相同的楔形骨块，并植入其中（**图10**）。

10 冲洗，引流，闭合切口

冲洗后，缝合皮肤及皮下组织，留置引流。

【胫骨远端斜形截骨术的注意事项】

其他手术术前可以测定矫正的目标角度，胫骨远端斜形截骨术术前不能设定截骨的目标角度。因此，该术式的注意事项就是要充分理解本手术的原理，术中一边思考一边操作。下面阐述一下本术式的理论基础。

踝关节不稳定主要由以下3个方面决定：

（1）由韧带损伤所致的不稳定：由距腓前韧带、跟腓韧带及三角韧带等踝关节周围韧带损伤所致的不稳定。

（2）关节面的形态异常所致的不稳定：构成踝关节的内踝、外踝和胫骨远端关节面的形态和距骨关节面的形态不吻合所致的踝关节不稳定。包绕距骨的踝穴如果增宽，踝关节将出现明显的不稳；如果变窄，踝关节不稳定也会减轻。

（3）踝关节不稳定：多向不稳定。迄今为止，踝关节不稳定多靠距骨内翻倾斜试验的距骨倾斜角及距骨前方抽屉试验的前方移动度来评价。

［踝关节的矢状面］

（1）跖屈、背伸。

（2）前方移动度。

［踝关节的冠状面］

（1）距骨倾斜角。

（2）内外侧移动度。

[踝关节的横断面]

（1）距骨的旋转。

（2）胫骨轴线。

应考虑到上述6个方向的不稳定。

行胫骨远端斜形截骨术时，胫骨远侧截骨部位需要撑开，截骨端撑开时应使距骨外侧关节面与外踝的内侧关节面相接触、吻合，尽量做到踝关节的全接触。这样，术后踝关节的接触面积增大，踝关节单位面积所承受的压力就会减小。踝关节形态的改变也会显著地改善踝关节的稳定性。通过上述因素，踝关节的疼痛可以得到缓解。因此，距骨外侧关节面与外踝的内侧关节面的接触、术中关节面形态变化的确认及不稳定的评价方法是决定手术效果的主要因素。上述因素在术中都可以在透视下完成，但每个病例又都不一样，因此，术中术者的个人判断是决定性因素。并且，如果腓骨本身存在内翻或外翻畸形，应先行腓骨截骨、矫形、固定，然后再针对腓骨行胫骨的截骨撑开，上述情况须牢记于心。

另外，本方法不是二维截骨，而是三维截骨。截骨端撑开时不是有意识地决定方向，而是任其自然地开放，撑开处不只形成楔形，还向足底方向延伸，因此与踝关节在胫骨轴线方向的稳定性的改善有关。

典型病例图解

【病例 1】**手术适应证（术后）**

胫骨远端斜形截骨术后，踝关节疼痛消失，步行时可以弃拐。

ⓐ踝关节正位片（Ilizarov 外固定后）。
ⓑ踝关节侧位片（Ilizarov 外固定后）。
ⓒ踝关节正位片（术后 1 年）。
ⓓ踝关节侧位片（术后 1 年）。

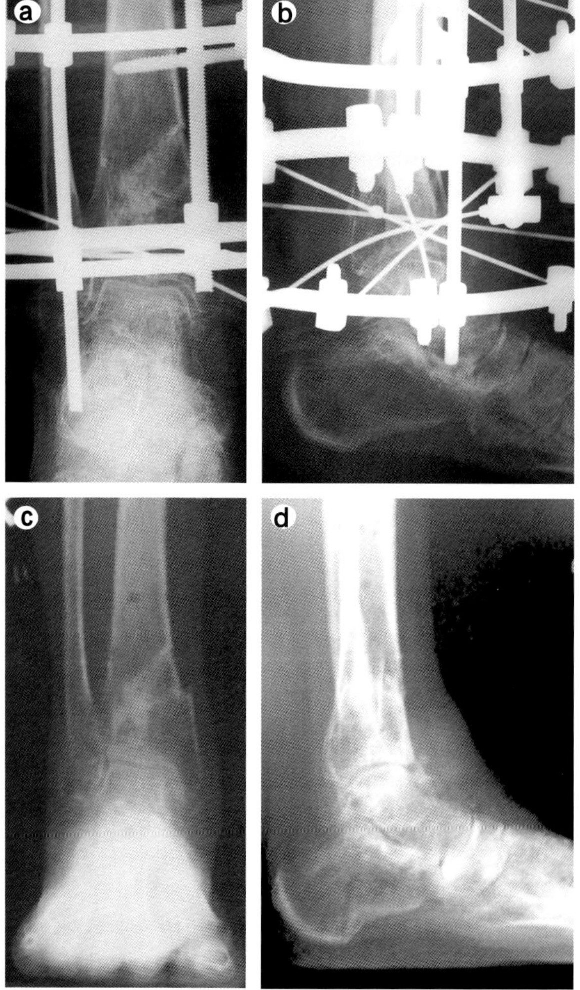

a
b
c
d

【病例 2】**手术适应证（术后）**

胫骨远端斜形截骨术 + 腓骨截骨矫形术。术后 8 个月踝关节疼痛消失。

ⓐ胫腓骨正位片（Ilizarov 外固定后）。

ⓑ踝关节正位片（站立，术后 8 个月）。

ⓒ踝关节正位片的放大图（站立，术后 8 个月）。

ⓓ踝关节侧位片（术后 8 个月）。

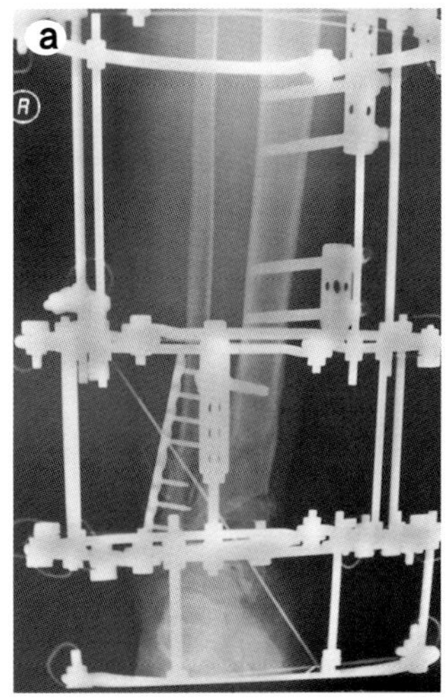
a

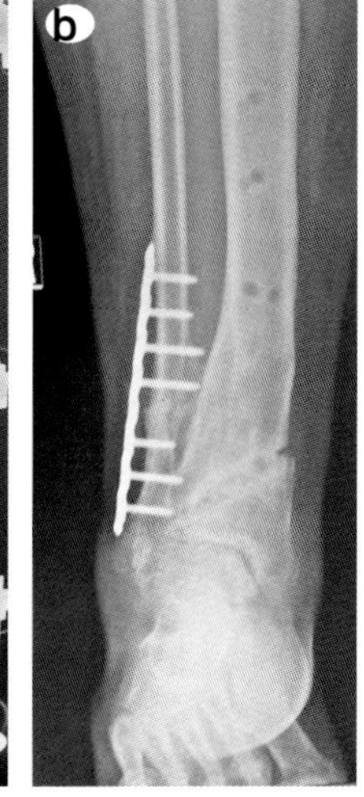
b

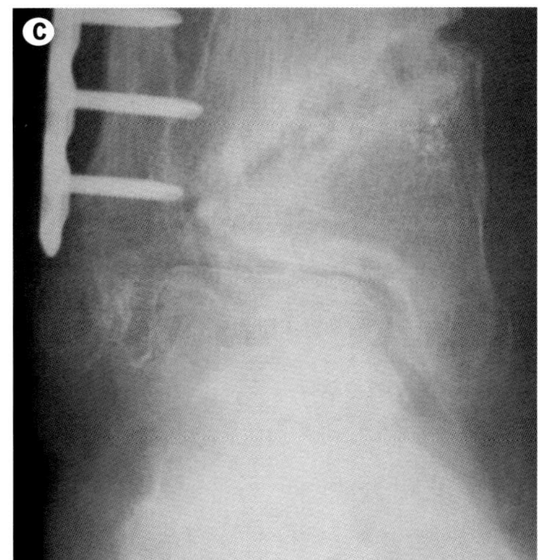
c

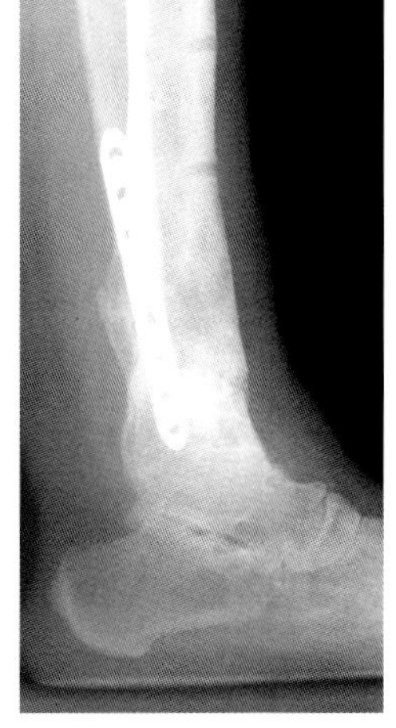
d

术后并发症及处理

术后最需要注意的就是感染，特别是踝关节周围针道的感染可能导致踝关节化脓性关节炎。因此，固定针周围的疼痛、红肿等都应注意。如果出现红肿等感染的迹象，应静脉应用抗菌药，并避免负重。

术后康复

术后踝关节不需常规石膏固定，术后8周开始部分负重，术后3个月拆除外固定。即使做了跟腱延长手术，术后也仅需弹力绷带固定两周。

●文献

[1] 寺本　司 . 脛骨骨切り術に対するイリザロフ創外固定器の応用 . 日本創外固定研究会誌 , 1996, 7：29-32.

[2] 寺本　司 , 大塚和孝 , ほか . 変形性足関節症に対する脛骨遠位斜め骨切り術 (Distal Tibial Oblique Osteotomy：DTOO) 前後の足関節の動的評価 . 日足外会誌 , 2006, 27 (2)：48-53.

[3] 寺本　司 , 大塚和孝 , ほか . 内反型 · 外反型変形性足関節症の動的評価 . 日足外会誌 , 2006, 27 (2)：121-126.

[4] 寺本　司 . 変形性足関節症に対する脛骨遠位斜め骨切り術 . 整 · 災外 , 2008, 51：889-899.

䟙外翻截骨矫形术
改良 Mitchell 法（跖骨远端截骨术）

东京医科大学骨科　**香取庸一**
东京医科大学骨科主任教授　**山本谦吾**

䟙外翻的治疗方法中，运动疗法、支具矫形、生活指导等保守疗法是首选。对于保守疗法效果不好、疼痛症状持续的患者可进行手术治疗。手术治疗中，跖骨截骨术近年来取得了不错的治疗效果，其种类也很多。其中，以Mitchell法为代表的跖骨远端截骨术，手术操作比较简单，对于中等程度以下的畸形效果不错。但对于重度畸形，一般需要做跖骨骨干或跖骨近端截骨才能达到理想的效果。

术式选择（图1）

第一跖趾关节的匹配是一个主要的问题。对于手法能够达到复位的轻中度畸形，可选用改良Mitchell法。对于关节无法复位的病例，需要做䟙收肌切断等软组织松解手术。

在临床上做术前计划时，负重位片示第一跖趾关节没有关节炎改变、䟙外翻角在30° 以下、跖趾关节没有挛缩的病例是改良Mitchell法的手术适应证。对于䟙外翻角超过30° 的病例，可进行负重位第一跖趾关节内翻应力位摄片；对于关节不匹配的病例，需要进行外侧软组织松解。

另外，对于重度畸形病例经常合并第二趾锤状趾、跖骨痛等的病例，可能需要加做跖骨近端截骨。

图 1　术式的选择

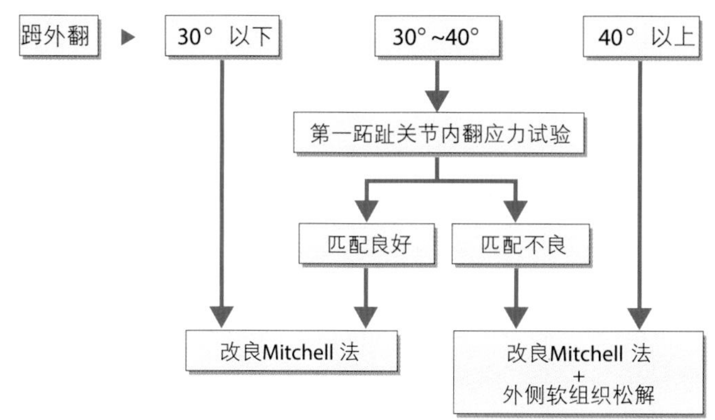
䟙外翻
30° 以下
30° ~40°
40° 以上
第一跖趾关节内翻应力试验
匹配良好
匹配不良
改良Mitchell 法
改良Mitchell 法
+
外侧软组织松解

手术技术

1 皮肤切口

仰卧位，大腿上止血带。如有可开脚的手术台，术者或助手可进入患者两腿之间，手术操作会更容易些。应用三角枕或助手协助患者保持屈膝，使其足底接触手术台。全麻或腰麻均可。在第一跖趾关节背内侧做一长5~6cm的弧形切口（**图2**）。

2 显露

切开皮下，显露跖趾关节关节囊，寻找足背皮神经，分离后拉向外侧（**图3**）。

手术技巧及注意事项

在重度畸形患者中，皮神经会变得扁平菲薄，与关节囊紧密相连，有时很难辨别。此时可以从近端相对正常的部位去寻找。

图 2　皮肤切口

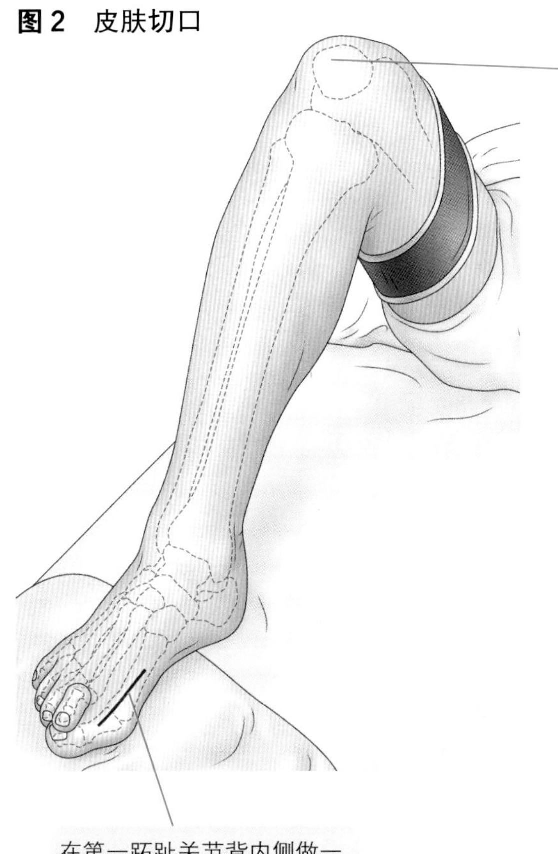
屈膝，用三角枕或助手协助保持体位
在第一跖趾关节背内侧做一长 5~6cm 的弧形切口

图 3　入路

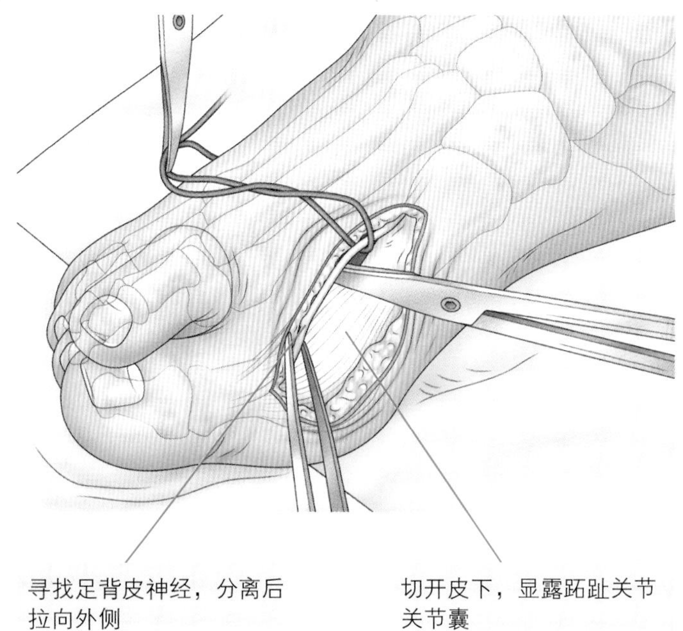
寻找足背皮神经，分离后拉向外侧
切开皮下，显露跖趾关节关节囊

3 切开关节囊

将内侧关节囊U形切开，显露跖骨头。如有滑膜增生，可将滑膜切除（**图4**）。

4 剥离第一跖骨骨膜，切除跖骨头内侧骨赘

从远端开始向近端及内侧分离20~25mm骨膜，注意保护外侧及跖侧骨膜，保护血供。跖骨头内侧骨赘用摆锯切除（**图5**）。

手术技巧及注意事项

骨赘切除过多会导致踇内翻。

5 第一跖骨截骨

难点

截骨要从远端向近端在跖骨横径的1/2或2/3部位开始，根据畸形程度进行。而且要根据关节面的倾斜角需要较正的程度来调整截骨角度。在远端截骨线向近

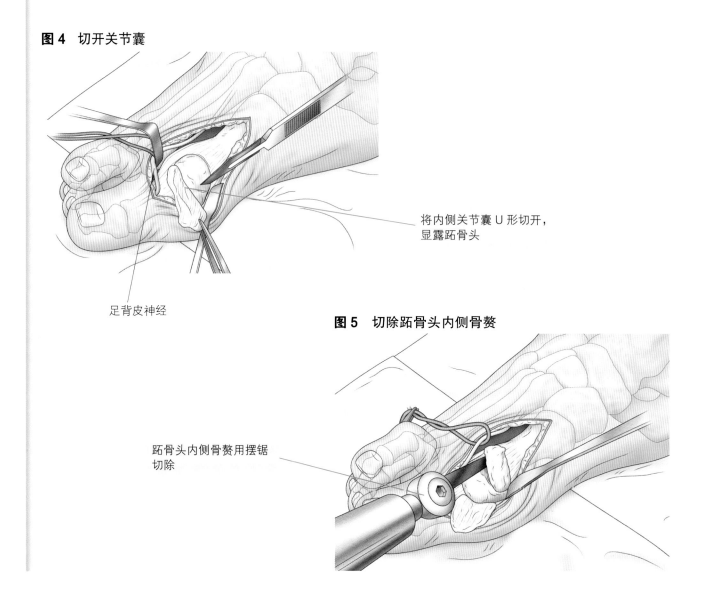

图 4　切开关节囊

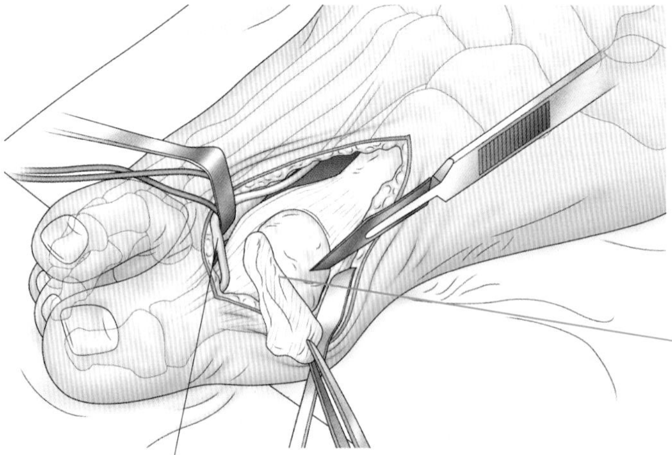

将内侧关节囊 U 形切开，
显露跖骨头

足背皮神经

图 5　切除跖骨头内侧骨赘

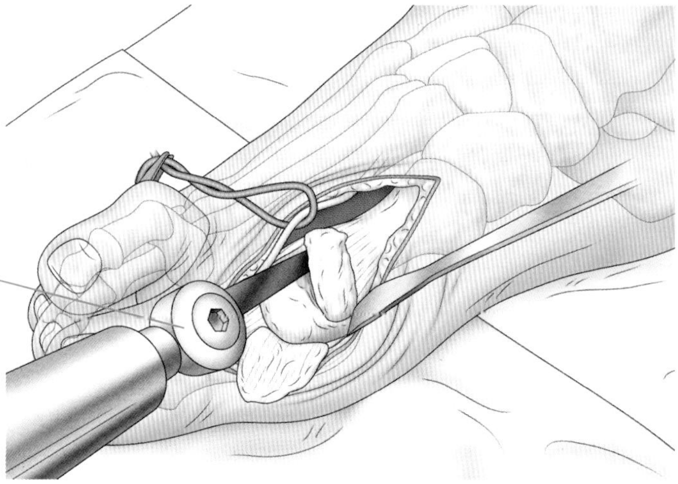

跖骨头内侧骨赘用摆锯
切除

端4~5cm的位置垂直于跖骨长轴截骨，与远端截骨线形成台阶状（**图6**）。

6 截骨部位矫形固定

将截骨远端骨块向外侧、近侧移位，以两枚直径1.6mm的克氏针交叉固定，尾端埋于皮下。对于骨质较差的高龄患者，可能需要额外的克氏针固定。以后还会提到，在这里进行的是三维的畸形矫正（**图7**）。

手术技巧及注意事项

利用第一跖骨远端截骨术（改良 Mitchell 法）进行矫形时，可以进行三维矫正。

图 6　第一跖骨截骨

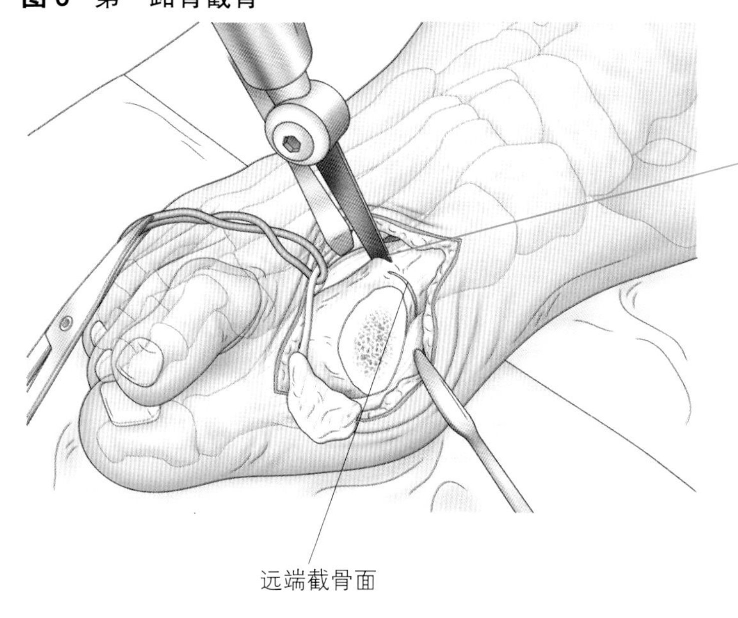
在远端截骨线向近端4~5mm的位置垂直于跖骨长轴截骨，与远端截骨线形成台阶状
远端截骨面

图 7　截骨部位的固定

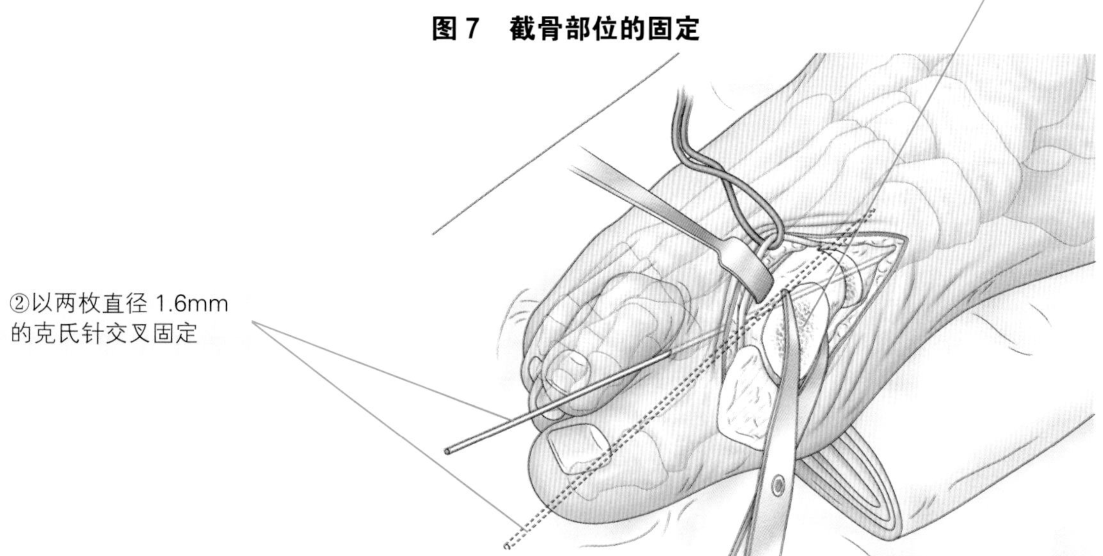
①截骨远端骨块向外侧、近侧移位
②以两枚直径 1.6mm 的克氏针交叉固定

◉额状面

跖骨内翻的纠正：对于严重跖骨内翻的病例，截骨端可以重叠至最多1/2来进行畸形矫正。

跖骨远端关节面角（简称DMAA）：通过改变截骨的倾斜角度，可以对DMAA进行调整。

◉冠状面

跖骨内收较重的病例，可以通过跖骨的旋转来进行畸形矫正。

通过旋转调整将第一趾甲朝向背侧。

◉矢状面

避免出现向跖侧成角或远端向背侧移位等导致第一跖骨抬高的情况（以防出现转移性跖骨痛）。

可将远端骨块向足底移位，保证第一跖骨有充分的负重。

7 骨切除

将近端向内侧突出的骨块切除（**图8**）。

8 外侧软组织松解

外侧软组织松解可在此时进行。在第一、二跖骨头间切开3~4cm，按照以下顺序松解（**图9**）。

（1）松解内收肌；

（2）松解跖骨间韧带；

（3）松解关节囊。

可通过对手法复位程度的判断，一边松解一边进行。注意，过度的松解可能导致踇内翻畸形。

图 8　近端突出的骨块的切除

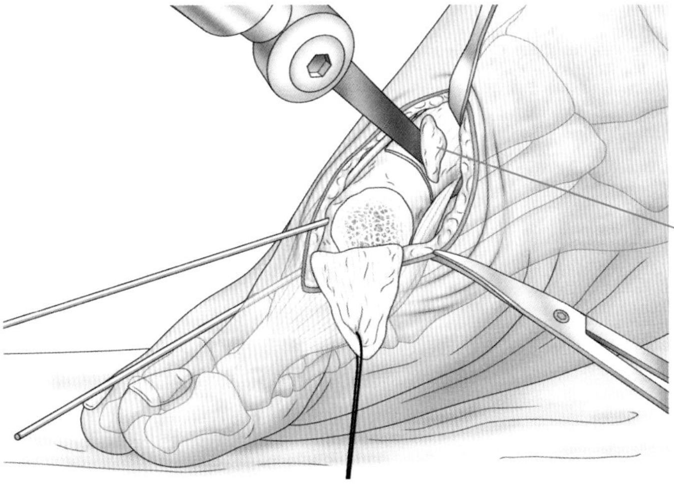

将近端向内侧突出的骨块切除

9 关节囊紧缩

将U形切开的关节囊拉向近端，在轻度过矫正位进行缝合（**图10**）。注意，此时要确认跖趾关节的活动范围。如果无法通过关节囊紧缩来矫正，则需要进行外侧软组织松解来进行。

如果可能的话，可将偏向跖侧的踇展肌拉向背侧缝合。

图 9 外侧软组织松解

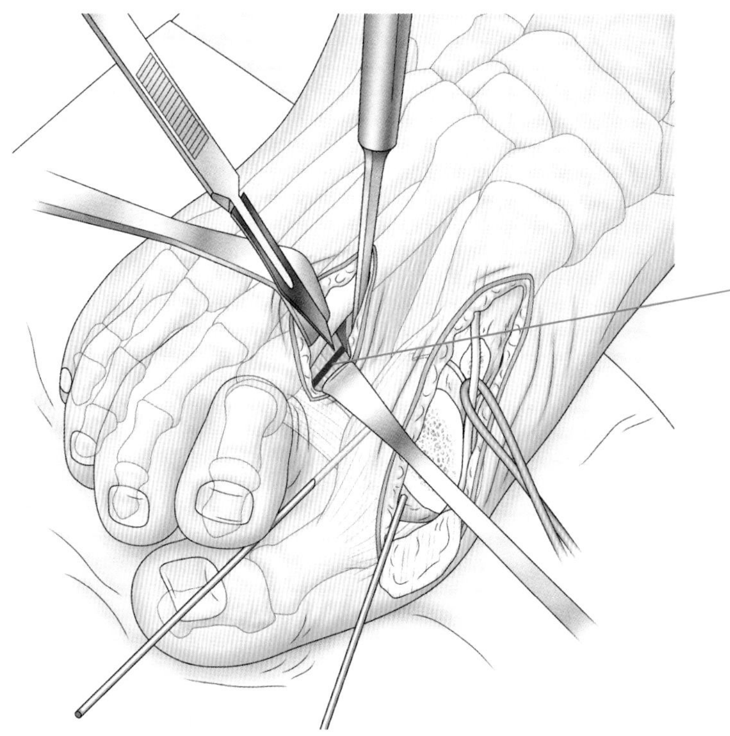
在第一、二跖骨头间切开
3~4cm，按照挛缩程度
依次松解内收肌、跖骨间
韧带、关节囊

图 10 缝合关节囊

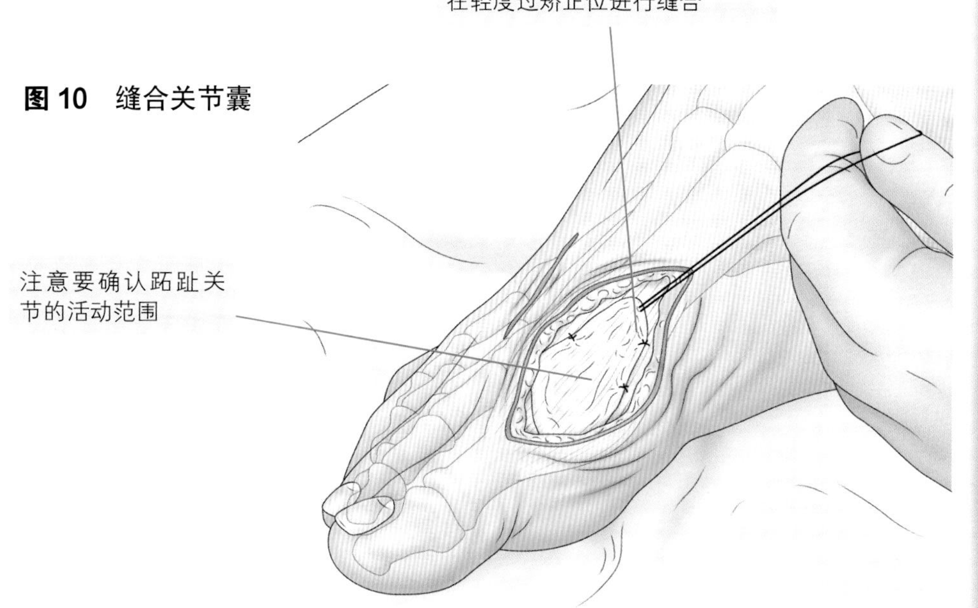
将 U 形切开的关节囊拉向近侧，
在轻度过矫正位进行缝合
注意要确认跖趾关
节的活动范围

10 对第 2（~3）趾的跖骨短缩截骨术

适应证：①跖骨痛（胼胝体形成的病例）；②跖趾关节脱位病例，适合用跖骨短缩截骨术。

手术方法是从背侧切开，在跖骨颈稍偏近端处，与跖骨长轴成45° 角进行截骨（**图11-1**）。为保证第一到第五跖骨头的轮廓，事先要计划好截骨部位和截骨量。如有足趾畸形，矫正后可从足趾末端打入直径1.4mm的克氏针，以髓内固定方式从趾骨固定到跖骨（**图11-2**）。

手术技巧及注意事项

此时，可从截骨端向远端打入克氏针，然后从远端拔出，再向近端骨块髓腔内逆行穿针。

图 11　跖骨短缩截骨术

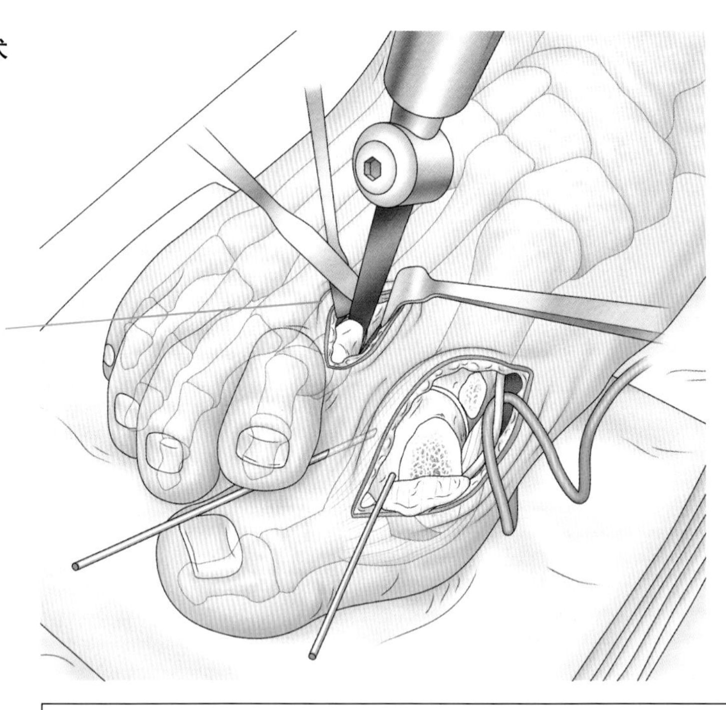
在跖骨颈稍偏近端处，
与跖骨长轴成 45° 角
进行截骨

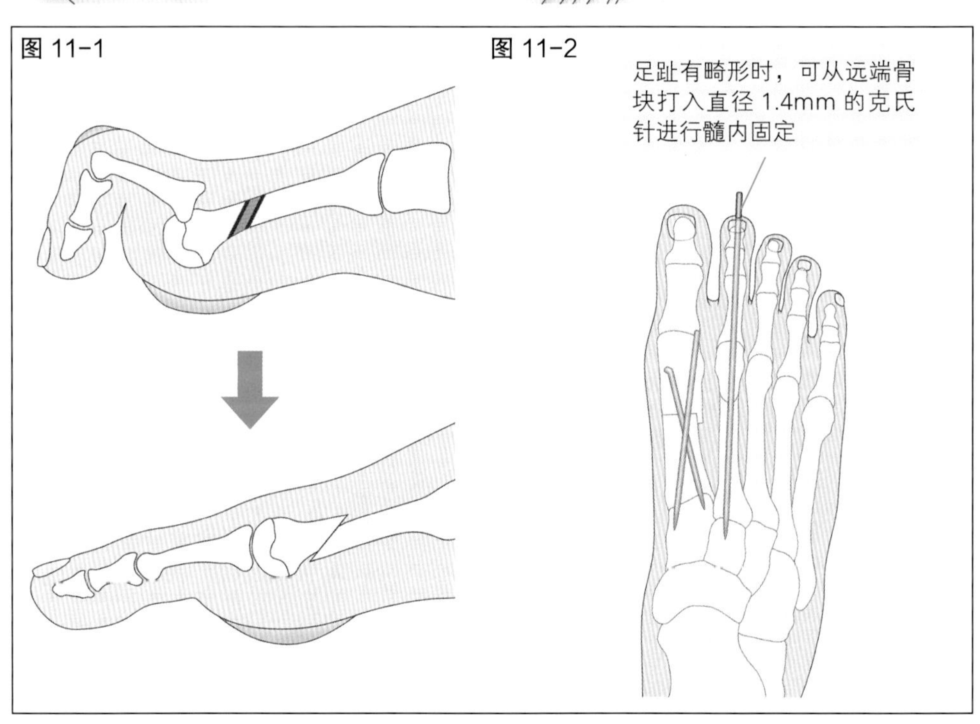
图 11-1
图 11-2
足趾有畸形时，可从远端骨
块打入直径 1.4mm 的克氏
针进行髓内固定

11 固定

缝合皮肤，足趾间以敷料加压包扎固定。第一、二趾间夹敷料，露出足趾。小腿以下以石膏托固定。

术后康复

术后第二天即可以开始足跟负重行走。同时可进行包括踇趾在内的跖趾关节活动。髓内固定第2趾以下的克氏针通常3周拔除。2~3周可用术后制作的足底支具，根据具体病例情况，一般可使用3~4个月。第一跖骨固定克氏针在术后8~10周，确认骨愈合后可以拔除。此后可允许前足完全负重行走，进行各足趾功能练习。

踇外翻截骨矫形术

第一跖骨近端截骨术后，为增强固定稳定性，以第二跖骨为夹板的经皮穿针法

三草会医院骨科副主任 山崎修司
三草会医院院长 门司顺一

本术式的特点

在踇外翻第一跖骨截骨术中，对于畸形较重的病例，多数进行趾骨近端截骨[1]。近端截骨时截骨部位应力很大，而且骨皮质相对比较薄，术后假关节形成及矫形丢失等问题，以及长时间的外固定导致后续治疗延长等问题相对较多[2]。作为对策，可在截骨端增加内固定，将第二跖骨作为外固定器，在第一、二跖骨之间穿克氏针临时固定，以达到增强术后稳定性的目的。

手术技术

1 第一跖趾关节的处理

在第一跖趾关节外侧切开小口（**图1-①**），切断踇收肌，根据挛缩程度松解外侧关节囊。术后在第一、二趾间夹纱布或者以胶带固定。术前软组织挛缩程度较重者，也可以用克氏针经皮固定3周。

2 近端第一、二跖骨间固定

为防止术后复发，在截骨前首先将第一、二跖骨保持在畸形最重的状态，也就是第一跖楔关节最大内收位，在第一跖骨近端内侧穿入一枚克氏针固定第一、二跖骨（**图2**）。

3 第一趾骨近端截骨

在克氏针稍远端背内侧纵行切开皮肤（**图1-②**），用微型摆锯在第一跖骨近端进行截骨。截骨方法有楔形截骨、弧形截骨等很多种方法，这里主要介绍阶梯状截骨。

首先，在近端由背侧向跖侧截骨，深度大约为跖骨直径的1/2，在截骨线远端20mm的位置，由跖侧向背侧垂直于长轴截骨，深度同样是跖骨直径的1/2。然

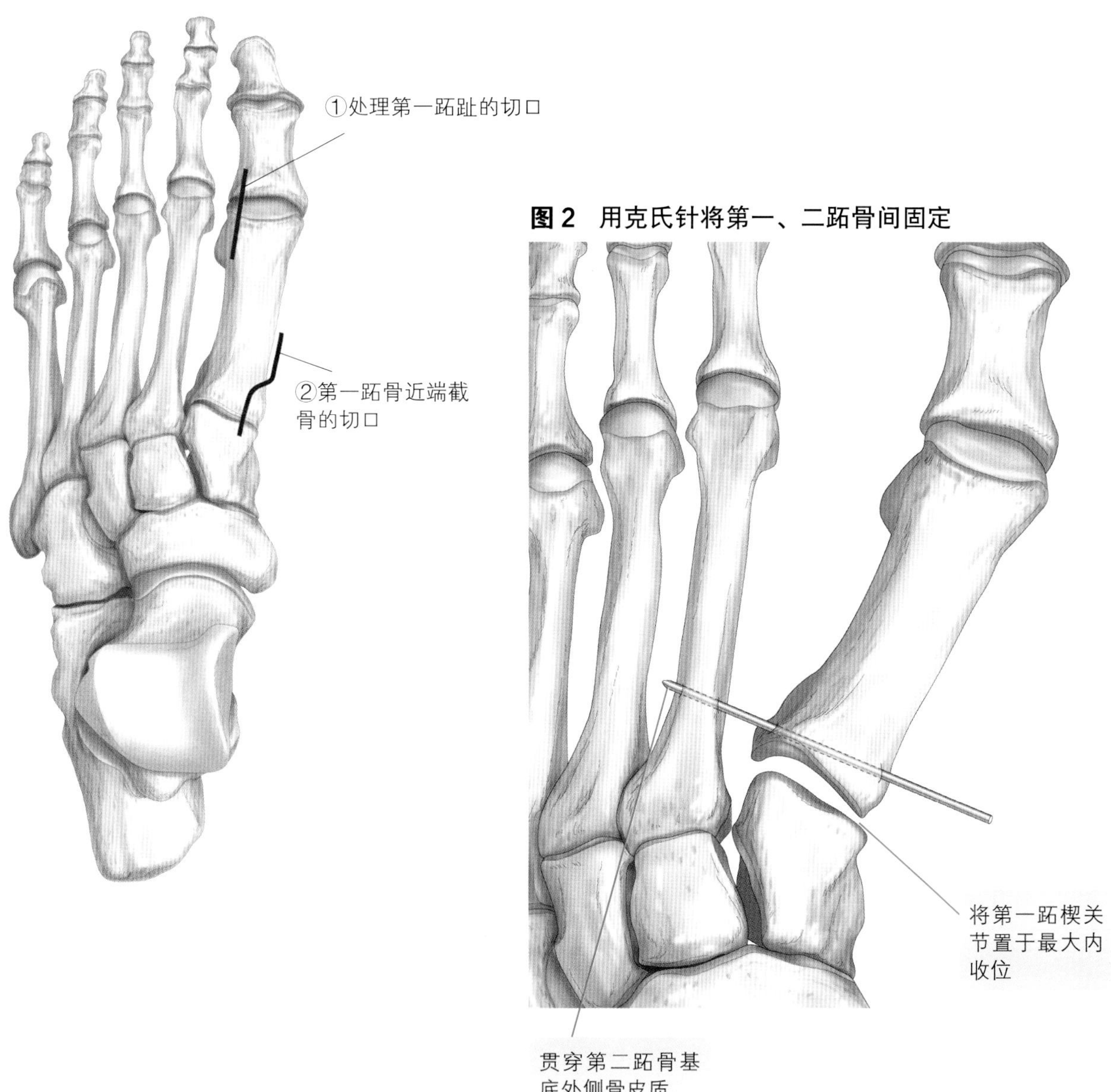
①处理第一跖趾的切口
②第一跖骨近端截骨的切口
将第一跖楔关节置于最大内收位
贯穿第二跖骨基底外侧骨皮质

图 1　皮肤切口

图 2　用克氏针将第一、二跖骨间固定

后，在冠状面上截骨，将两截骨线连通，将远、近端骨块分离（**图3**）。

4 截骨部矫形及固定

畸形矫正主要是通过向外移第一跖骨远端，使第一、二跖骨间夹角小于5°。在理想的位置通过克氏针或螺钉固定。在阶梯状截骨时，将远端骨片在水平面上滑移，使远端向外侧移动，减小跖骨间夹角。在水平截骨面上以多枚螺钉将两骨片加压固定。此处我们应用可吸收性PLLA螺钉，可避免将来术后拔钉的手术（**图4**）。另外，固定时可通过远端螺钉加压来使跖骨产生跖屈，来重建足弓。

图 3　第一跖骨近端阶梯状截骨

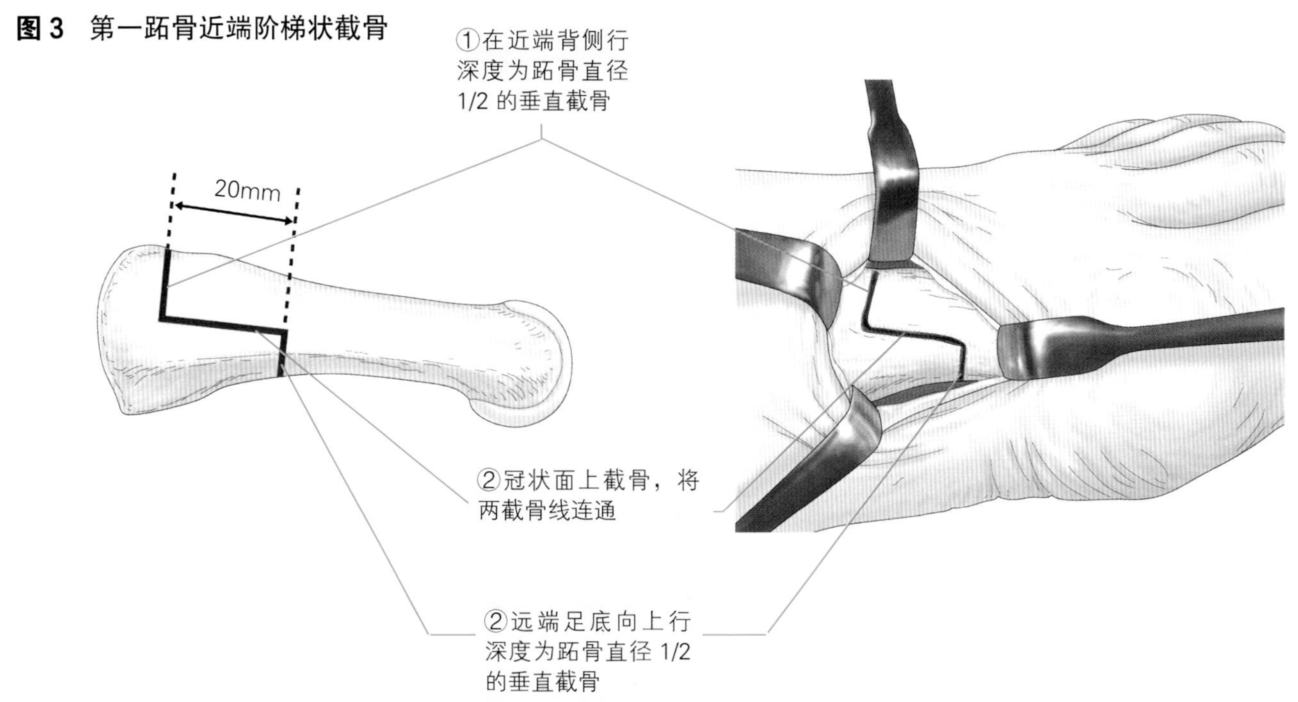
①在近端背侧行
深度为跖骨直径
1/2 的垂直截骨
20mm
②冠状面上截骨，将
两截骨线连通
②远端足底向上行
深度为跖骨直径 1/2
的垂直截骨

图 4　截骨部矫形和螺钉固定

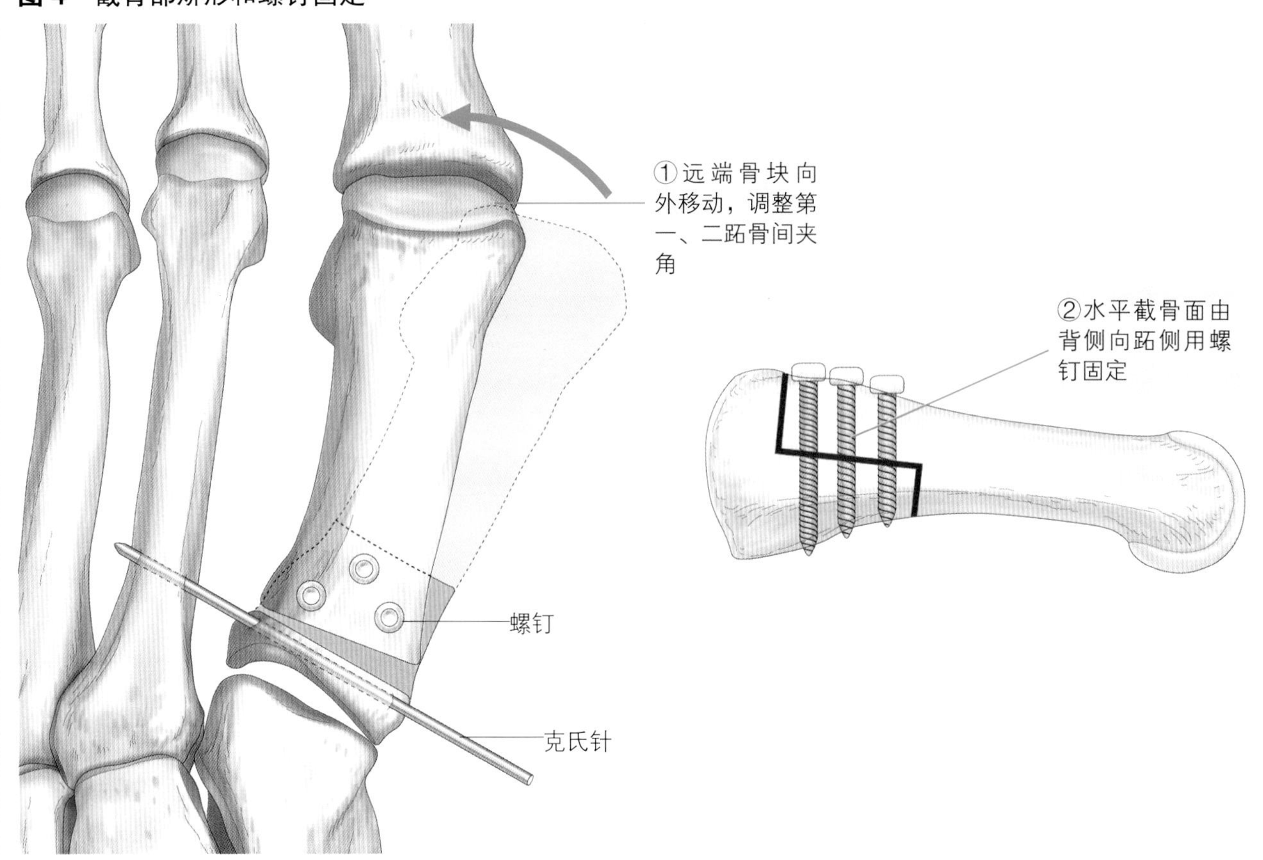
①远端骨块向
外移动，调整第
一、二跖骨间夹
角
②水平截骨面由
背侧向跖侧用螺
钉固定
螺钉
克氏针

手术技巧及注意事项

对于阶梯状截骨，在矫正畸形时，可将骨片突出的部分切除，以增加接触面积。也可以调整第一跖骨的长度（**图 5**）。另外，内固定应用可吸收螺钉时，螺钉的钉帽用钳子切除；应用金属螺钉时，可应用埋头技术，以减少钉帽在皮下刺激可能产生的疼痛等症状（**图 6**）。

图 5 矫正畸形时将两骨片突出的部分切除

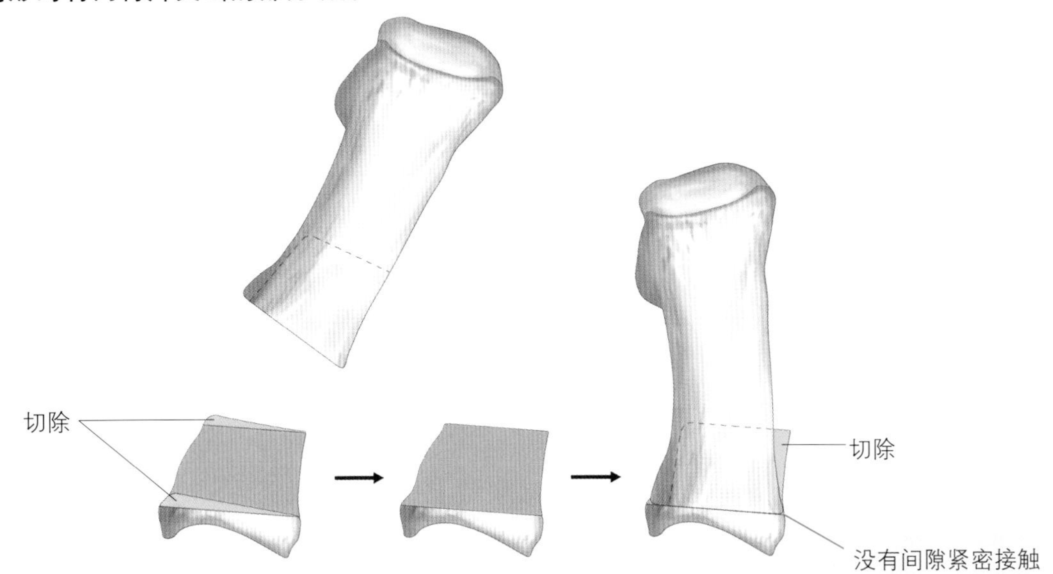
切除
切除
没有间隙紧密接触

图 6 PLLA 螺钉的钉帽切除

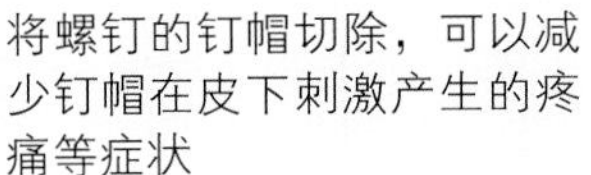
将螺钉的钉帽切除，可以减少钉帽在皮下刺激产生的疼痛等症状

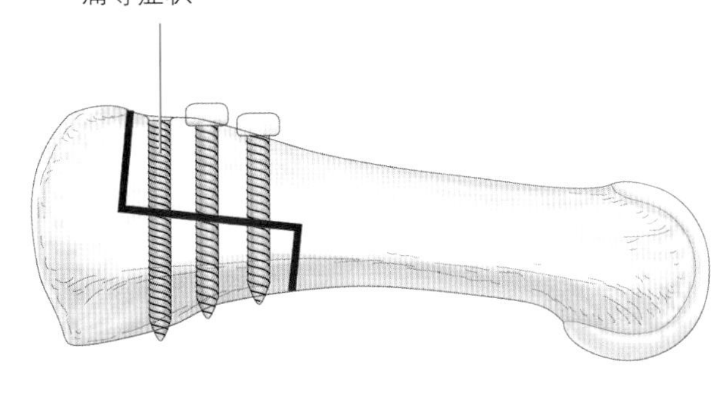

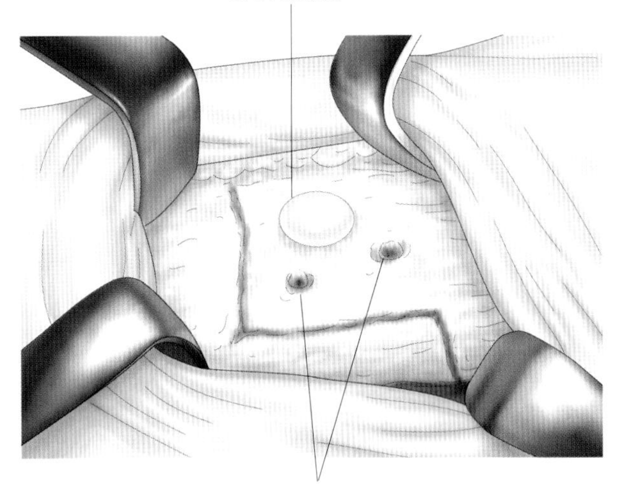
钉帽切除前
钉帽切除后

5 远端第一、二跖骨间固定

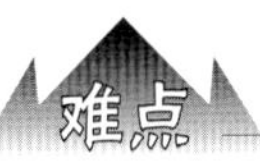
难点

最后在远端骨块内侧用两枚克氏针打入，直至贯穿第二跖骨外侧皮质，然后进行固定（**图7**）。通过以上操作，将第一跖骨远端骨块和近端骨块像外固定架一样固定在第二跖骨上，明显增加术后稳定性。

手术技巧及注意事项

为了使克氏针能确切固定第一、二跖骨，需要将两骨的内外侧骨皮质分别贯穿，并且要确认有 4 次落空感。另外，在固定过程中为了确保力线不改变，要用拇指和示指稳定把持两块骨。

图 7 远端第一、二跖骨间固定

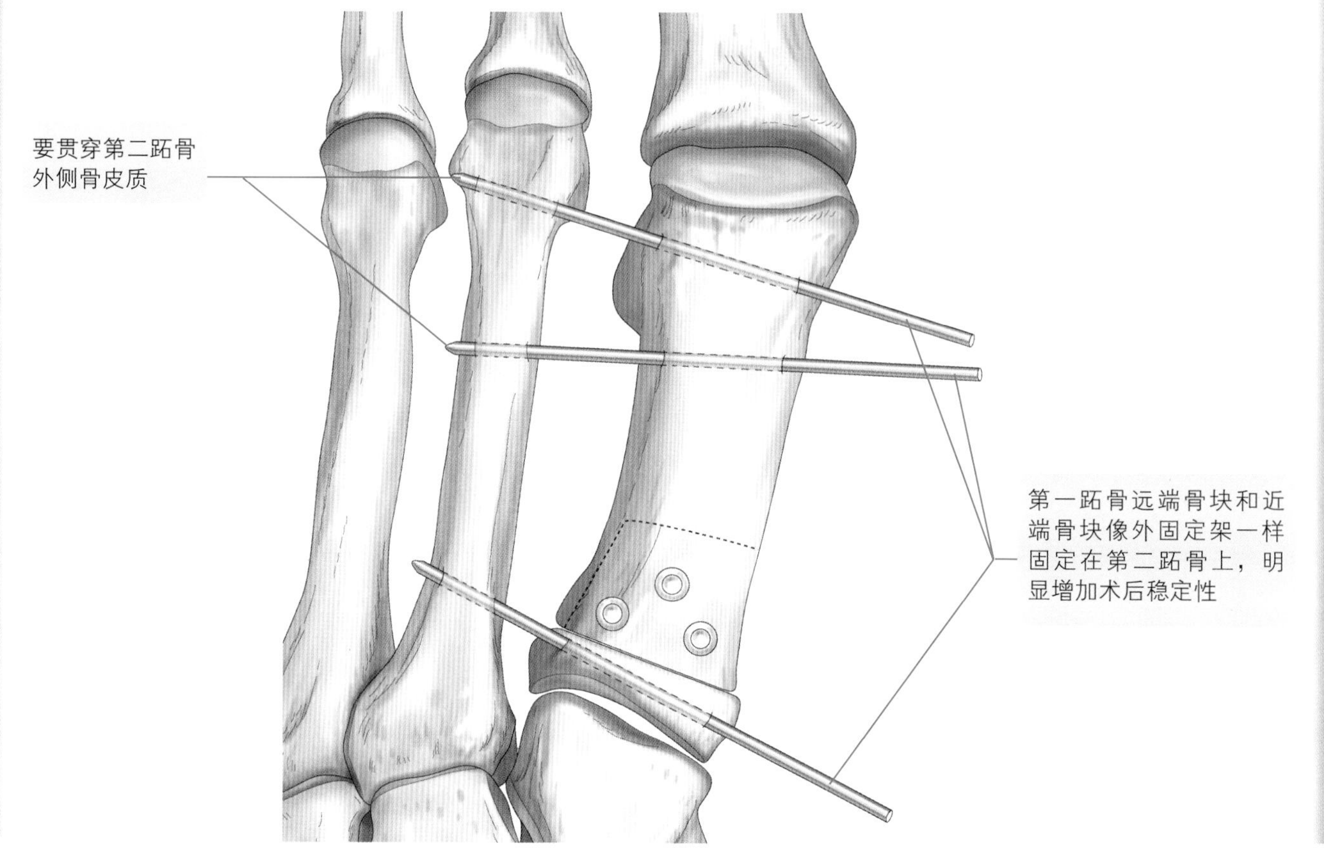
要贯穿第二跖骨
外侧骨皮质
第一跖骨远端骨块和近
端骨块像外固定架一样
固定在第二跖骨上，明
显增加术后稳定性

术后康复

一般来说术后以弹力绷带包扎就可以。对于高龄女性等骨质疏松的患者，可加用两周的外固定。术后第二天即可用足跟负重行走，两周后可在足弓支撑支具辅助下负重行走。第三周开始进行第一跖趾关节功能练习，克氏针在术后6周拔除。

难点解析

克氏针折断了怎么办?

只有简单的外固定，而且早期允许负重练习，所以克氏针负担的应力是很大的。为了防止脱出和折断，需要使用直径在 1.5mm 以上的克氏针。

●文献

[1] COUGHLIN M J, MANN R A. Hallux Valgus. Surgery of the Foot and Ankle, Mosby, 2007：230-235.
[2] COUGHLIN M J, MANN R A. Hallux Valgus. Surgery of the Foot and Ankle, Mosby, 2007：260-263.

蹞外翻截骨矫形术

跖骨近端截骨术

爱媛大学名誉教授　山本晴康

本术式的特点

本术式为第一跖骨近端截骨，矫正第一跖骨内翻畸形，切除突出的骨赘，缝合内侧关节囊，进行蹞收肌、蹞展肌腱移位等，从而矫正跖趾关节畸形的手术。本术式适合于外翻角30° 以上，跖骨间夹角15° 以上的中重度蹞外翻病例。

手术技术

仰卧位，大腿打止血带，保证术野清晰。

1 外侧骨赘切除

在第一跖趾关节内侧行长约4cm的向上的弧形切口（**图1-①**），注意保护背内侧神经。将关节囊Y形切开，显露关节。在矢状沟内侧2mm处用骨刀或微摆锯将骨赘切除。

手术技巧及注意事项

如果骨赘切除过多，近节趾骨向内的阻抗就会消失，容易产生蹞内翻。

2 蹞收肌松解

在第一、二趾间切开4cm（**图1-②**），找到蹞收肌腱，将近节趾骨基底及籽骨连接部分切段（**图2**），用0号线缝合标记。切开第一MTP关节外侧关节囊，进行外侧松解。在第一趾骨头颈交界处以直径3.2mm的钻头钻孔，并用刮勺扩大外侧口。将缝线穿过钻孔并将蹞收肌拉入（**图3**）。

图 1　皮肤切口

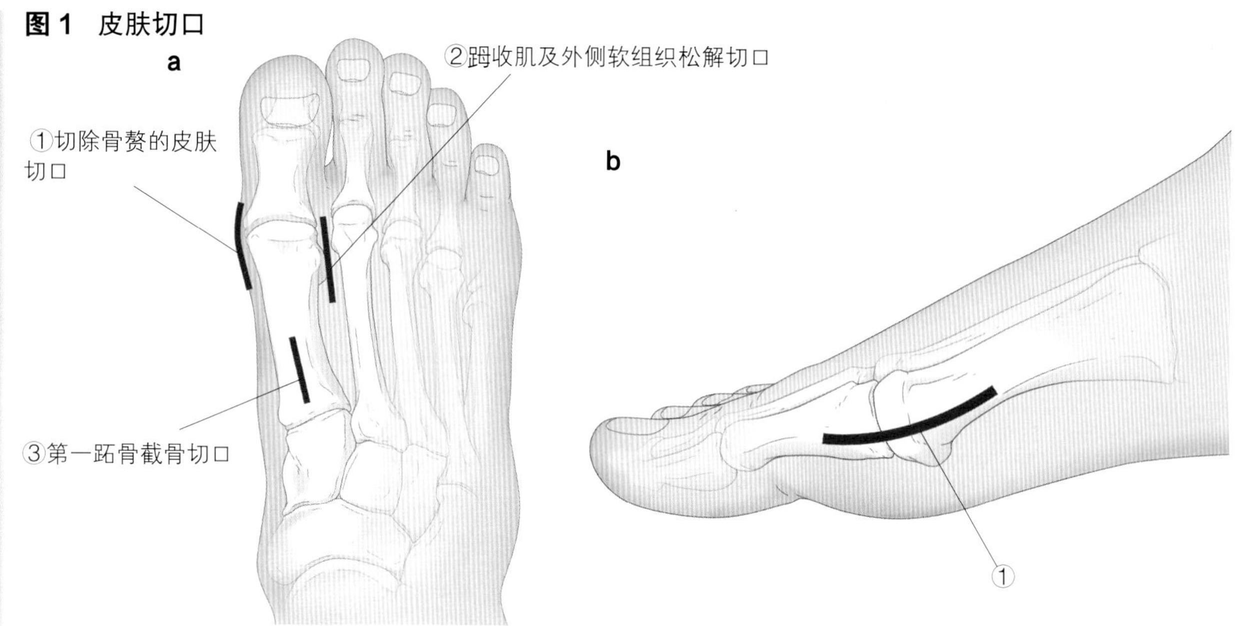
a
②踇收肌及外侧软组织松解切口
①切除骨赘的皮肤切口
b
③第一跖骨截骨切口
①

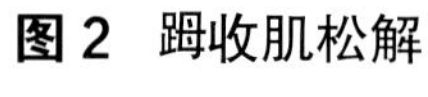

图 2　踇收肌松解

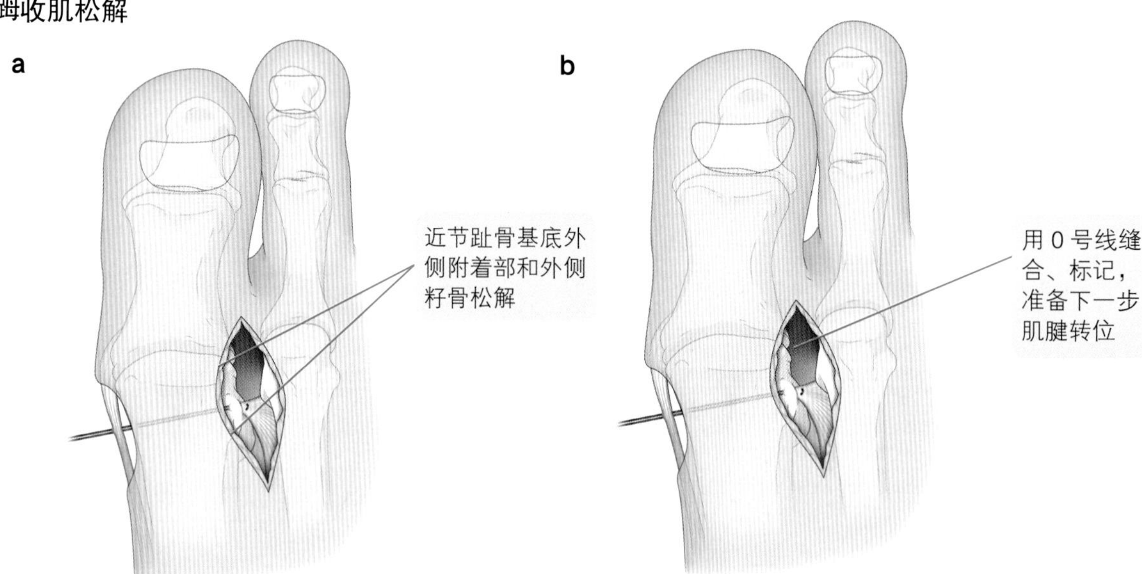
a
b
近节趾骨基底外侧附着部和外侧籽骨松解
用 0 号线缝合、标记，准备下一步肌腱转位

图 3　通过钻孔穿过缝线

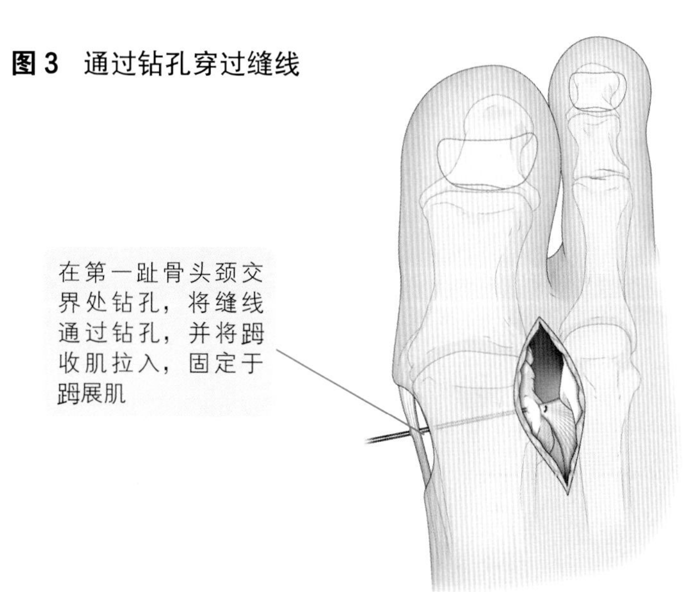
在第一趾骨头颈交界处钻孔，将缝线通过钻孔，并将踇收肌拉入，固定于踇展肌

3 第一跖骨近端截骨 

在第一跖骨近端切开长3cm的切口（**图1-③**），在踇长伸肌腱和踇短伸肌腱之间显露跖骨近端。描画出凸向远端的弧形截骨线（最近流行的做法是根据截骨矫形CORA原则在术前找到畸形顶点，以此为中心，用圆规画出截骨线[1]），沿着这条线用厚4mm的摆锯或者弧形摆锯进行截骨。截骨线与足底成90°（**图4**）。

将近端骨块内翻，远端骨片外翻，使远端向外侧和跖侧移动，矫正畸形。以直径2mm的克氏针从第一跖骨头内下方打入，固定截骨端（**图5**）。透视确认有一定程度的矫形过度。第一跖骨基底部内侧向远端外侧打入导针，用螺钉固定。

手术技巧及注意事项

远端骨块是否达到预定的移动位置要通过透视确认。

图4　截骨

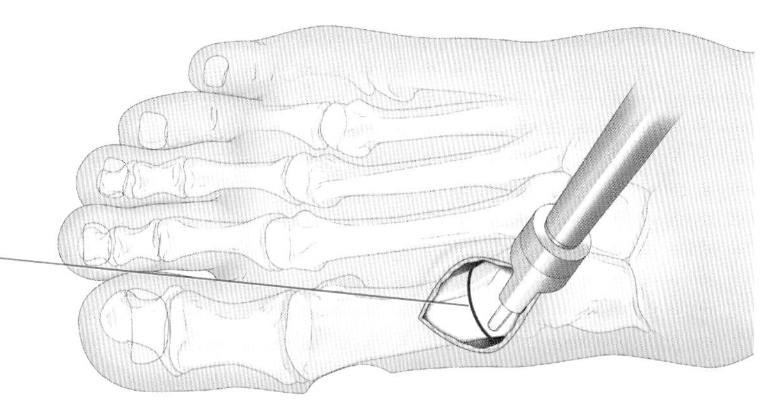
沿着预先截骨线用厚 4mm 的摆锯或者弧形摆锯进行截骨。截骨线与足底成 90° 角

图5　截骨端固定

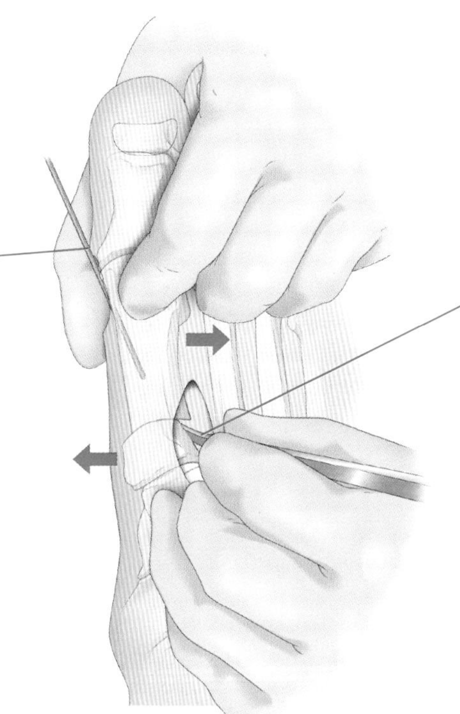
术者保持截骨端位置不变，助手将直径 2mm 的克氏针从第一跖骨头内下方打入，固定截骨端
近端骨片内翻，远端骨片外翻，使远端向外侧和跖侧移动，矫正畸形

4 蹞展肌肌腱移位和 MTP 关节内侧关节囊紧缩缝合

回到第一MTP关节内侧术野，显露略偏于足底的蹞展肌腱，将其拉向背侧，引出缝合于蹞收肌的缝线，在紧张状态下与蹞收肌缝合（**图6**）。这一操作可重建横弓。将剩余的关节囊切除并缝合，矫正畸形。

手术技巧及注意事项

是否有横弓，是否有关节囊短缩缝合，是否有缝合过紧导致的关节活动受限等，需要术中确认。

5 闭合创口

将跖骨骨膜缝合，蹞长伸肌腱和蹞短伸肌腱之间缝合。松开止血带，止血，将切口内的皮下组织及皮肤缝合（**图7**）。术后用长及足趾的小腿石膏托固定，踝关节保持10° 跖屈位。

图 6　蹞展肌肌腱移位和 MTP 关节内侧关节囊紧缩缝合

图 7　完成图

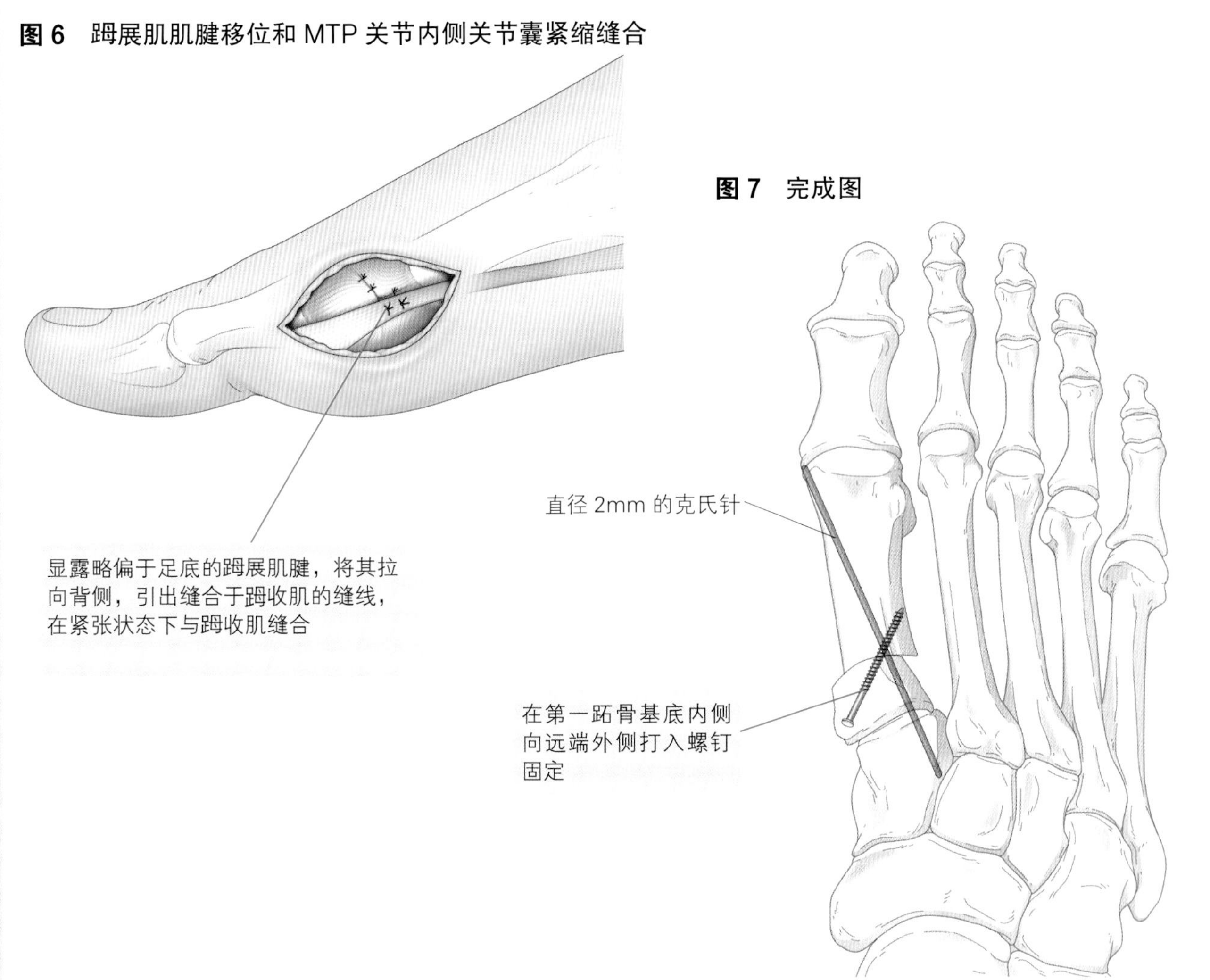
显露略偏于足底的蹞展肌腱，将其拉
向背侧，引出缝合于蹞收肌的缝线，
在紧张状态下与蹞收肌缝合
直径 2mm 的克氏针
在第一跖骨基底内侧
向远端外侧打入螺钉
固定

●文献

［1］MASHIMA N, YAMAMOTO H, et al. Correction of hallux valgus deformity using the center of rotation of angulation method. J Orthop Sci, 2009, 14：377-384.